Der Nitrolingual® – Service

- ❑ **Fachbücher**
- ❑ **Videos**
- ❑ **Patientenbroschüren**
- ❑ **Hochwertige Serviceartikel für den täglichen Praxisbedarf**

von POHL BOSKAMP

G. Pohl-Boskamp GmbH & Co.
Kieler Straße 11
D-25551 Hohenlockstedt
Telefon (0 48 26) 5 90

rechtzeitig

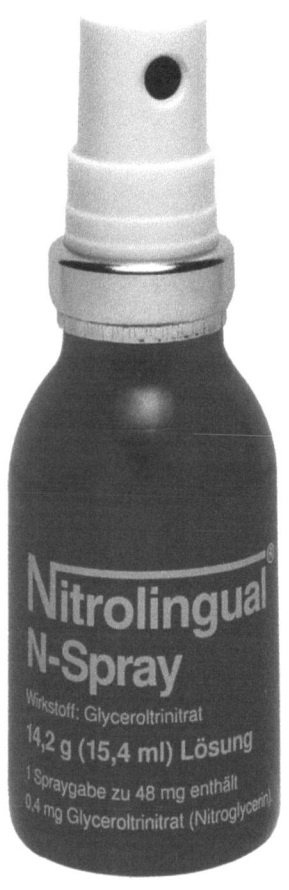

Nitrolingual® N-Spray

Das Herz der Koronartherapie

Echokardiographische Diagnostik bei koronarer Herzkrankheit

J. Gehring · H. von Bibra
Herausgeber

Echo-kardiographische Diagnostik bei koronarer Herzkrankheit

Zweite,
vollständig neu bearbeitete Auflage

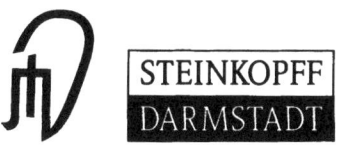

STEINKOPFF
DARMSTADT

Anschriften der Herausgeber:

Dr. med. J. Gehring
Klinik Höhenried für Herz- und Kreislaufkrankheiten
der LVA Oberbayern
82347 Bernried

Prof. Dr. med. Helene von Bibra
Clinical Physiology
University Hospital
S-58185 Linköping
Sweden

Die Deutsche Bibliothek – CIP-Einheitsaufnahme

Echokardiographische Diagnostik bei koronarer Herzkrankheit /
J. Gehring ; H. von Bibra (Hrsg.). – 2., vollst. neu bearb. Aufl. –
Darmstadt : Steinkopff, 1998

ISBN-13: 978-3-642-86474-2   e-ISBN-13: 978-3-642-86473-5
DOI: 10.1007/978-3-642-86473-5

© 1998 by Dr. Dietrich Steinkopff Verlag, GmbH & Co. KG, Darmstadt
Verlagsredaktion: Sabine Ibkendanz, Beate Rühlemann – Herstellung: Heinz J. Schäfer
Umschlaggestaltung: Erich Kirchner, Heidelberg

Satz: Typoservice, Griesheim

Gedruckt auf säurefreiem Papier

Vorwort

Die koronare Herzkrankheit ist in den westlichen Industrienationen nach wie vor eine der Hauptursachen von Morbidität und Mortalität. Deshalb ist ihre rechtzeitige Erkennung und differenzierte Behandlung von immenser medizinischer und wirtschaftlicher Bedeutung. Die Echokardiographie hat sich inzwischen durch rasante technologische Innovationen zu einem wichtigen, immer präziseren Instrument der nichtinvasiven Diagnostik der koronaren Herzkrankheit entwickelt. So bietet der Ultraschall nunmehr dem Kardiologen ein reichhaltiges Angebot von Untersuchungstechniken:
- 2-dimensionale Echokardiographie,
- quantifizierende Doppler-Flußmessung,
- 2-dimensionaler Farbdoppler,
- hochauflösende transösophageale Echokardiographie,
- computergestützte Auswertung für Ruhe- und Streß-Untersuchungen,
- Gewebe-Charakterisierung durch Analyse der Backscatter-Signale,
- Myokard Doppler zur Charakterisierung der Myokardkinetik,
- Kontrast-Echokardiographie zur myokardialen Perfusionsdarstellung,
- 3-D-Echo-Rekonstruktion
- intraoperative Echokardiographie.

Die neuen Techniken erweitern das diagnostische Potential insbesondere um die Erkennung von ischämiegefährdetem Myokard und – in der Postinfarktphase – gefährdetem, aber noch vitalem Myokard. Sie liefern damit wichtige Entscheidungshilfen für interventionelle Eingriffe. Für die zunehmende Anzahl von Kontrolluntersuchungen nach Revaskularisierungsmaßnahmen stellt die Belastungsechokardiographie eine ernstzunehmende Alternative zu nuklearmedizinischen Methoden dar.

Der stete Wandel in den Ultraschalltechniken und der große Zuspruch, den die erste, im Oktober 1993 herausgegebene Auflage dieses Buches erfuhr, waren Ansporn für eine gründlich überarbeitete Neuauflage, in die auch gänzlich neue Beiträge weiterer namhafter Autoren aufgenommen wurden. Das vorliegende Buch soll zeigen, welche Antworten die etablierten und die jüngsten echokardiographischen Techniken auf klinische Fragen bei koronarer Herzkrankheit liefern können. Zu jeder Untersuchungstechnik werden Praktikabilität, Reproduzierbarkeit und Grenzen der Aussagefähigkeit erläutert. Damit wird ein Überblick über das derzeitig verfügbare diagnostische Instrumentarium der nichtinvasiven Echokardiographie gegeben und der Stellenwert der Echokardiographie für Diagnostik und klinisches Management der koronaren Herzkrankheit beschrieben.

Allen Autoren, der Firma Pohl-Boskamp und Frau Sabine Ibkendanz vom Steinkopff-Verlag sei an dieser Stelle für die engagierte Arbeit herzlich gedankt.

Bernried und Linköping, im April 1998   Dr. med. Jürgen Gehring
                                               Prof. Dr. med. Helene von Bibra

Inhaltsverzeichnis

Echokardiographische Diagnostik bei koronarer Herzkrankheit

J. Gehring*, H. von Bibra**

 * Klinik Höhenried, Bernried
** University Hospital, Linköping, Sweden

Die Mehrzahl der kardiologischen Patienten in Klinik und Praxis leidet an einer koronaren Herzkrankheit. Zu den ca. 2 Millionen Patienten, die jährlich zur Abklärung einer koronaren Herzkrankheit untersucht werden, kommen in Deutschland jährlich mehr als 100.000 Patienten, die einen akuten Myokardinfarkt überleben (11), und die nach der Entlassung aus dem Akutkrankenhaus einer weiteren Rehabilitation, sei sie nun stationär oder ambulant, und einer intensivierten Nachsorge zur Verbesserung ihrer Lebensqualität und Prognose bedürfen. Voraussetzung hierfür ist eine differenzierte Diagnostik zur Definition der linksventrikulären Funktion, der Infarktgröße und der Erfassung einer eventuellen Belastungsischämie als Entscheidungshilfen zum weiteren therapeutischen Vorgehen und zur Überprüfung der Effektivität therapeutischer Maßnahmen.

Die Echokardiographie ist hierfür als kostengünstiges, nicht invasives und ausreichend zuverlässiges Verfahren in geradezu idealer Weise geeignet. Die früher ausschließlich verfügbare M-Mode-Echokardiographie zeigte zwar in der Diagnostik der koronaren Herzkrankheit aus methodischen Gründen noch erhebliche Schwächen, hat aber dennoch auch zum damaligen Zeitpunkt bereits wichtige Informationen zur Beurteilung von regionalen und globalen linksventrikulären Funktionsstörungen gebracht (5, 6, 12, 18). Der eigentliche Durchbruch kam jedoch erst mit der Einführung zweidimensionaler Schnittbildverfahren, die die regionale Zuordnung von Kontraktionsstörungen vor allem im Spitzenbereich und die zuverlässigere Beurteilung der linksventrikulären Globalfunktion ermöglichten (7, 9).

Zusammen mit der Dopplerechokardiographie zeigte sich auch sehr bald der hohe Stellenwert der Methode bei der Erfassung von Infarktkomplikationen, wie der Papillarmuskeldysfunktion, der Papillarmuskelruptur, des linksventrikulären Aneurysma, der Septum- oder Wandperforation, der muralen Thromben, des rechtsventrikulären Infarkts und der Perikardtamponade (1, 2, 15, 16, 21, 22).

Die Beurteilung der linksventrikulären Funktion von Patienten mit Myokardinfarkt ist von zentraler diagnostischer, therapeutischer und prognostischer Bedeutung. Obwohl mehrere brauchbare Methoden zur quantitativen Analyse der LV-Funktion zur Verfügung stehen, wird die Beurteilung der globalen und regionalen linksventrikulären Funktion in der Mehrzahl der Echolabors immer noch qualitativ durchgeführt. Die Beurteilungskriterien: normal, leicht, mittel oder schwer eingeschränkt korrelieren zwar recht gut mit den angiographisch erhobenen Daten, zeigen aber besonders bezüglich der regionalen aber auch der globalen Funktionsstörungen beträchtliche Intra- und Interobserver-Variabilitäten (8).

Von den Befürwortern der Einführung der quantitativen Analyse in die klinische Routine wird vor allem betont, daß Verlaufsbeobachtungen bei linksventrikulärer Funktionsstörung ohne quantitative Analyse nicht durchführbar sind. Auch der Effektivitätsnachweis medikamentöser oder interventioneller Maßnahmen ist ohne quantitative Analyse nicht objektivierbar (4). Andererseits wird auf die z.T. immer noch mangelnde Endokard-Darstellbarkeit besonders im Einzelbild und auf die zeitaufwendige Auswertung hingewiesen. Deshalb wird für den routinemäßigen Einsatz quantitativer LV-Analysen die weitere Verbesserung der Bildauflösung und die Fortentwicklung der automatischen Konturerkennung entscheidend sein (14, 17).

Angesichts der häufig durchgeführten Thrombolyse und des frühen interventionellen Vorgehens bei Patienten mit akutem Myokardinfarkt oder instabiler Angina pectoris ist die Frage nach dem Ausmaß des erhaltenen (salvaged), dem zwar nicht funktionsfähigen aber noch vitalen (stunned, hybernating) und dem noch gefährdeten (jeopardized) Myokard von zunehmender Bedeutung. Während die Belastungselektrokardiographie nach wie vor ein bewährtes Standardverfahren zur Diagnose des noch gefährdeten, ischämischen Myokards ist, hat sich die Echokardiographie bei der Frage nach erhaltenem Myokard nach koronarer Lyse oder PTCA bereits seit Jahren durchaus bewährt. Bei der Frage nach ischämischem, stunned- oder hybernating-Myokard standen bisher jedoch nuklearmedizinische Verfahren mit dem Nachteil relativ hoher Kosten und der Strahlenbelastung im Vordergrund. In den letzten Jahren hat sich aber gezeigt, daß die physiologische, pharmakologische und transösophageale Belastungsechokardiographie eine wesentlich kostengünstigere und vergleichbar genaue Alternative zu den nuklearmedizinischen Verfahren werden könnte. Neben den geringeren Kosten und der fehlenden Strahlenbelastung ist die Belastungsechokardiographie zudem beliebig oft wiederholbar und dürfte sich in Zukunft zu einer wichtigen Methode für Kontrolluntersuchungen bei Patienten mit koronarer Herzkrankheit entwickeln (19).

Aus dem Ablauf der ischämischen Ereignisse ist klar ersichtlich, daß am Beginn die nuklearmedizinisch nachweisbare Perfusionsstörung steht. Dieser szintigraphische Befund kann jedoch auch Ausdruck einer nicht ischämischen Blutumverteilung und damit Anlaß zu falsch positiven Befunden sein. Echokardiographische Verfahren können dagegen die bereits früh einsetzenden ischämiebedingten Relaxationsstörungen, bei guter Schallbarkeit auch Störungen der Wandverdickung und in den meisten Fällen Bewegungsstörungen der linksventrikulären Wand und Beeinträchtigungen der linksventrikulären Globalfunktion erkennen. Zahlreiche Untersuchungen haben inzwischen nachgewiesen, daß sich diese Reihenfolge pathophysiologischer Abläufe auch in einer höheren Sensitivität und Spezifität der Belastungsechokardiographie gegenüber dem Belastungs-EKG ausdrückt (13).

Weitere neue Entwicklungen, die jedoch zum Teil noch Gegenstand der Forschung sind, zeichnen sich in der Möglichkeit der Gewebecharakterisierung, der automatischen Konturerkennung, der myokardialen Kontrastechokardiographie und dem intrakoronaren Ultraschall (IVUS) ab (3, 10, 14, 17, 20, 23). Auch die Mehrzahl dieser Methoden dient der Erkennung von Perfusionsstörungen des Myokards, sei es im Verlauf akuter koronarer Ereignisse, vor und nach interventionellen oder koronarchirurgischen Eingriffen oder im Rahmen von Belastungsuntersuchungen. Durch die neu entwickelte Myokard-Dopplerechokardiographie eröffnet sich außerdem endlich die Perspektive auf quantifizierende Belastungsuntersuchungen.

Angesichts der Vielfalt der heute zur Verfügung stehenden Ultraschallverfahren stellt sich die Frage, ob diese Methoden wirklich neue Dimensionen der nicht invasiven Diagnostik mit praktischer Relevanz eröffnen oder uns vielleicht nur noch detailreichere aber im Grunde redundante Information liefern. Betrachtet man die explosiv ansteigenden Kosten im Gesundheitswesen, muß deutlich werden, daß eine beliebige Ausweitung der echokardiographischen Methoden sehr bald nicht mehr finanzierbar sein wird. Deshalb werden gerade für die neueren echokardiographischen Verfahren die Verbesserung von qualitätssichernden Maßnahmen, von Ausbildungsrichtlinien und -möglichkeiten auch für nicht ärztliches Assistenzpersonal sowie ein Konsens bezüglich diagnostischer Standards immer dringlicher. In der Zukunft wird gerade am Beginn der nicht invasiven kardiologischen Diagnostik die Frage stehen müssen, welche Methode bei welchem Patienten zu welchem Zeitpunkt durchgeführt werden soll, und welche Methode mit der geringsten Belastung für den Patienten möglichst präzise und kostengünstig zum Ziel führt.

Literatur

1. D'Arcy BJ, Nanda NC (1982) Two-dimensional echocardiographic features of right ventricular infarction. Circulation 65: 167–173
2. Buda AG (1991) The role of echocardiography in the evaluation of mechanical complications of acute myocardial infarction. Circulation (suppl I): S I-109–I-121
3. De Maria A (1992) Future developments in cardiac ultrasound: possibilities and challenges. Am J Cardiol 69: S 211–5H
4. Erbel R, Nixdorff U, Görge G, Brennecke R, Meyer J (1991) Two-dimensional echocardiography for the assessment of therapeutic interventions and long-term follow-up of patients with acute myocardial infarction. In: Illiceto et al. (eds) Ultrasound in coronary artery disease. Kluwer Acad Publ, S 241–254
5. Erbel R, Schweizer P (1980) Diagnostischer Stellenwert der Echokardiographie bei der koronaren Herzerkrankung. 1. M-Mode-Echokardiographie. Z Kardiol 69: 391–397
6. Gibson DG, Prewitt TA, Brown DJ (1976) Analysis of left ventricular wall movement during isovolumic relaxation and its relation to coronary artery disease. Br Heart J 38: 1010–1018
7. Heger JJ, Weysman AE, Wann LS, Rogers EW, Dillon JC, Feigenbaum H (1980) Cross-sectional echocardiographic analysis of the extent of left ventricular asynergies in acute myocardial infarction. Circulation 61: 1113–1118
8. Himelman RB, Cassidy MM, Landzberg JS, Schiller NB (1988) Reproducibility of quantitative two-dimensional echocardiography. Am Heart J 115: 425–431
9. Jacobs JJ, Feigenbaum H, Corya BC, Phillips JF (1973) Detection of left ventricular asynergy by echocardiography. Circulation 48: 263–271
10. Kaul S (1991) Quantitation of myocardial perfusion with contrast echocardiography. Am J Cardiac Imaging 5: 200–216
11. Löwel H, Lewis M, Keil U, Koenig W, Hörmann A, Bolte HD, Gostomzyk J (1988) Zur Herzinfarktsituation in einer süddeutschen Bevölkerung: Ergebnisse des Augsburger Herzinfarktregisters 1985. Z Kardiol 77: 481–489
12. Massie BM, Schiller NB, Ratshin RA, Parmley WW (1977) Mitral-septal separation: new echocardiographic index of left ventricular function. Am J Cardiol 39: 1008–1016
13. Mertes H, Erbel R, Nixdorff U, Mohr-Kahaly S, Wölfinger D, Meyer J (1991) Belastungsechokardiographie: eine sensitive Methode in der Diagnostik der koronaren Herzkrankheit. Herz 16: 355–366
14. Mügge A, Daniel WG, Niedermeyer J, Grote J, Hausmann D, Lichtlen PR (1992) Akustische Quantifizierung – ein neues On-line-Verfahren zur automatischen Erfassung von linksventrikulären Flächen und Flächenänderungen im Echokardiogramm. Z Kardiol 81: 681–686
15. Myatake K, Okomoto M, Kinoshita N et al. (1985) Doppler echocardiographic features of ventricular septal rupture in myocardial infarction. J Am Coll Cardiol 5: 182–187
16. Nishimura RA, Schaff HV, Gersh BJ, Holmes DR Jr, Tajik AJ (1986) Early repair of mechanical complications after acute myocardial infarction. JAMA 256: 47–50
17. Perez JE, Waggoner AD, Barzilai B, Melton HE, Miller JG, Sobel BE (1992) On-line assessment of ventricular function by automatic boundary detection and ultrasonic backscatter imaging. J Am Coll Cardiol 19: 313–320
18. Popp RL (1982) M-mode echocardiographic assessment of left ventricular function. Am J Cardiol 49: 1312–1318
19. Puzzoli MMA, Fioretti PM, Salustri A, Reijs AEM, Roelandt JRTC (1991) Exercise echocardiography and technetium-99 m MIBI single-photon emission computed tomography in the detection of coronary artery disease. Am J Cardiol 67: 350–355
20. Sagar KB, Pelc LR, Rhyne TL, Howard J, Warltier DC (1991) Estimation of myocardial infarct size with ultrasonic tissue characterization. Circulation 83: 1419–1428
21. Stratton JR, Lighty GW, Pearlman AS, Ritchie JL (1982) Detection of left ventricular Thrombus by two-dimensional echocardiography: Sensitivity, specificity and causes of uncertainty. Circulation 66: 156–166
22. Weyman AE, Peskoc SM, Williams ES, Dillon JC, Feigenbaum H (1976) Detection of left ventricular aneurysms by cross-sectional echocardiography. Circulation 54: 936–943
23. Yock PG, Johnson EL, Linker DT (1988) Intravascular ultrasound: Development and clinical potential. Am J Cardiac Imaging 2: 185–193

Für die Verfasser:
Dr. med. J. Gehring
Klinik Höhenried
82347 Bernried

Quantitative versus qualitative Beurteilung der linksventrikulären Funktion – Praktikabilität und Limitationen

N. Wittlich*, R. Erbel**, S. Mohr-Kahaly***, J. Meyer***

  * Kardiologische Praxis Mainz
 ** Abteilung Kardiologie, Universität Essen
*** II. Med. Klinik, Universität Mainz

Die Prognose des Patienten mit koronarer Herzkrankheit ist entscheidend von den Volumina des linken Herzens und der Ejektionsfraktion abhängig (17, 32). Ein nichtinvasiver Zugang zu diesen Parametern ist daher für die Risikostratifizierung und Verlaufsbeurteilung unter Therapie von großem klinischen Wert. Einen solchen Zugang bietet die zweidimensionale Echokardiographie. Seit ihrer Einführung in die Klinik Ende der siebziger Jahre besteht jedoch eine noch immer andauernde Auseinandersetzung über die Frage, ob es möglich ist, eine exakte Quantifizierung der linksventrikulären Funktion mittels zweidimensionaler Echokardiographie vorzunehmen, oder ob nur eine mehr qualitative Beurteilung möglich ist. Die „Trackballfraktion" auf der einen Seite ist der Meinung, daß die enddiastolische und endsystolische Endokardkontur in echokardiographischen Schnittbildern mit ausreichender Genauigkeit umfahren werden kann, um daraus mittels diverser Algorithmen Volumina und Ejektionsfraktion zu bestimmen. Die „Eyeballfraktion" auf der anderen Seite geht davon aus, daß die visuelle Beurteilung der Endokardbewegung dem geübten Untersucher eine klinisch ausreichende Schätzung der Ejektionsfraktion erlaubt oder zumindest deren qualitative Einordnung gestattet.

Die Validierung der Echokardiographie mittels Ventrikulographie

Die ersten Studien zum Vergleich echokardiographischer und angiographischer Volumenbestimmung wurden schon in den siebziger Jahren mittels M-mode-Echokardiographie durchgeführt (18, 19, 27). Um aus dem M-mode-echokardiographischen Meßwert (dem Durchmesser des linken Ventrikels) das Volumen des linken Ventrikels ermitteln zu können, waren zahlreiche vereinfachende Annahmen erforderlich. Insbesondere wurde dem linken Ventrikel die Form eines Rotationsellipsoids unterstellt, bei der die lange Achse doppelt so lang sei wie die kurze. Zur Beurteilung der Ejektionsfraktion wurde angenommen, der Ventrikel kontrahiere allseits gleichmäßig. Gerade die letzte Annahme zeigt, daß diese Messungen bei Patienten mit koronarer Herzkrankheit unbrauchbar sein müssen. Bei dieser Erkrankung sind regionale Kontraktionsunterschiede die Regel, so daß die Durchmesserverkürzung, nur an einer Stelle gemessen, sicherlich keine verläßliche Aussage über die Globalfunktion ermöglicht.

Etwas günstigere Bedingungen bestehen seit Einführung der zweidimensionalen Echokardiographie. Nun läßt sich simultan die Kontraktion des Myokards einer Schnittfläche

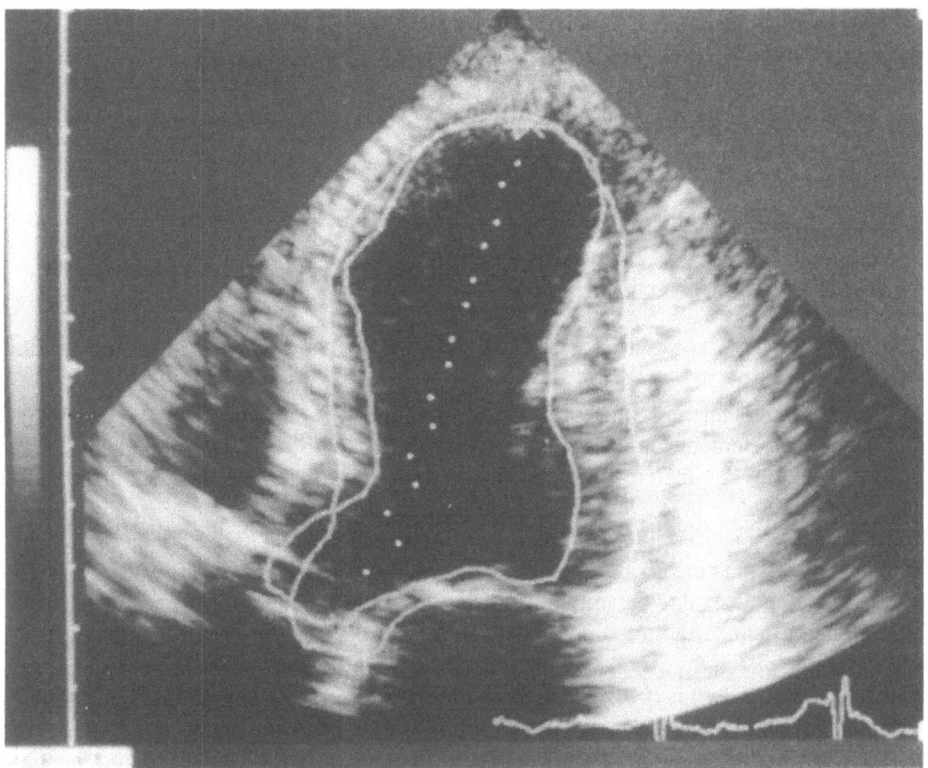

Abb. 1. Apikales zweidimensionales Echokardiogramm mit eingezeichneter enddiastolischer und endsystolischer Endokardkontur

beurteilen. Aus der enddiastolischen und endsystolischen Kontur des Cavums (Abb. 1) läßt sich mittels diverser Algorithmen das Volumen errechnen. Um dem dreidimensionalen Gebilde des linken Ventrikels gerecht zu werden, erscheint es sinnvoll, nicht nur eine Schnittfläche (monoplane Methode), sondern zusätzlich noch eine weitere möglichst orthogonale Schnittfläche (biplane Methode) heranzuziehen. Neben zahlreichen anderen waren die folgenden Algorithmen die am meisten verwendeten:

Scheibchensummationsmethode (modifizierte Simpson Regel):
$$V = \pi/4 \times L/n \times \Sigma\text{-}D_{iA}\text{-}D_{iB}$$

2. Flächen-Längen-Methode:
$$V = 8/3\pi \times (F_A + F_B)/L$$

3. Ellipsoid-Methode:
$$V = \pi/6 \times L \times D_A \times D_B$$

$D_{A,B}$ = Durchmesser in Schnitt A oder B, $F_{A,B}$ = Fläche von A oder B, L = Länge des Ventrikels, n = Anzahl der Scheibchen.

Bei der monoplanen Untersuchung gilt $D_A = D_B$ und $F_A = F_B$. Bei der Scheibchensummationsmethode wird bei monoplaner Messung eine kreisrunde, bei biplaner eine ellipsoide

Abb. 2. Korrelation zwischen Echokardiographie und Ventrikulographie bei der Volumenbestimmung. Der Verlauf der Regressionsgeraden im Vergleich zu den Identitätsgeraden zeigt die systematische Unterschätzung der ventrikulographischen Volumina durch die Echokardiographie (nach (6)).

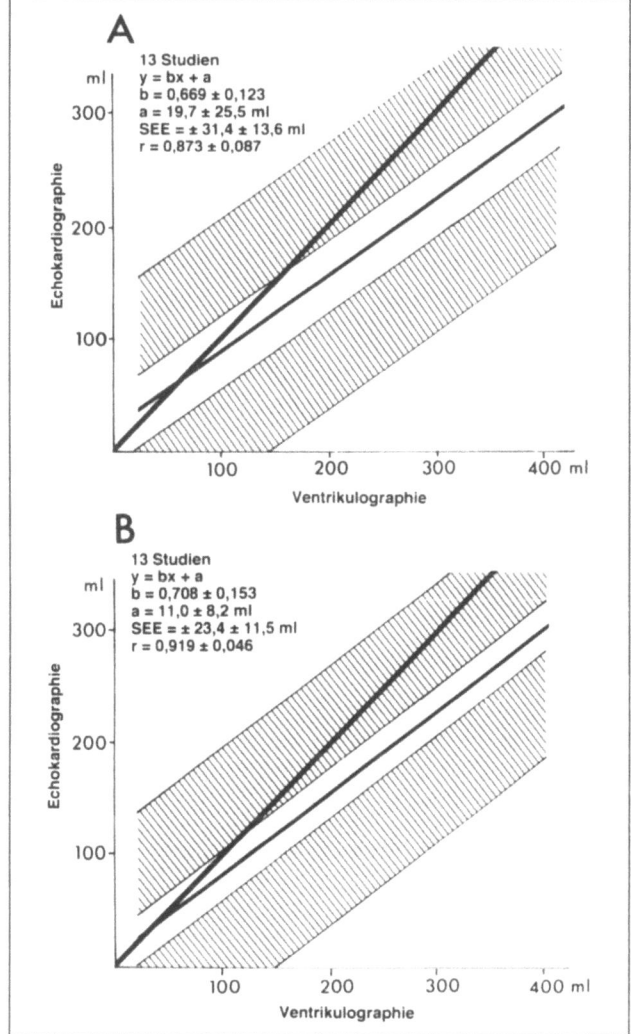

Querschnittsfläche angenommen. Ergeben sich in beiden Ebenen unterschiedliche Längen L, so wird die kürzere auf die längere gestreckt.

In der ersten Hälfte der achtziger Jahre wurden zahlreiche Studien zum Vergleich der echokardiographischen Volumenbestimmung mit dem Goldstandard Ventrikulographie durchgeführt (3–5, 9, 20–22, 24, 26, 28, 31). Im wesentlichen resultierten die folgenden Ergebnisse:

1. Volumina und Ejektionsfraktion sind im Vergleich zur Ventrikulographie mit klinisch ausreichender Genauigkeit bestimmbar. Bei einer Auswertung von 13 Studien (6) fanden sich Korrelationskoeffizienten von im Mittel r = 0,919 für die endsystolischen, r = 0,873 für die enddiastolischen Volumen und r = 0,87 für die Ejektionsfraktion. Der Standardschätzfehler betrug im Mittel 23,4 ml für das systolische und 31,4 ml für das diastolische Volumen. Bei insgesamt guter Korrelation können somit im Einzelfall jedoch deutliche Diskrepanzen zur Angiographie bestehen (Abb. 2).

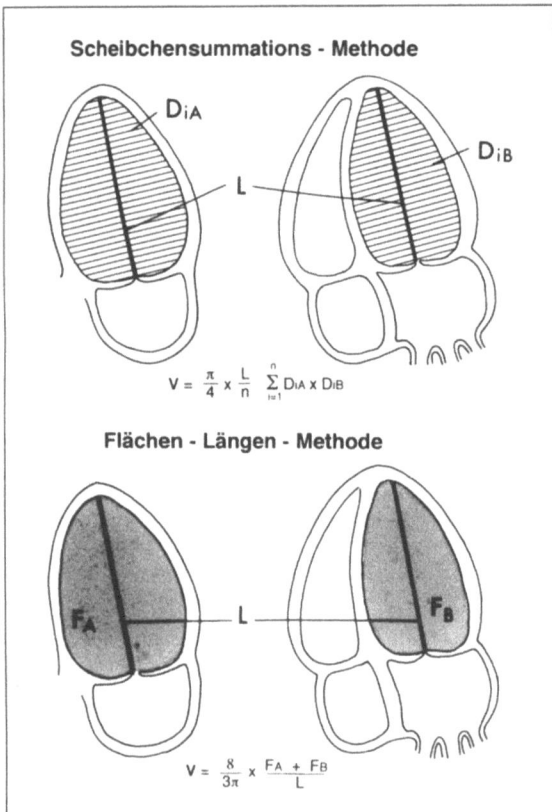

Scheibchensummations - Methode

D_{iA}

D_{iB}

L

$$V = \frac{\pi}{4} \times \frac{L}{n} \sum_{i=1}^{n} D_{iA} \times D_{iB}$$

Flächen - Längen - Methode

F_A L F_B

$$V = \frac{8}{3\pi} \times \frac{F_A + F_B}{L}$$

Abb. 3. Schematische Darstellung der biplanen Scheibchensummationsmethode sowie der biplanen Flächen-Längen-Methode.

2. Es fand sich eine systematische Unterschätzung der ventrikulographischen Volumina durch die Echokardiographie. Dafür werden die folgenden Gründe verantwortlich gemacht (6):
   - Tangentiale Schnittführung: Da sich der Schallkopf bei apikalen Schnitten nicht über der tatsächlichen Herzspitze befindet, wird der linke Ventrikel in aller Regel tangential geschnitten.
   - Die Ventrikulographie ist eine Kontrastmethode. Das Kontrastmittel füllt auch die Zwischenräume zwischen den Trabekeln aus. Wird die Kontrastmittelkontur umfahren, repräsentiert die gezeichnete Linie die äußere Endokardkontur. Im Gegensatz dazu stellt die Echokardiographie eine Schnittbildmethode dar. Die gezeichnete Endokardkontur repräsentiert die innere Endokardkontur.
   - Scheibchendickenartefakte des Ultraschallbildes lassen die Endokardechos dicker erscheinen. Das umfahrene Cavum wird dadurch kleiner.
3. Im Vergleich verschiedener Algorithmen wurde die beste Übereinstimmung mit der Ventrikulographie für die biplane Scheibchensummationsmethode gefunden.
4. Die Genauigkeit der echokardiographischen Daten im Vergleich zur Ventrikulographie ist abhängig von der Qualität der Aufnahmen und der Erfahrung des Untersuchers.

Görge et al. (12) konnten zeigen, daß Fortschritte in der Gerätetechnologie in den letzten zehn Jahren die Genauigkeit der echokardiographischen Volumenbestimmung noch deutlich verbessern konnten.

Tabelle 1. Normwerte für die biplane apikale zweidimensionale Echokardiographie (n = 55).

	EDVI (ml)	ESVI (ml)	EF (%)
x	64,6	26,5	58,8
s	10,6	6,0	6,2
To	81,8	36,2	68,9
Tu	47,4	16,8	48,5

x = Mittelwert, s = Standardabweichung, To/Tu = obere/untere Toleranzgrenze, EDVI = enddiastolischer Volumenindex, ESVI = endsystolischer Volumenindex, EF = Ejektionsfraktion (5).

Als Konsequenz aus diesen Studien und den Erfahrungen mit der zweidimensionalen Echokardiographie wurde von der Amerikanischen Gesellschaft für Echokardiographie im Jahre 1989 die biplane Scheibchensummationsmethode zur echokardiographischen Bestimmung der Volumina und Ejektionsfraktion des linken Ventrikels empfohlen (23) (Abb. 3). Da nicht bei allen Patienten zwei apikale Schnittebenen zu erhalten sind (in einer Studie von Stamm war es nur bei 34 von 64 Patienten möglich), da weiterhin das biplane Verfahren sehr zeitaufwendig ist, wird als für die klinische Routine brauchbare Alternative die monoplane Flächen-Längen-Methode empfohlen. Mittels dieser Methode ist bei ca. 90 % aller Patienten ein verwertbares Untersuchungsergebnis möglich.

Die Untersuchung der linksventrikulären Funktion mittels Echokardiographie erfordert Normwerte, die eine Differenzierung von normal und pathologisch erlauben (7, 30) (Tabelle 1). Auf der Grundlage derartiger Normwerte konnte eine Sensitivität von 93 % und eine Spezifität von 100 % für die Erkennung einer linksventrikulären Dysfunktion ermittelt werden (8).

Reproduzierbarkeit echokardiographischer Volumenmessungen

Von klinisch großer Bedeutung ist jedoch nicht nur die Erkennung einer pathologischen Funktion, sondern die Beobachtung im Verlauf und während der Therapie. Es stellt sich die Frage, welche Differenz zwischen Ergebnissen serieller Untersuchungen als tatsächliche gerichtete Änderung interpretiert werden kann und nicht mehr nur im Rahmen methodenbedingter Schwankungen gesehen werden muß. Bei der seriellen Anwendung von diagnostischen Methoden kommt es zu methodenabhängigen Schwankungen der Resultate (Variabilität), denen verschiedene Ursachen zugrunde liegen. Bei der Echokardiographie sind dies im wesentlichen:

- Biologische Variabilität (Subjektvariabilität): Hierbei handelt es sich um tatsächliche Schwankungen des gemessenen Parameters z.B. des enddiastolischen Volumens bei geänderter Vorlast.
- Unterschiede bei der Bildaufzeichnung: Parameterschwankungen, die sich aus unterschiedlicher Ableitungstechnik (z.B. Schallkopfführung, Verstärkungseinstellung) ergeben (Intra-Untersucher-, Inter-Untersucher-Variabilität).

• Unterschiede bei der Bildauswertung: Parameterschwankungen, die sich aus Unterschieden bei der Auswertung von Echokardiogrammen ergeben (Intra-Observer-, Inter-
  Observer-Variabilität).

Himelman et al. (14) fanden eine Inter-Untersucher-Variabilität von 10 % für das EDV,
18 % für das ESV und 5 % für die EF. In derselben Studie wurden höhere Inter-Observer-
Variabilitäten ermittelt: 19 % für EDV, 15 % für ESV und 7 % für EF. Der Einfluß von
Schwankungen bei der Bildaufzeichnung scheint somit geringer zu sein als der bei der Bildauswertung. Ganz ähnliche Werte für die Inter-ObserverVariabilität fanden Gordon et al.
(13): 8,5 % für das EDV, 16,5 % für das ESV und 6,2 % für die EF. Auch in dieser Studie
war die Reproduzierbarkeit des endsystolischeu Volumens deutlich schlechter als die des
enddiastolischen Volumens. Die Werte bei der Ejektionsfraktion waren die günstigsten. In
derselben Studie zeigte Gordon deutlich niedrigere Werte für die Intra-Observer-Varia-
bilität: 3,3 % für das EDV, 5,5 % für das ESV und 3,4 % für die EF.

Mit welchen methodenbedingten Schwankungen muß nun bei seriellen Untersuchungen
gerechnet werden?

Gordon et al. (13) fanden eine Tag-zu-Tag-Variabilität von 7,4 % für das EDV, 13,2 %
für das ESV und 5,2 % für die EF. Da Untersuchung und Auswertung von einem Untersucher ausgeführt wurden, sind in dieser Variabilität Intra-Untersucher, Intra-Observer- und
Subjektvariabilität enthalten. Interessanterweise waren die Variabilitäten in den beiden
Untergruppen „Normale" und „KHK-Patienten" unterschiedlich (Tabelle 2), was letztendlich nur auf Unterschiede der Subjektvariabilität zurückgeführt werden kann. Das gesunde
Herz hat aufgrund seiner größeren Funktionsreserven auch eine größere Schwankungs-
breite der Funktionsparameter als das kranke Herz.

Kuecherer et al. (15) untersuchten in einer Studie mit Normalpersonen (Tabelle 3) den
Anteil der Subjektvariabilität an der Totalvariabilität (Inter-Untersucher-Variabilität + Inter-
Observer-Variabilität + Subjektvariabilität). Er fand, daß die Totalvariabilität der Ejektionsfraktion größtenteils auf die Subjektvariabilität zurückgeführt werden kann, während
bei den Volumina in erster Linie die Bildaufzeichnung und -auswertung eine Rolle
spielten.

Gordon et al. (13) ermittelte 95 % Konfidenzintervalle für die echokardiographische
Volumenbestimmung (Tabelle 4). Erst ab einer Änderung z.B. des enddiastolischen Volu-

Tabelle 2. Tag-zu-Tag-Variabilität in % für Volumina und Ejektionsfraktion bei Normalpersonen und KHK-
Patienten (13).

	Normale n = 20	KHK n = 10	Alle n = 30
EDV	8,3	4,6	7,4
ESV	15,0	10,2	13,2
EF	5,8	4,1	5,2

Tabelle 3. Totalvariabilität und Subjektvariabilität bei seriellen echokardiographischen Untersuchungen (15).

	EDV	ESV	EF
Totalvariabilität	22,0	31,2	9,4
Subjektvariabilität	7,3	16,1	5,4

Tabelle 4. Konfidenzintervalle für serielle Untersuchungen in % für Volumina und Ejektionsfraktion (13).

	Gruppe, n = 30	Individuum
EDV	2	15
ESV	5	25
EF	2	10

Tabelle 5. 95 % Konfidenzintervalle für serielle Untersuchungen in Abhängigkeit von der Schallqualität (14).

	Alle	Gute Bildqualität	Schlechte Bildqualität
EDV	11	6	17
ESV	15	6	27
EF	7	3	10

mens um mehr als 15 % ist mit einer Wahrscheinlichkeit von 95 % von einer tatsächlich gerichteten Veränderung des EDV auszugehen. Da die Variabilitäten von der Ultraschallbildqualität abhängig sind, sind auch derartige Konfidenzintervalle von der Schallbarkeit des jeweiligen Patienten abhängig (Tabelle 5). Führt man Verlaufsuntersuchungen bei Patienten durch, sollte man bei der Beurteilung der Untersuchungsergebnisse die Größenordnung dieser Konfidenzintervalle berücksichtigen.

Optimierung echokardiographischer Volumenbestimmung

Um die Verläßlichkeit von Ergebnissen im Rahmen von Verlaufsuntersuchungen zu steigern, sollten die Möglichkeiten methodenbedingter Schwankungen weitestgehend eingeschränkt werden. Das heißt insbesondere für die *Technik der Bildaufzeichnung:*

- Um wirklich apikale Schnittbilder zu erhalten, ist die Untersuchung in 90° Linksseitenlage erforderlich. Der Untersucher sollte sich dabei auf der linken Seite des Patienten befinden. Um dann den Zugang zur Herzspitze zu gewährleisten, ist ein Matratzenausschnitt notwendig.
- Es dürfen nur definierte Standardschnitte zur Volumenmessung eingestellt werden (Orientierung an anatomischen „landmarks"; größte Schnittfläche des jeweiligen Cavums).
- Die Verstärkungseinstellung ist zu optimieren und auch die Möglichkeiten des „postprocessing" sind zu nutzen, um eine optimale Endokarderkennung zu gewährleisten.
- Die Aufzeichnung muß in Apnoe, meist in Mitt- bis Endexspiration erfolgen, um atembedingte Änderungen der Schnittebenen und der Bildqualität auszuschalten.

Hinsichtlich der *Technik der Bildauswertung* ist zu berücksichtigen:

- Es muß eine standardisierte Definition von Enddiastole und Endsystole verwendet werden. Die Amerikanische Gesellschaft für Echokardiographie empfiehlt für die Enddiastole „das erste Bild nach dem Schluß der Mitralklappe" und für die Endsystole „das letzte Bild vor Offnung der Mitralklappe" (23). Alternativ kann das Bild auf der Q-Zacke im EKG bzw. das Schnittbild mit der kleinsten Schnittfläche verwendet werden.

- Das Endokard sollte über die am weitesten in das Cavum hineinreichenden Endokard- echos („Endokardspitzen") umfahren werden. Dabei wird sicherlich die oben beschrie- bene systematische Unterschätzung des Volumens aufgrund der Scheibchendickenarte- fakte begünstigt, andererseits ist diese Methode jedoch am besten reproduzierbar.
- Die Papillarmuskeln werden in das Cavum einbezogen.
- Die eingezeichnete Kontur wird mittels „Cineloop" im laufenden Bild kontrolliert und eventuell korrigiert, da im bewegten Bild das Endokard besser zu erkennen ist.
- Bei Sinusrhythmus müssen mindestens 3, bei Vorhofflimmern mindestens 5 Herzzyklen ausgewertet werden.

Bestimmung der linksventrikulären Funktion mittels visueller Schätzung

Die „Trackballmethode" zur echokardiographischen Funktionsbestimmung ist ein zeitauf- wendiges und oft mühsames Verfahren. Es wurde daher immer wieder nach Alternativen gesucht, die in der klinischen Routine mit einem geringeren Zeitaufwand ähnlich brauch- bare Ergebnisse liefern. Eine Alternative ist die „Eyeballmethode", die Methode der visuellen Schätzung.

Die Beobachtung des bewegten Herzens mittels Ultraschall ermöglicht dem erfahrenen Untersucher die zumindest semiquantitative Einschätzung der kardialen Funktion. Stamm et al. (25) zeigten, daß sogar eine genaue quantitative Angabe der Ejektionsfraktion mittels visueller Schätzung möglich ist. Die Ergebnisse der visuellen Schätzung korrelierten mit den Resultaten der Ventrikulographie (r = 0,89) genauso gut, wie die Ergebnisse der biplanen Scheibchensummationsmethode.

Mueller et al. (16) verglichen verschiedene Methoden echokardiographischer Volumen- bestimmung einschließlich der subjektiven Schätzung mit den Ergebnissen der biplanen Ventrikulographie. Die beste Korrelation fanden sie für die subjektive Schätzung. Je aus- gefeilter die echokardiographische Methode, umso schlechter war das Ergebnis im Ver- gleich zu den invasiven Daten.

Ähnliche Ergebnisse fanden Amico et al. (2). Auch sie fanden in einem Vergleich mit der Radionuklidventrikulographie die beste Korrelation bei der Eyeballmethode, besser als bei den getesteten Methoden mit dem Trackball.

Auch andere Untersucher kommen zu dem Ergebnis, daß die visuelle Schätzung der Ejektionsfraktion in aller Regel klinisch brauchbare Ergebnisse liefert (10, 11, 29). Die gefundenen Korrelationen zu Referenzmethoden sind gut, dennoch muß im individuellen Fall bei etwa 10 – 20 % der Untersuchungen mit klinisch bedeutsamen Abweichungen von der Referenzmethode gerechnet werden.

Der Untersucher muß seine Fähigkeit zur visuellen Schätzung der Ejektionsfraktion ge- zielt ausbilden, möglichst in unmittelbarem Vergleich mit Referenzmethoden. Akinboboye et al. (1) untersuchten die Lernkurve und fanden, daß schon nach 20 Untersuchungen die Eyeballmethode erlernt ist, wenn bei jeder Untersuchung eine unmittelbare Korrektur durch die Referenzmethode erfolgt.

Für die Verlaufsbeurteilung ist die semiquantitative Eyeballmethode nur eingeschränkt geeignet. Ein weiterer Nachteil dieser Methode ist das Fehlen von Daten zur Herzgröße. Gerade für die Prognose des Patienten mit koronarer Herzerkrankung sind Volumina bedeutender noch als die Ejektionsfraktion. Die Ermittlung der Volumina ist jedoch nur mittels quantitativer Trackballmethoden möglich. Zwei wesentliche Vorteile der Eyeballmethode sind ihre geringe zeitliche Aufwendigkeit verglichen mit den quantitativen Methoden, sowie ihre generelle Anwendbarkeit bei fast allen Patienten. Gerade bei Patienten mit schlechter Schallbarkeit ist die Umfahrung der Endokardkontur zur quantitativen Analyse nicht durchführbar. Durch die Integrationsfunktion des Auges ist jedoch eine semiquantitative Schätzung meist noch möglich.

Zusammenfassung

Die quantitative Auswertung von apikalen Echokardiogrammen zur Bestimmung von Volumina und Ejektionsfraktion ist bei allen Patienten mit guter bis befriedigender Bildqualität (bei ca. 90 % der Patienten) möglich. Da derartige Daten für die klinische Entscheidungssituation von wesentlicher Bedeutung sind, sollte eine Angabe zumindest über die Ejektionsfraktion in keinem Echokardiographiebefund fehlen. Die beste Übereinstimmung mit der Ventrikulographie findet sich bei der biplanen Scheibchensummationsmethode. Gegenüber der Ventrikulographie werden echokardiographisch die Volumina systematisch unterschätzt. Daher wurde die Erstellung eigener echokardiographischer Normwerte erforderlich. Bei Verlaufsuntersuchungen sind 95 % Konfidenzintervalle von ca. 15 % für das enddiastolische Volumen, 25 % für das endsystolische Volumen und 10 % für die Ejektionsfraktion zu berücksichtigen. Die Anwendung dieser Methode erfordert ein solides echokardiographisches Training. Der entscheidende Nachteil der quantitativen Analyse ist ihr relativ hoher Zeitaufwand, der ihre Anwendung in der klinischen Routine oft einschränkt.

Demgegenüber liefert die Eyeballmethode in relativ kurzer Zeit – es genügt ein kurzer Blick des erfahrenen Untersuchers – eine für die klinische Routinesituation meist ausreichende Einschätzung der Ejektionsfraktion. Volumenbestimmungen sind allerdings nicht möglich. Diese Methode ist nur bei deutlichen Veränderungen der Funktion für eine Verlaufsbeurteilung brauchbar. Bei eingeschränkter Bildqualität ist sie jedoch der einzige Zugang zur Funktion des linken Ventrikels.

Für wissenschaftliche Studien und im Rahmen von Verlaufsuntersuchungen, die eine genaue Quantifizierung auch der Volumendaten erfordern, ist die Trackballmethode unabdingbar. Für die klinische Routine ist die Schätzung der Ejektionsfraktion durch einen erfahrenen Untersucher ausreichend. Jeder Echokardiographeur sollte seine Fähigkeiten diesbezüglich im direkten Vergleich mit invasiven Daten oder Daten der Radionuklidventrikulographie ausbilden.

In der Zukunft hoffen wir auf Verbesserungen der Endokarderkennung (s. Beitrag S. Becher) z.B. durch Verwendung von Kontrastmitteln, Automatisierung der Endokarderkennung und dreidimensionale Verfahren zur Volumenbestimmung (10).

Literatur

1. Akinboboye O, Summer J, Gopal A, et al. (1995) Visual estimation of ejection fractionby two-dimensional echocardiographie: the learning curve. Clin Cardiol 1995 Dec; 18 (12): 726–729

2. Amico AF, Lichtenberg GS, Reisner SA, et al (1989) Superiority of visual versus computerized echocardiographic estimation of radionclide left ventricular ejection fraction. Am Heart J 1989 Dec.;118 (6): 1259–1265

3. Eaton LW, Maughan WL, Shoukas AA, Weiss JL (1979) Accurate volume determination in the eyes-related injecting canine left ventricle by two-dimensional echocardiography. Circulation 60: 320–324

4. Erbel R, Schweizer P, Lambertz H, Henn G, Meyer J, Krebs W, Effert S (1983) Echoventriculography – A simultaneous analysis of two-dimensional echocardiography and cineventriculography. Circulation 67: 205–215

5. Erbel R, Krebs W, Henn G, Schweizer P, Richter HA, Meyer J, Effert S (1982) Comparison of single plane and biplane volume determination by two-dimensional echocardiography. Eur Heart J 3: 469–480

6. Erbel R, Brennecke R, Görge G, Mohr-Kahaly S, Wittlich N, Zotz R, Meyer J (1989) Möglichkeiten und Grenzen der zweidimensionalen Echokardiographie in der quantitativen Bildanalyse. Z Kardiol 78 (Suppl. 7: 131–142

7. Erbel R, Schweizer P, Henn G, Meyer J, Effert S (1982) Apikale zweidimensionale Echokardiographie. Normalwerte für die monoplane und biplane Bestimmung der Volumina und der Ejektionsfraktion des linken Ventrikels. Dtsch med Wschr 107: 1872–1877

8. Erbel R, Schweizer P, Krebs W, Meyer J, Effert S (1984) Sensitivity and specificity of twodimensional echocardiography in detection of impaired left ventricular function. Eur Heart J 5: 477–489

9. Folland ED, Paraisi AF, Mohnihan PF et al. (1979) Assessment of left ventricular ejection fraction and volumes by real-time two-dimensional echocardiography. A comparison of cineangiographic and radionuclide techniques. Circulation 60: 760–765

10. Gopal AS, Shen Z, Sapin PM, et a. (1995) Assessment of cardiac function by three-dimensional echocardiography compared with conventional noninvasive methods. Circulation 1995 Aug; 92 (4): 842–853

11. Gottsaner-Wolf M, Schedlmayer-Duit J, Porenta G, et al. (1996) Assessment of left ventricular function: comparison between radionuclide angiography and semiquantitative two-dimensional echocardiographic analysis. Eur J Nucl Med 1996 Dec; 23 (12): 1613–1618

12. Görge G, Erbel R, Brennecke R, Rupprecht HJ, Todt M, Meyer J (1992) High-Resolution two-dimensional Echocardiography Improves the Quantification of Left Ventricular Function. J Am Soc Echocardiogr 5: 125–134

13. Gordon EP, Schnittger I, Fitzgerald PJ, Williams P, Popp RL (1983) Reproducibility of left ventricular volumes by two-dimensional echocardiography. J Am Coll Cardiol 2: 506–513

14. Himelman RB, Cassidy MM, Landzberg JS, Schiller NB (1987) Reproducibility of quantitative two-dimensional echocardiography. Am Heart J 115: 425–431

15. Kuecherer HF, Kee LL, Modin G, Scheitlin MD, Schiller NB (1989) Echocardiography in serial evaluation of left ventricular systolic and diastolic function: Importance of image acquisition, quantitation and physiologic variability in clinical and investigational applications. J Am Soc Echo 4:203-214

16. Mueller X, Stauffer JC, jaussi A, et al. (1991) Subjective visual echocardiographic estimate of left ventricular ejection fraction as an alternative to conventional echocardiographic methods. Clin Cardiol 1991 Nov; 14 (11): 898–902

17. Nelson GR, Cohn PF, Gorlin R (1975) Prognosis in medically treated coronary artery disease. Influence of ejection fraction compared to other parameters. Circulation 52: 408–412

18. Popp RL, Harrison DC (1970) Ultrasonic cardiac echography for determining stroke volume and valvular regurgitation. Circulation 41: 493

19. Popp RL, Alderman EL, Brown OR, Harrison DC (1 973) Sources of error in calculation of left ventricular volumes by echography. Am J Cardiol 31: 152

20. Quinones MA, Waggoner AD, Reduto LA et al. (1981) A new simplified and acurate method for determining ejection fraction with two-dimensional echocardiography. Circulation 64: 744–753

21. Ren JF, Kitler MN, DePace NL et al. (1983) Comparison of left ventricular ejection fraction and volumes by two-dimensional echocardiography, radionuclide angiography and cineangiography. J Cardiovasc Ultrasound 2: 3

22. Schiller NB, Acquatella A, Ports TA et al. (1979) Left ventricular volume from paired biplane two-dimensional echocardiography. Circulation 60: 547–555

23. Schiller NB, Shah PM, Crawford M et al. (1989) Recommendations for quantitation of the left ventricle by two-dimensional echocardiography. J Am Soc Echo 2: 358–367

24. Silverman NH, Ports TA, Snider R, Schiller NB, Carlsson E, Heilbron D (1980) Determination of left ventricular volume in children: echocardiographic and angiographic comparisons. Cireulation 62: 548–557

25. Stamm RB, Carabello BA, Mayers BL, Martin RP (1982) Two-dimensional echocardiographic measurement of left ventricular ejection fraction: prospective analysis of what constitutes an adequate determination. Am Heart J 104: 136–142
26. Starling MR, Crawford MH, Sorensen SG, Levi B, Richards KL, 0'Rourke RA (1981) Comparative accuracy of apical biplane cross-sectional echocardiography and gated equilibrium radionuclide angiography for estimating left ventricular size and performance. Circulation 63: 1075–1081
27. Teichholz LE, Kreulen TH, Herman MV, Gorlin R (1972) Problems in echocardiographic volume determinations: echoangiographic correlations. Circulation 46 (suppl II): 75 (abstr)
28. Tortoledo FA, Quinones MA, Fernandez GC et al. (1983) Quantification of left ventricular volumes by two-dimensional echocardiography: a simplified and acurate approach. Circulation 67: 579
29. van Royen N, Jaffe CC, Krunholz HM, et al. (1996) Comparison and reproducibility of visual echocardiographic and quantitative radionuclide left ventricular ejection fractions. Am J Cardiol 1996 Apr 15; 77 (10): 843–850
30. Wahr PW, Wang YS, Schiller NB (1983) Left ventricular volumes deterinined by two-dimensional echocardiography in a normal adult population. J Am Coll Cardiol 1: 863–868
31. Weiss JL, Eaton LW, Kallman CH, Maughan WL (1983) Accuracy of volume determination by two-dimensional echocardiography: defining requirements under controlled conditions in the injecting canine left ventricle. Circulation 67: 889–899
32. White HD, Norris RN, Brown MA, Brandt PWT, Whitlock RML, Wild LJ (1987) Left ventricular endsystolic volume as the major determinant of survival after recovery from myocardial infarction. Circulation 76: 44–51

Für die Verfasser:
Dr. med. N. Wittlich
Kardiologische Praxis
Bahnhofplatz 2
55116 Mainz

Methoden zur Verbesserung der Endokarderkennung

H. Becher, K. Tiemann

Medizinische Universitätsklinik und Poliklinik Bonn

Qualitätskontrolle echokardiographischer Registrierungen

Die Beurteilung der linksventrikulären Funktion anhand der linksventrikulären Wandbewegung ist eine der wichtigsten Fragestellungen der klinischen Echokardiographie (10). Eine zuverlässige Beurteilung der LV-Funktion ist allerdings nur bei guter Abgrenzung des Endokards möglich, was nach eigenen Erfahrungen bei ca. 20 % der Patienten nicht der Fall ist.

Die Beurteilung der Abgrenzbarkeit des Endokards kann mittels eines visuellen Scores durchgeführt werden (Tabelle 1). Wenn in mehr als 2 benachbarten Segmenten der 16 Myokardsegmente (gemäß Standard der American Society of Echocardiography) der Qualitätsscore unter 3 liegt, erscheint eine zuverlässige Beurteilung der LV-Funktion fraglich und der Untersucher muß im Befund auf die Unsicherheit der Beurteilung hinweisen oder Methoden zur Verbesserung der Endokardabgrenzung anwenden.

Fortschritte der Ultraschall-Technologie

Die Einführung neuer Gerätetechnologien hat die Qualität echokardiographischer Registrierungen in den letzten Jahren ständig verbessert. Weitere Verbesserungen sind auch in Zukunft zu erwarten. Bei schlecht schallbaren Patienten sind in der zweidimensionalen Echokardiographie jedoch auch mit high end-Geräten Grenzen gesetzt.

Tabelle 1. Qualitätskontrolle der Endokardabgrenzung.

▶ Endocard nicht erkennbar
▶ Endokard schwach/inkomplett
▶ Endokard gut erkennbar/komplett

Doppler-Tissue-Imaging, Power-Motion-Imaging

In vielen Geräten kann die LV-Wandbewegung neben dem 2-D Bild auch mittels des Doppler-Verfahrens untersucht werden. Verbesserungen der Endokardabgrenzung wurden sowohl für den Geschwindigkeits-Doppler als auch für den Power-Doppler beschrieben (7, 8). In einer Studie von Goldman und Feigenbaum nahm die Anzahl interpretierbarer Echokardiogramme bei Anwendung des Power-Dopplers signifikant zu (7). Nach unserer Kenntnis ist der praktisch klinische Nutzen der genannten Methoden bislang nicht ausreichend belegt, so daß keine dieser Methoden generell zur Verbesserung der Endokardabgrenzung empfohlen werden kann. Das betrifft auch Methoden, die auf dem integrated backscatter beruhen, wie z.B. Color Kinesis.

Frequenz-Konversions-Technologie

Alle bisher genannten Methoden arbeiten mit dem gleichen schlechten Ausgangssignal und die Verbesserung der Bildqualität wird im wesentlichen durch verfeinerte Methoden des Postprocessings erreicht. Bei der Frequenz-Konversions-Technologie (FKT) ist schon das Ausgangssignal besser als bei der konventionellen Echokardiographie (2). Dies wird durch die Verwendung unterschiedlicher Empfangs- und Sendefrequenzen möglich. Im FKT-Modus werden die üblichen Ultraschallfrequenzen gesendet, beim Empfang werden aber nur die doppelten Ultraschallfrequenzen registriert. Physikalisch sind bei dieser Technik nur dann Signale zu erwarten, wenn quasi eine Konversion der gesendeten Frequenz in eine höhere Frequenz erfolgt, die vom beschallten Gewebe rückgestreut wird. Bei der Gewebepassage entstehen durch die unterschiedliche Schallausbreitungsgeschwindigkeit des positiven bzw. negativen Anteils der Schallwelle harmonische Frequenzen. Nur die harmoni-

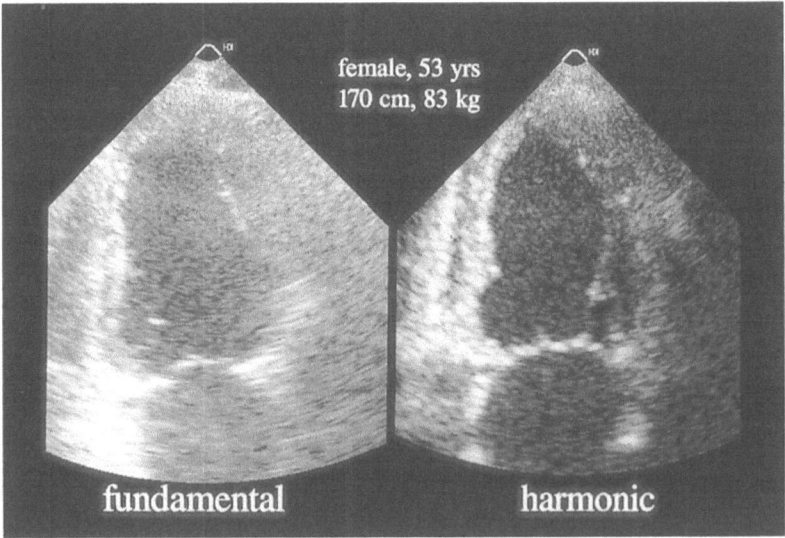

Abb. 1. Vergleich von konventionellem (fundamentalem) 2 D-Echokardiogramm (links) und der entsprechenden Registrierung im Harmonic-Modus (rechts): die Harmonic-Aufnahme zeigte weniger Artefakte und eine deutlichere Endokardabgrenzung.

schen Frequenzen werden dann registriert. Insofern entspricht diese Technik weitgehend dem Harmonic Imaging – allerdings ohne Applikation eines Kontrastmittels (s. unten).

Die Frequenz-Konversions-Technik hat gegenüber der konventionellen Echokardiographie zwei Vorteile (Abb. 1):

▶ die Reduktion von Reverberationsartefakten
▶ die Akzentuierung der Endokardlinien.

Die Abnahme von Reverberationsartefakten resultiert daraus, daß die in schallkopfnahen Gewebeanteilen entstehenden Artefakte nur wenige harmonische Anteile enthalten, da harmonische Schwingungen erst nach einer längeren Gewebepassage entstehen (> 5 cm). Die Endokardlinien werden nicht nur durch die Abnahme von Artefakten besser abgrenzbar, sondern durch die intensivere Darstellung betont. Dieses Phänomen ist bislang noch nicht schlüssig erklärt worden. Der FKT-Modus ist vor allem bei der Streß-Echokardiographie von Nutzen, da während der maximalen Belastung oft nicht viel Zeit zur Verfügung steht, das Bild zu optimieren. In unserem Labor erfolgt inzwischen die Beurteilung der LV-Wandbewegung grundsätzlich im FKT-Modus.

Nach Umschalten auf den FKT-Modus erfolgt die Geräteeinstellung (Gain, TGC) analog zur konventionellen 2 D-Echokardiographie. Nach den eigenen Erfahrungen lassen sich die Endokardlinien besonders gut mit einer Chromaeinstellung hervorheben. Diese farbliche Darstellung von Grauwerten hat sich sonst nicht durchgesetzt, scheint aber bei den kontrastreicheren FKT-Bildern von Vorteil zu sein. Die Verbesserung der Bildqualität durch die FKT-Technik zeigt sich vor allem bei den Patienten mit mittelgradiger Einschränkung der Ausgangssignale. Bei den sehr schlecht schallbaren Patienten reicht diese Technik nicht aus, so daß andere Verfahren wie z.B. eine Kontrast-Echokardiographie erforderlich werden.

Kontrast-Echokardiographie

Die Abgrenzung des Endokards durch Markierung des linksventrikulären Blutes wird seit mehreren Jahren mit verschiedenen Verfahren angestrebt (Tabelle 2). Erst seit Mai 1996 ist in Deutschland ein lungengängiges Ultraschall-Kontrastmittel zugelassen – Levovist® (3). Weitere Ultraschall-Kontrastmittel befinden sich in klinischen Prüfungen und werden in Zukunft zur Verfügung stehen. Der Kontrasteffekt beruht auf dem höheren Rückstreukoeffizienten von Mikrogasbläschen im Vergleich zu den korpuskulären Anteilen des Blutes. Levovist enthält durch Galaktose und Palmitinsäure stabilisierte Mikrobläschen in der Größenordnung der Erythrozyten (11). Bisher sind für Levovist® keine nachteiligen Effekte auf die Hämodynamik beschrieben worden (12). Die Verträglichkeit der Ultraschall-Kontrastmittel ist gut, so daß sich hierdurch keine Anwendungsbeschränkungen ergeben. Die häufigsten Nebenwirkungen waren kurzzeitige Temperatur- und Geschmacks-

Tabelle 2. Methoden der Kontrast-Echokardiographie.

▶ konventionelle (fundamentale) 2 D-Echokardiographie
▶ fundamentale Farbdoppler-Echokardiographie
▶ Harmonic 2 D-Echokardiographie
▶ Harmonic-Power-Doppler-Imaging

mißempfindungen, die wahrscheinlich auf die hohe Osmolarität der Galaktosepräparate zurückzuführen sind (12).

Konventionelle (fundamentale) 2 D-Echokardiographie

Zur Abgrenzung der LV-Wände ist es erforderlich, mit einem Ultraschall-Kontrastmittel eine komplette und intensive Füllung des LV-Kavums zu erreichen. Die Echogenität im Kavum muß dazu deutlich über der des Myokards liegen. Das ist mit den verfügbaren Ultraschall-Kontrastmitteln prinzipiell möglich, wenn diese z.B. bei einer Herzkatheter-Untersuchung in den linken Ventrikel oder Vorhof gespritzt werden. Bei intravenöser Applikation werden die Kontrastmittel verdünnt und teilweise aufgelöst, wodurch die im LV-Kavum ereichbaren maximalen Kontrastmittel-Konzentrationen limitiert sind. Mit Levovist® wird daher oft keine vollständigen Kontrastierungen des LV-Kavums erreicht (Abb. 2). Im *schallkopfnahen Bereich* kommt es zu einer fast vollständigen Auflösung der Mikrobläschen, so daß diese Region meist nicht untersucht werden kann (11). Der Grauwertanstieg *im Kavum* liegt häufig im selben Bereich wie die nativen Grauwerte im Septum, so daß im Extremfall ein vorher gut abgrenzbares Endokard optisch nicht mehr vom nunmehr gleich intensiven Kavum abgrenzbar ist. *Im Lateralbereich* (4-Kammerblick) und im Bereich der Vorderwand (2-Kammerblick) sind die Grauwerte des Myokards auf der Nativaufnahme oft so niedrig, so daß auch schon mäßige Kontrasteffekte im Kavum zu einer besseren Abgrenzung des Endokards führen. Untersuchungen bei der Streß-Echokardiographie zeigten eine verbesserte Endokardabgrenzung nach Kontrastmittelinjektionen in diesem Bereich (13).

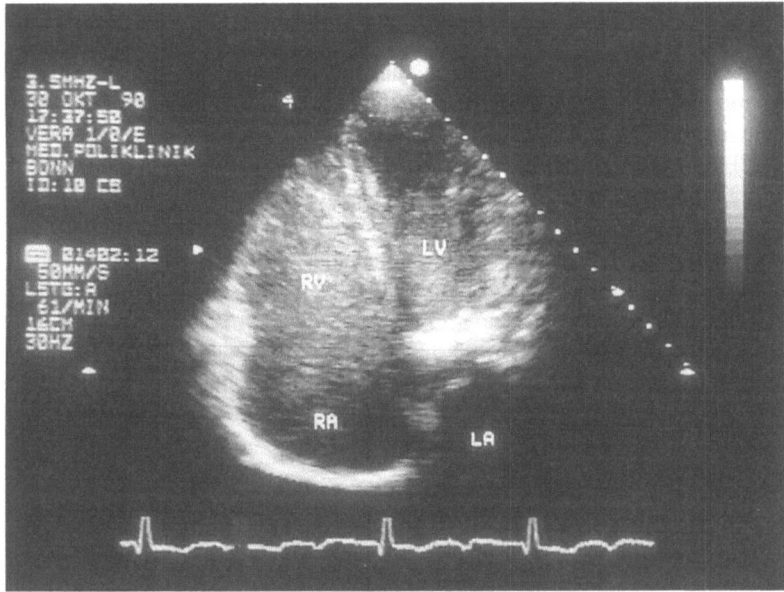

Abb. 2. Konventionelle (fundamentale) zweidimensionale Echokardiographie: Vierkammerblick nach intravenöser Gabe von 3 g Levovist®. Inkomplette Kontrastierung des linken Ventrikels.

Neuere Kontrastmittel, die sich noch in der klinischen Prüfung befinden, versprechen intensivere linksventrikuläre Kontrasteffekte als diejenigen bei Levovist®-Applikation, so daß hiermit möglicherweise die bisherigen Limitationen in der konventionellen Kontrast-Echokardiographie abnehmen werden. Nach unseren Erfahrungen sollte Levovist® in der konventionellen Echokardiographie nur dann eingesetzt werden, wenn Harmonic Imaging nicht vorhanden ist (s. u.). Dann sollte die höchste verfügbare Dosis verwendet werden (10 ml, 400 mg/ml).

Konventionelle Farbdoppler-Echokardiographie

Das Signal Rausch-Verhältnis für Doppler-Signale wird erhöht, wenn eine Flüssigkeit mit höherem Rückstreu-Koeffizient als natives Blut angeschallt wird. Dies wird durch intravenöse Applikation von Ultraschall-Kontrastmitteln erreicht. Folge der Doppler-Signalverstärkung ist die Detektion auch sehr langsamer Blutflüsse, wie sie zum Beispiel im linken Ventrikel nahe der Herzwände auftreten (4). In der Farbdoppler-Echokardiographie kann nach intravenöser Applikation von 3 g Levovist® das gesamte Blutvolumen im linken Ventrikel markiert werden und damit die LV-Funktion entsprechend der Angiographie beurteilt werden (1, 6). Die genannte Levovist-Dosis hat im B-Bild nur einen sehr schwachen Effekt, da das Dopplersystem deutlich empfindlicher Kontrastmittel detektiert als die zweidimensionale Echokardiographie (4).

Die kontrastverstärkte Farbdoppler-Echokardiographie weist allerdings *eine Reihe von Problemen* auf, die den klinischen Einsatz einschränken: Die Anhebung der Intensität von Farbdopplersignalen kann dazu führen, daß die Flußmuster die Grenzen des Myokard überschreiten („Blooming"). Artefakte durch die linksventrikuläre Wandbewegung können die Abgrenzung der Endokardgrenzen erschweren. Schließlich muß auf die geringe Bildrate (> 10/min) bei der Farbdoppler-Echokardiographie hingewiesen werden. Durch Verringerung der Liniendichte und technische Weiterentwicklungen wird die Bildrate sicher erhöht werden, die anderen Nachteile sind wahrscheinlich im konventionellen Farbdoppler nicht entscheidend auszugleichen.

Harmonic Imaging – zweidimensionale Echokardiographie

Die Mikrobläschen der Ultraschall-Kontrastmittel streuen nicht nur mit der vom Schallkopf abgegeben Frequenz zurück (backscatter), sondern senden zusätzlich höhere Frequenzen aus (5). Diese als harmonisch bezeichneten Frequenzen entstehen durch Resonanz der Mikrobläschen im Schallfeld und treten besonders dann auf, wenn die Frequenz des Transducers nahe an der Resonanzfrequenz der Mikrobläschen liegt.

Für Levovist® und die anderen in der klinischen Entwicklung befindlichen Kontrastmittel liegt die Resonanzfrequenz zufällig im Bereich üblicher Transducerfrequenzen. Daher werden schon immer im Rahmen der konventionellen Ultraschalldiagnostik harmonische Frequenzen erzeugt, die mit den herkömmlichen Ultraschall-Geräten nicht genutzt werden können.

Bei Beschallung mit 1,8 MHz agieren die Mikroluftbläschen als aktive Schallquellen und emittieren Schallwellen im Bereich der zweiten harmonischen Frequenz – also im Frequenzbereich von 3,6 MHz. Die zumeist sehr breitbandig ausgelegten Schallköpfe sind zur

Registrierung auch dieser hohen Frequenzen einsetzbar. Bei Anschallung mit 1,8 MHz und einem Empfangskanal von 3,6 MHz werden die Kontrastechos des Levovist® verstärkt und Signale von Gewebe oder Blut abgeschwächt, da diese in weitaus geringerem Maß harmonische Frequenzen aussenden. Mittels Harmonic Imaging werden mit Levovist® intensive Kontrasteffekte im linken Ventrikel erzielt.

Es ist bisher im 2 D-Bild allerdings nicht möglich, selektiv die Kontrastechos abzubilden. Um ausreichende Kontrastsignale zu erhalten, muß die Verstärkung des Ultraschall-Gerätes soweit angehoben werden, daß auch die harmonischen Echos des Gewebes registriert werden. Dies führt – wie bei der konventionellen 2 D-Echokardiographie – dazu, daß Grauwerte von Kavum und Myokard sich mitunter nur wenig unterscheiden und die Abgrenzung des Endokards u.U. sogar verschlechtert wird (Abb. 3).

Eine deutliche Verbesserung des Kontrasteffektes kann durch intermittierende Beschallung und Registrierung erreicht werden (9). Da die Mikrobläschen sich im Schallfeld auflösen, ermöglicht eine Unterbrechung der Beschallung den Einstrom von intakten Mikrobläschen in den linken Ventrikel. Die Konzentration der Bläschen und damit der Kontrasteffekt sind umso höher, je länger die Beschallung zwischen den Registrierungen unterbrochen ist. Werden nur 2 Bilder pro Herzzyklus registriert (endsystolisch und enddiastolisch), ist die Kontrastierung im Kavum meist komplett und intensiv. Allerdings ist bei intermittierender Beschallung die Beurteilung der LV-Funktion durch die fehlende Dynamik der LV-Wände limitiert.

Harmonic Imaging – Power Doppler

Harmonic-Power-Doppler-Imaging (Abb. 4) ist derzeit die beste kontrastechokardiographische Methode zur Abgrenzung des Endokards (3). Anders als bei der konventionellen

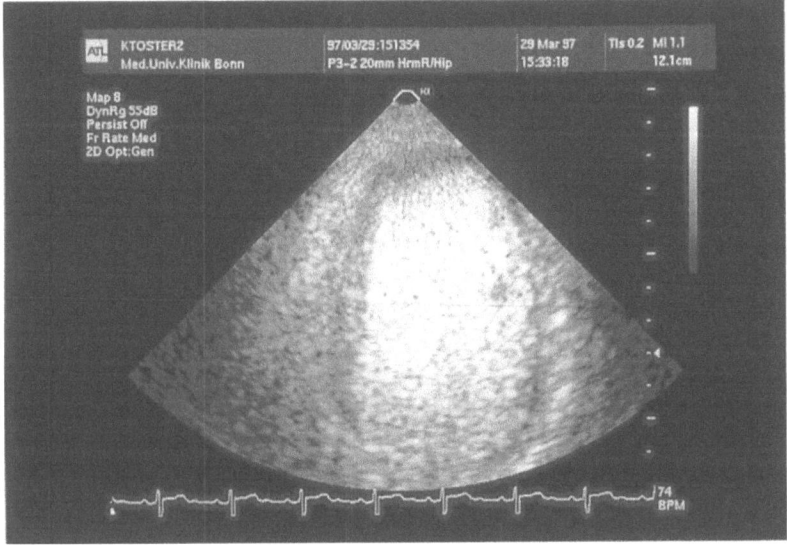

Abb. 3. Harmonic 2 D-Echokardiogramm: nach Kontrastmittelgabe schlechte Abgrenzbarkeit von LV-Kavum und Myokard.

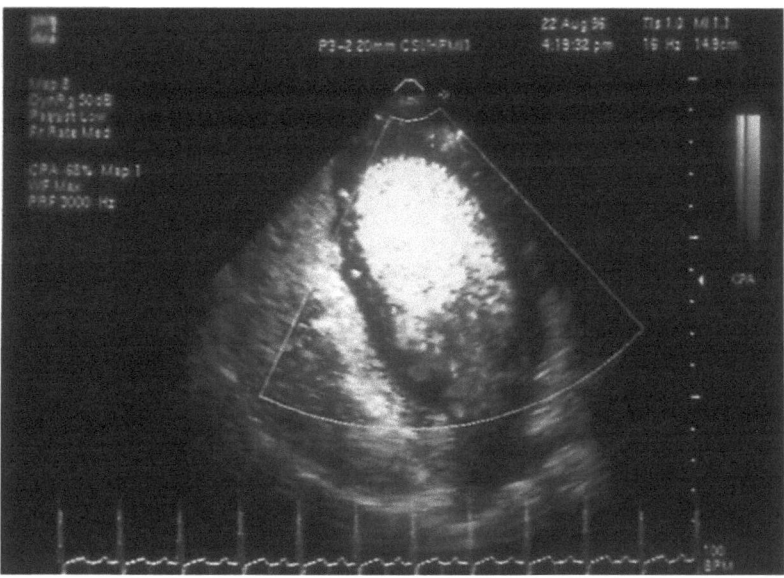

Abb. 4. Harmonic-Power-Doppler-Echokardiogramm: intensive und komplette Kontrastierung des LV-Kavums, sehr klare Abgrenzung des Kavums vom Myokard. Fleckige bzw. streifige Farbsignale im Myokard repräsentieren die intramyokardiale Gefäße.

Farbdoppler-Echokardiographie wird nicht die Geschwindigkeit sondern die Intensität des Doppler-Signals dargestellt. Die physikalische Grundlage für die besonders starken Kontrast-Effekte in der Doppler-Technik bildet die Auflösung der Mikrobläschen durch die mechanischen Kräfte im Schallfeld. Dies führt zu einem starken Power-Doppler-Signal auch dann, wenn sich das Mikrobläschen während der Beschallung nicht bewegt (loss of correlation). Darüberhinaus sollen bei der Auflösung akustische Signale mit einem breitbandigen Frequenzspektrum und hoher Intensität entstehen, die als „stimulated acoustic emission" bezeichnet werden (15). Dieser Effekt wird vor allem bei hoher Schallausgangsleistung beobachtet. Daher wird eine Anhebung der Schallausgangsleistung auf einen mechanischen Index (maximaler negativer Schalldruck = Maß für die Schallausgangsleistung) von über 1,0 empfohlen. Mit dieser Empfehlung für die Schallemission werden bei intermittierender Beschallung die Grenzwerte der Food and Drug Administration (FDA) nicht überschritten.

Beim Harmonic-Power-Doppler (HPD) wird das Vorhandensein von Mikrobläschen als Farbpixel dargestellt, die einem zweidimensionalen Echokardiogramm überlagert werden. Die Notwendigkeit zur Anwendung des HPD-Verfahrens ergibt sich aus den Limitationen der anderen kontrastechokardiographischen Verfahren. Die Kontrasteffekte nach einer mittleren Dosis Levovist® (5 ml, 300 mg/ml) führen auch bei kontinuierlicher Beschallung zu einer intensiven und vollständigen Kontrastierung des LV-Kavums. Gegenüber der zweidimensionalen Echokardiographie im Harmonic-Mode zeigt die HPD-Methode eine deutlich bessere Abgrenzung des Kavums vom Myokard. Als modifiziertes Farbdoppler-Verfahren ist der Harmonic-Power-Doppler zur Zeit noch durch eine begrenzte Bildaufbaurate limitiert (16/s), die sich aber durch schmale Bildsektoren, geringe Liniendichte und neue Schallkopftechnologien deutlich steigern läßt. Der linksventrikuläre Kontrast ist bei einer Bolusinjektion in der Regel über 3 Minuten so intensiv, daß genügend lange Zeit besteht,

Tabelle 3. Geräteeinstellungen für Harmonic-Kontrast-Echokardiographie (2 D-Echo und Power-Doppler) für Levovist® (* gilt nur für Harmonic-Power-Doppler).

Sektortiefe	bei apikaler Anlotung so einstellen, daß die Mitralklappe am unteren Rand des Sektors liegt, bei parasternaler Anlotung: LV-Hinterwand vor dem unteren Rand des Sektors
Fokus	am unteren Rand des Sektors plazieren
Leistung	maximal (wird als MI = mechanical index angegeben)
Gain/TGC	im Harmonic 2 D-Echo analog zur konventionellen Echokardiographie im Harmonic-Power-Doppler bei Erscheinen des Kontrastmittels im rechten Ventrikel zurückdrehen
EKG-Trigger	nur bei unzureichendem Kontrast-Effekt bei kontinuierlicher Beschallung: 1. Triggermarker auf Spitze der R-Zacke (Enddiastole) 2. Triggermarker am Ende der T-Welle (Endsystole)
Bildmittelung	abschalten
Dynamischer Bereich	maximal
PRF*	Puls-Repetitionsfrequenz (PRF) 3.000 Hz oder höher
Wandfilter*	auf den maximalen Wert einstellen
Color-Gain*	HPD-Signale entstehen auch schon ohne Kontrastmitel vor allem durch die Bewegung der Herzwände und des Blutes. Das Gain sollte soweit herunterreguliert werden, daß möglichst wenige HPD-Signale im Myokard nachweisbar sind

um verschiedene Schnittebenen zu registrieren (14). Die in Tabelle 3 aufgelisteten Empfehlungen zur Geräteeinstellung beruhen auf den eigenen Erfahrungen mit den Ultraschall-Geräten von ATL (HDI 3000), Hewlett-Packard (Sonos 2500) und Vingmed (System 5).

> Stufenschema zur Endokardabgrenzung (Abb. 5)
>
> Aufgrund der vorliegenden Literatur und der eigenen bisherigen Erfahrungen erscheinen zwei Methoden besonders gut zur Verbesserung der Endokardabgrenzung geeignet. Zunächst sollte Harmonic Imaging (2 D-Echokardiographie) ohne Kontrastmittel versucht werden. Diese Option ist in den neueren Geräten u.a. als FKT-, Native Tissue- oder Octave-Modus implementiert. In zweiter Linie kommen DTI oder Power-Motion-Imaging in Betracht. Falls hiermit keine ausreichende Endokardabgrenzung möglich ist, muß eine Untersuchung mit Ultraschall-Kontrastmittel durchgeführt werden. Dabei sollte primär das Harmonic-Power-Doppler-Verfahren (HPD) angewandt werden. Falls das Harmonic-Power-Doppler-Imaging nicht verfügbar ist, kann die harmonische 2 D-Echokardiographie eingesetzt werden.

HPD kann bei der Ruhe-Echokardiographie und bei der Streß-Echokardiographie eingesetzt werden. Vor einem Einsatz bei der Streß-Echokardiographie sollte zunächst im Ruhe-Echokardiogramm überprüft werden, ob durch die Harmonic-Power-Doppler-Technik noch keine komplette Beurteilung der LV-Wandbewegung möglich wird. Nur dann ist eine nochmalige Kontrastmittelinjektion unter Belastung sinnvoll. Einschränkend muß erwähnt werden, daß diese Empfehlungen auf Erfahrungen mit der neuen Methode an kleinen Patientenkollektiven beruhen, so daß eine generelle Empfehlung erst nach größeren klinischen Studien erfolgen kann.

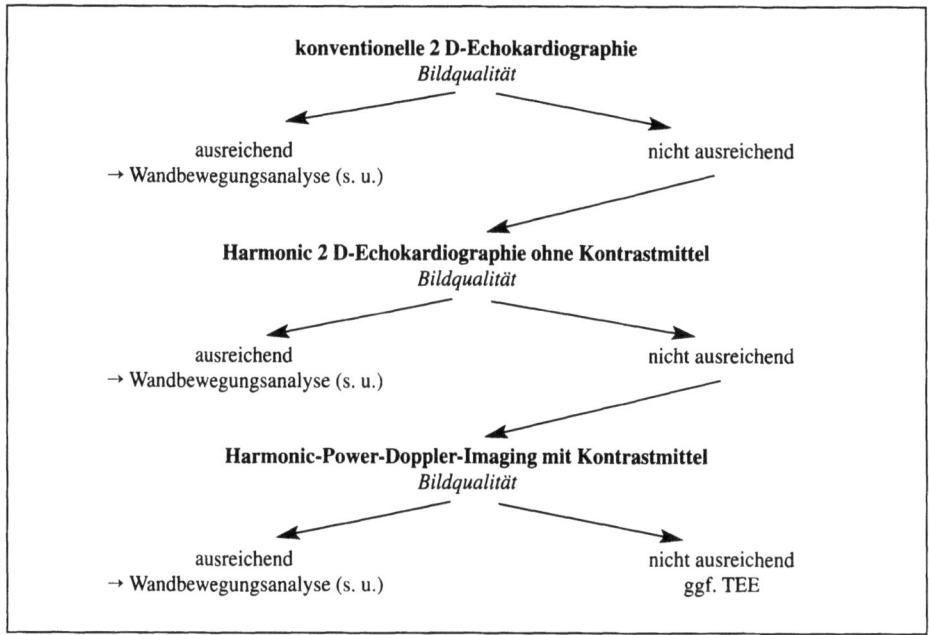

Abb. 5. Flußdiagramm zur echokardiographischen Beurteilung der LV-Funktion.

Literatur

1. Agrawal G, Cape EG, Raichlen JS, Tirtaman C, Lee ET, PoHoey F, Nanda NC (1997) Usefulness of combined color Doppler/contrast in providing complete delineation of left ventricular cavity. Am J Cardiol 80: 98–101
2. Becher H, Tiemann K (1997) Harmonic imaging without contrast. Eur J Cardiol (1997)
3. Becher H, Tiemann K, Schlief R, Nanda NC (1997) Harmonic Power Doppler Imaging – first clinical results. Echocardiography (in press)
4. von Bibra H, Sutherland G, Becher H, Neudert J, Nihoyannopoulos P (1995) Clinical evaluation of left heart Doppler contrast enhancement by a saccharide based transpulmonary contrast agent. The Levovist Cardiac Working Group. J Am Coll Cardiol 25: 500–508
5. Burns PN, Powers JE, Fritzsch T (1992) Harmonic imaging, a new imaging and Doppler method for contrast enhanced ultrasound. Radiology 185: 142A
6. Firschke C, Köberl B, von Bibra H, Horcher J, Schömig A (1997) Combined use of contrast enhanced 2-dimensional and color Doppler echocardiography for improved left ventricular endocardial border delineation using Levovist, a new venous echocardiographic contrast agent. International Journal of Cardiac Imaging 1: 137–144
7. Goldman M, Dent J, Buckley S, Oma D, Marra T, Moos S, Carbone M, Swanson S, Garza P, Huntley M, Smith D, Feigenbaum H (1997) Is power motion imaging superior to standard 2 dimensional echocardiography for myocardial visualization?. Journal of the American Society of Echocardiography 10: 397 (A)
8. Moran CM, McDicken N, Groundstroem KWE, Sutherland GR (1993) Potential applications of color-Doppler imaging of the myocardium in assessing contractility and perfusion. In: Nanda N and Schlief R (eds) Advances in echo imaging using contrast enhancement, Kluwer Academic Publishers, Dordrecht, Niederlande, pp 359–374
9. Porter TR, Xie F (1995) Transient myocardial contrast following initial exposure to diagnostic ultrasound pressures with minute doses of intravenously injected microbubbles: demonstration and potential mechanisms. Circulation 92: 2391–2395
10. Schiller N, Shah P, Crawford M et al (1989) Recommendations for quantification of the left ventricle by two-dimensional echocardiography: American Society of Echocardiography Committee on Standards Subcommittee. J Am Soc Echocardiography 2: 358–367

11. Schlief R, Staks T, Mahler M, Rufer M, Fritsch T, Seifert W (1990) Successful opacification of the left heart chambers on echocardiographic examination after intravenous injection of a new saccharide based contrast agent. Echocardiography 7: 61–64

12. Schlief R, Schürmann R, Niendorf HP (1991) Blood-pool enhancement with SH U 508A, results of phase II-clinical trials. Invest Radiol 26 (Suppl.1): 188–189

13. Schröder K, Agrawal R, Völler H, Schlief R, Schröder R (1994) Improvement of endocardial border delineation in suboptimal stress-echocardiograms using the new left heart contrast agent SH U 508A. International Journal of Cardiac Imaging 10: 45–51

14. Schwarz KQ, Becher H, Schimpfky C, Vorwerk D, Bogdahn U, Schlief R (1994) A Study of the magnitude of Doppler enhancement with SH U 508A in multiple vascular regions. Radiology 193: 195–201

15. Tiemann K, Becher H, Bimmel, Schlief R, Nanda N (1997) Stimulated acoustic emission. Nonbackscatter contrast effect of microbubbles seen with harmonic power Doppler imaging. Echocardiography 14: 65–69

Für die Verfasser:
Priv.-Doz. Dr. H. Becher
Medizinische Universitätsklinik und Poliklinik
Sigmund-Freud-Str. 25
53105 Bonn

Diastolische Ventrikelfunktion

F. A. Flachskampf

Cleveland Clinic Foundation, Cleveland, Ohio, U.S.A.

Physiologische Vorbemerkungen

In der klassischen Definition beginnt die Diastole des linken Ventrikels mit dem Aorten-klappenschluß, an den sich die isovolumische Relaxationphase bis zur Öffnung der Mitral-klappe anschließt. Dem folgt die frühe Füllung des Ventrikels durch den schnellen früh-diastolischen Einstrom von Blut in den Ventrikel. Daran schließt sich bei niedriger Herz-frequenz die sogenannte Diastase an, in der linksventrikulärer und linksatrialer Druck ange-glichen sind und nur noch wenig Blut die Mitralklappe passiert. Spätdiastolisch kommt es durch die Vorhofkontraktion zu einer zweiten Füllungsphase des linken Ventrikels, die durch den Schluß der Mitralklappe mit beginnender Kontraktion des linken Ventrikels beendet wird. Funktionell kann die frühdiastolische aktive Relaxationsphase von der spä-teren passiven Dehnung des linken Ventrikels durch das einströmende Blut unterschieden werden. Die Relaxation ist ein Energie und Sauerstoff verbrauchender, sehr rascher (annähernd exponentieller) Druckabfall, der hämodynamisch durch die maximale Druck-abfallgeschwindigkeit (dp/dt_{MAX}) oder durch die exponentielle Zeitkonstante τ charakteri-siert wird[1]. Die passive Dehnung des Ventrikels, die sich teilweise mit der Relaxation über-schneidet, kann durch den Quotienten dV/dp (Kammer-Compliance, der Kehrwert ist die Kammer-Steifigkeit) beschrieben werden. Da dieser Wert keine Konstante darstellt, son-dern mit zunehmendem Volumen abnimmt, erfordert eine adäquate Beschreibung der Druck-Volumen-Beziehung den gesamten diastolischen Teil der Druck-Volumenschleife. Die „diastolische Funktion" des linken Ventrikels setzt sich also aus mehreren heterogenen Komponenten zusammen (10).

> Vereinfachend kann von einer Dysfunktion gesprochen werden, wenn eine ausrei-chende Füllung des linken Ventrikels nur unter Inkaufnahme eines erhöhten links-atrialen und damit pulmonalkapillären Druckniveaus erfolgen kann.

Da absolute Druckwerte nicht echokardiographisch gemessen werden können, sind mit dieser Methode immer nur indirekte Rückschlüsse auf die „diastolische Funktion" möglich. Dies gilt auch und insbesondere für Dopplermessungen, die zwar eine Beurteilung des Fül-lungsverhaltens, aber eben nicht direkt der zugrundeliegenden Druck-Volumenbeziehung erlauben.

---

1 Der linksventrikuläre Druckverlauf während der isovolumischen Relaxation kann durch eine Funktion des Typs $p(t) = p_0 \, e^{-t/\tau}$ ($p(t)$ Druck zum Zeitpunkt t, p_0 Druck zum Zeitpunkt 0, τ Zeitkonstante, normal 60–100 ms) angenähert werden.

> Die echokardiographische Beurteilung der diastolischen Ventrikelfunktion ist vor allem bei folgenden klinischen Situationen von Bedeutung:
>
> ▶ beim klinischen Vorliegen einer Herzinsuffizienz ohne Nachweis einer systolischen Funktionsminderung des linken Ventrikels (normale Ejektionsfraktion);
> ▶ bei der prognostischen Beurteilung der Herzinsuffizienz;
> ▶ bei der Erkennung und Differenzierung von Pericarditis constrictiva und restriktiven Myokarderkrankungen (z.B.Amyloidose)
> ▶ bei der Beurteilung der hämodynamischen Wirksamkeit eines Perikardergusses.

2D-Echokardiographie

Die zweidimensionale Echokardiographie (und das M-mode) kann folgende Hinweise auf diastolische Funktionsstörungen des linken Ventrikels geben:

▶ Die Diagnose einer *linksventrikulären Hypertrophie* i.S. einer vermehrten Wanddicke (enddiastolische Septumdicke über 12 mm).

> Die La Place-Beziehung zwischen dem Innendruck p einer Hohlkugel des Radius r, der Wandspannung σ und der Wanddicke h (mit r >> h): $\sigma = 2p*r/h$ bedeutet, daß bei gleichbleibender Wandspannung das diastolische Druckniveau umso höher sein muß, je dicker die Wände sind, um das gleiche Füllungsvolumen zu erzielen.

Diese intuitiv einleuchtende Beziehung ist klinisch außerordentlich wichtig, da die linksventrikuläre (meist hypertoniebedingte) Hypertrophie häufig ist. Das klassische Beispiel der primär diastolischen Herzinsuffizienz ist daher der Patient mit hypertrophiertem Herzmuskel, der im Rahmen einer hypertensiven Entgleisung, einer myokardialen Ischämie oder neu aufgetretenen Vorhofflimmerns eine akute Drucksteigerung im Lungenkreislauf erleidet, die zum scheinbar paradoxen klinischen Bild der Lungenstauung oder des Lungenödems bei erhaltener systolischer Ventrikelfunktion führt. Die linksventrikuläre Hypertrophie ist dabei das führende (wenn auch indirekte), leicht diagnostizierbare echokardiographische Zeichen der diastolischen Dysfunktion. Weitere Beispiele dieses Typs der diastolischen Dysfunktion sind die hypertrophe Kardiomyopathie (bei der zusätzlich eine Verlangsamung der aktiven Relaxation vorliegen kann) und Speichererkrankungen, v.a. die Amyloidose.

▶ Die meisten systolischen Funktionsstörungen gehen mit einer Erhöhung des diastolischen Druckniveaus einher (dilatative Kardiomyopathie, eingeschränkte Ventrikelfunktion nach Myokardinfarkt).
▶ Eine Insuffizienz der Mitral- oder Aortenklappe führt durch die Vermehrung des diastolischen linksventrikulären Volumens um das Pendelvolumen zu einer diastolischen

Drucksteigerung, am ausgeprägtesten bei akuten oder dekompensierten chronischen Vitien.

▶ Weitere, im 2D-Echo diagnostizierbare Erkrankungen, die zur diastolischen Funktions-einschränkung i.S. einer diastolischen Drucksteigerung im linken Ventrikel oder linken Vorhof führen, sind der hämodynamisch wirksame Perikarderguß und mechanische Behinderungen des Einstroms in den linken Ventrikel (Mitralstenose).

Zwei gegenwärtige Entwicklungen in der 2D-Echokardiographie können möglicherweise zu einer besseren Charakterisierung insbesondere der regionalen diastolischen Funktion beitragen: die Bildgewinnung mit hohen Bildfrequenzen (14) und die automatische Erken-nung der Endokardbewegung. Diese Methoden erlauben es, regional Beginn und Ausmaß der Auswärtsbewegung des Endokards (bzw. der Wanddicken-Abnahme) zu verfolgen.

Doppler-Echokardiographie der Füllung des linken Ventrikels (Mitralflußprofil)

Mit dem breiten Einsatz der Doppler-Echokardiographie hat die Beurteilung des trans-mitralen Einstroms enormes Interesse gefunden, da das Einstromprofil leicht zu messen ist und das Füllungsverhalten offensichtlich eng mit der diastolischen Funktion des linken Ven-trikels verknüpft ist. Dabei wird oft übersehen, daß Füllung nicht Funktion ist und in die Parameter des Füllungsverhaltens eine Reihe von Faktoren neben den klassischen Para-metern der diastolischen Funktion einfließen. Ein einfacher Umkehrschluß vom Füllungs-verhalten auf die diastolische Funktion ist daher meist nicht möglich[2]. Dennoch kann, vor allem bei Nutzung aller verfügbaren echokardiographischen Daten, meist eine Abschätzung der diastolischen Funktion vorgenommen werden.

> Das Mitralflußprofil (Abb. 1) wird am besten mit der Meßzelle des gepulsten Dopplers zwischen den Spitzen der Mitralsegel in einer apikalen Schnittebene gewonnen. Dort sind die Flußgeschwindigkeiten am höchsten.

Dabei sollte berücksichtigt werden, daß der transmitrale Einstrom in den linken Ventrikel gegenüber der Längsachse des linken Ventrikels leicht lateral und posterior erfolgt. Je wei-ter die Meßzelle in Richtung auf das Niveau des Mitralrings (also vorhofwärtig) verscho-ben wird, desto niedriger werden die absoluten Flußgeschwindigkeiten und desto niedriger wird das Verhältnis von früher Füllungswelle (E-Welle) und Vorhof-Füllungswelle (A-Welle). Normalerweise ist die maximale E-Geschwindigkeit geringfügig größer oder gleich groß wie die maximale A-Geschwindigkeit (E/A $\cong$ 1).

> Der E/A-Quotient (gemessen entweder als Quotient der Maximalgeschwindigkeiten oder der Zeit-Geschwindigkeits-Integrale) verringert sich mit zunehmendem Alter auch ohne Herzerkrankung, ebenso bei zunehmender Frequenz.

---

2 "You can't make a chicken out of chicken salad." (A. E.Weyman)

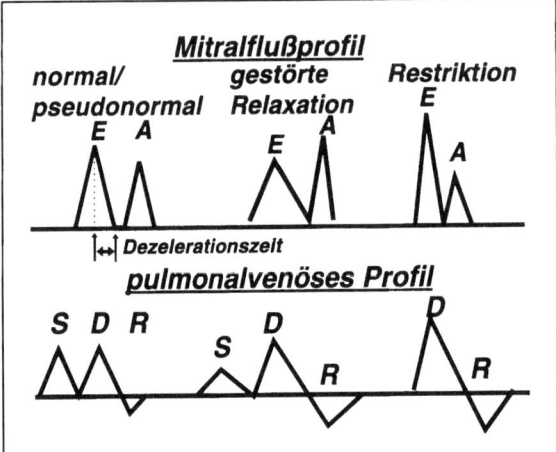

Abb. 1.
A. Schema der korrespondierenden Muster des Mitralfluß- und pulmonal-venösen Profils im Normalfall, bei gestörter Relaxation und bei restriktiver Veränderung der diastolischen Funktion (s. Text)
B. Restriktives Mitralflußprofil mit stark erhöhtem E/A-Quotienten, sehr kleiner A-Welle und einer Dezelerationszeit von 105 ms

◁ **Abb. 1a**   ▽ **Abb. 1b**

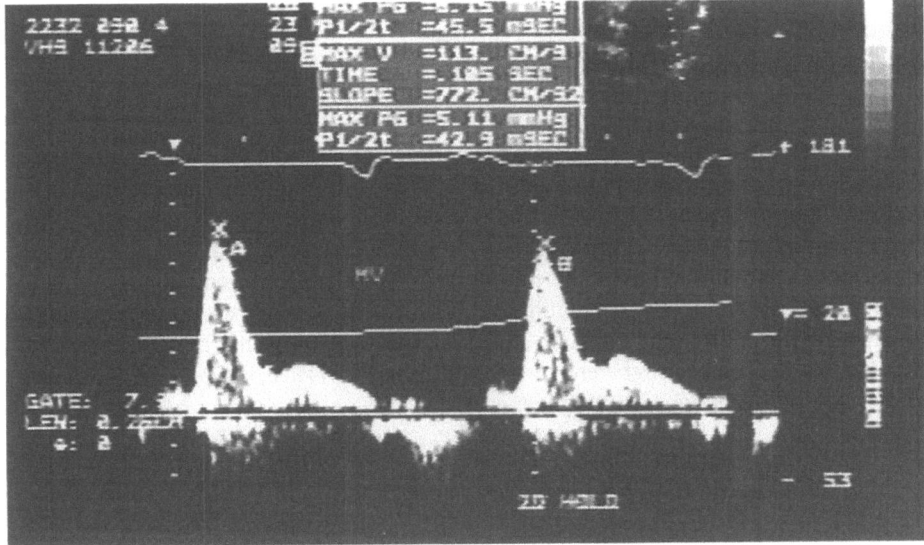

Bei Herzfrequenzen oberhalb von 120/min kommt es meist zu einer E-A-Fusion. Bei Vor-hofflimmern fehlt die A-Welle. Ein besonders wichtiger Parameter des Mitralflußprofils ist die Dezelerationszeit der E-Welle, d.h. die Zeit von der Maximalgeschwindigkeit bis zum Nulldurchgang des absteigenden Schenkels der E-Welle (s. u.).

Ein einfacher weiterer Parameter der diastolischen Funktion ist die isovolumische Rela-xationszeit. Sie kann entweder bei mitlaufendem Phonokardiogramm als Intervall zwischen Aortenklappenschluß und Mitralöffnung (im M-mode oder spektralen gepulsten Doppler), oder durch Positionierung einer nicht zu kleinen Meßzelle des gepulsten Dopplers (oder des kontinuierlichen Dopplerstrahls) in einer apikalen langen Achse zwischen Einfluß- und Ausflußtrakt des linken Ventrikels ausgemacht werden. Hier ist es in der Regel möglich, das Ende des Ausstroms und den Beginn des Einstroms zu erkennen (Registriergeschwin-digkeit 100 mm/s; diese Geschwindigkeit sollte grundsätzlich zur Messung aller Doppler-parameter gewählt werden, außer zur Feststellung respiratorischer Änderungen, die besser bei niedrigen Registriergeschwindigkeiten wie 10 mm/s erkannt werden).

Die isovolumische Relaxationszeit beträgt normalerweise 60–100 ms und ist abhängig von drei verschiedenen Faktoren: der Relaxation, dem Druckniveau bei Aortenklappenschluß und dem Druckniveau bei Mitralklappenöffnung (26).

Daher kann z.B. eine Verkürzung der isovolumischen Relaxationszeit auf eine schnellere Relaxation, aber auch auf einen gestiegenen Vorhofdruck (und entsprechend frühere Mitralöffnung) hindeuten.

Veränderungen des Mitralflußprofils und Grade der diastolischen Dysfunktion

Frühe Zeichen

Wenn sich die myokardiale Relaxation verlangsamt (Ischämie, Hypertrophie etc.), verringert sich der frühdiastolisch wirkende atrioventrikuläre Druckgradient. Infolgedessen verringert sich die Höhe bzw. Maximalgeschwindigkeit der E-Welle. In der Regel verlän-

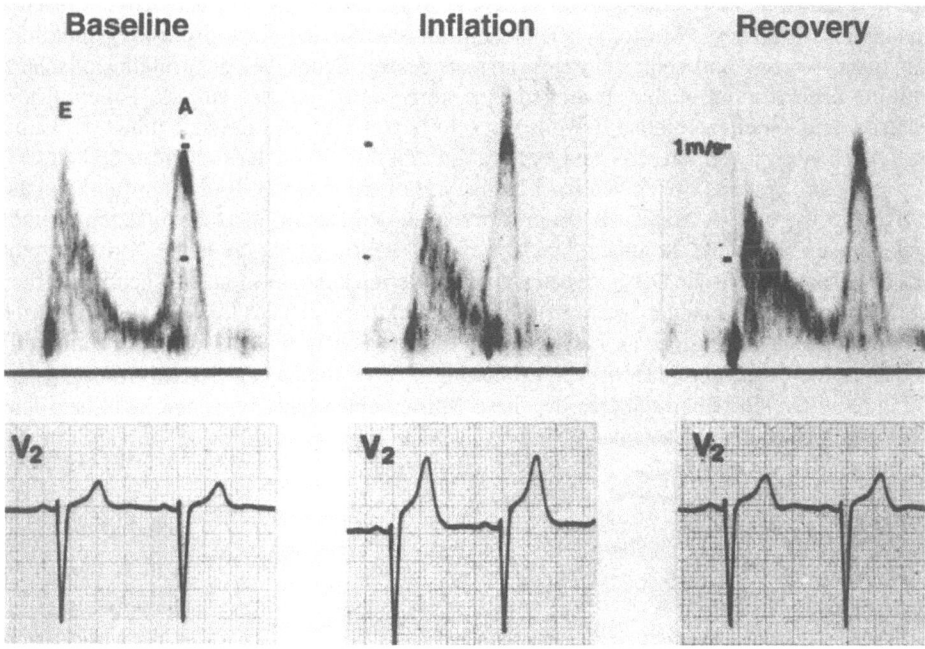

Abb. 2. Wechsel des transmitralen Flußmusters während einer Ballondilatation. Links vor Dilatation: gering erniedrigtes E/A-Verhältnis. Mitte: akute Ischämie während der Balloninsufflation. Gleichzeitig mit der ST-T-Anhebung im EKG erhebliche Reduktion der E-Welle durch die Verlangsamung der Relaxation. Rechts: nach der Ballondilatation Rückkehr zum Ausgangszustand. Wiedergabe aus (16).

gert sich die isovolumische Relaxationszeit. Dieses Muster der gestörten Relaxation wird z.B. bei akuter Ischämie gesehen (Abb. 2) und gilt als frühes Zeichen einer eingeschränkten diastolischen Funktion (16). Dasselbe Muster kann allerdings auch bei niedrigem Vorhof- bzw. pulmonalkapillärem Druck resultieren, z.B. nach Vorlastsenkung (Diurese, Nitroglyzerin; 5).

Pseudonormalisierung

Wenn der pulmonalkapilläre und linksatriale Druck (infolge geringerer Ejektion oder erhöhten notwendigen Füllungsdrucks) ansteigt, normalisiert sich das transmitrale Muster wieder, einschließlich der isovolumischen Relaxationszeit. Dies wird als Pseudonormalisierung bezeichnet, da de facto die Drucke erhöht sind, jedoch ein erhöhter linksatrialer Druck bei Beginn der Diastole das erhöhte linksventrikuläre diastolische Druckniveau kompensiert. Es kann versucht werden, das pseudonormale Muster zu demaskieren, indem nach einem Valsalva-Versuch (d.h. Vorlastsenkung) das Muster der „gestörten Relaxation" demonstriert wird.

Restriktives Muster

Steigt der Vorhofdruck weiter an, so kommt es schließlich zum restriktiven Muster des Mitralprofils. Es ist gekennzeichnet durch eine hohe, spitze E-Welle und eine kleine A-Welle (E/A > 1,5, Dezelerationszeit < 150 ms) sowie eine stark verkürzte isovolumische Relaxationszeit. Dieses Muster bezeichnet ein Endstadium der diastolischen Dysfunktion mit hoher Vorlast und sehr steifem Ventrikel, dessen Druck bei der frühdiastolischen Füllung schnell ansteigt und daher nur eine kurze, aufgrund des anfangs hohen atrioventrikulären Gradienten hohe E-Welle mit sehr kurzer Dezelerationszeit zuläßt. Es kann analytisch gezeigt werden, daß die Dezelerationszeit direkt von der Gesamtsteifigkeit des verbundenen Systems linker Ventrikel-linker Vorhof abhängt (7). Im Extremfall kann es zwischen E- und A-Welle zu einer kurzen diastolischen Mitralinsuffizienz (und Trikuspidalinsuffizienz) kommen. Die A-Welle ist niedrig und kurz, da der Vorhof gegen das hohe spätdiastolische Druckniveau wenig auswerfen kann. Dementsprechend wirft der Vorhof vermehrt und länger „rückwärts" in die Pulmonalvenen aus (s.u.).

Diese drei Muster sind als idealtypische Reaktionsweisen des Mitralflußprofils auf verschiedene Grade der diastolischen Dysfunktion zu verstehen (1, 18). Die Ätiologie der Dysfunktion spielt dabei keine Rolle: diese Muster und auch Übergänge zwischen den Mustern im Verlauf der Erkrankung sind bei ischämischer Dysfunktion sowie Kardiomyopathien und primärer Amyloidose beschrieben worden.

Die wichtigste Erkenntnis besteht in der ungünstigen prognostischen Bedeutung des restriktiven Musters bei allen erwähnten Erkrankungen. Dies ist bei Patienten nach Myokardinfarkt, bei dilatativer Kardiomyopathie, bei Amyloidose und anderen Erkrankungen gesichert worden (13, 19, 21, 27, 28). Das Auftreten eines restriktiven Füllungsmusters ist neben der Diagnose einer Hypertrophie die wichtigste echokardiographische Aussage zur diastolischen Ventrikelfunktion.

Differentialdiagnose der konstriktiven Perikarditis und der restriktiven Kardiomyopathie

Bei konstriktiver Perikarditis und beim hämodynamisch wirksamen Perikarderguß kommt es zu einer *erhöhten Atemabhängigkeit der Flußgeschwindigkeiten* an den atrioventrikulären Klappen. So sinkt die maximale E-Geschwindigkeit des Mitralprofils inspiratorisch, analog dem Pulsus paradoxus, und steigt in der Exspiration (Abb. 3). Das Profil selbst zeigt bei der konstriktiven Perikarditis ein „restriktives Muster" (E > A, kurze Dezelerationszeit). Diese Atemabhängigkeit ist bei der restriktiven Kardiomyopathie nicht gegeben und daher ein wichtiges Unterscheidungsmerkmal dieser beiden Erkrankungen, von denen nur die erste chirurgisch korrigierbar ist. Technisch geht man am besten so vor, daß mit niedriger Registriergeschwindigkeit (10 mm/s) bei ruhiger Atmung das Mitralprofil registriert wird: mehr als 10 % Variation ist pathologisch. Von Vorteil ist die gleichzeitige Registrierung der Atemlage (nasaler Thermistor oder Thorax-Impedanzmessung). Da die Konstriktion auch die rechtsseitigen Herzhöhlen umfaßt, läßt sich das umgekehrte Phänomen (inspiratorische Zunahme der Geschwindigkeiten) beim Fluß durch die Trikuspidalklappe registrieren. Eine Registrierung des Flusses in der Cava inferior oder den Lebervenen (von subkostal) oder in der Cava superior (von jugulär oder supraklavikulär) erlaubt die Erkennung einer Flußumkehr, die auf einen erhöhten rechtsatrialen Druck hinweist.

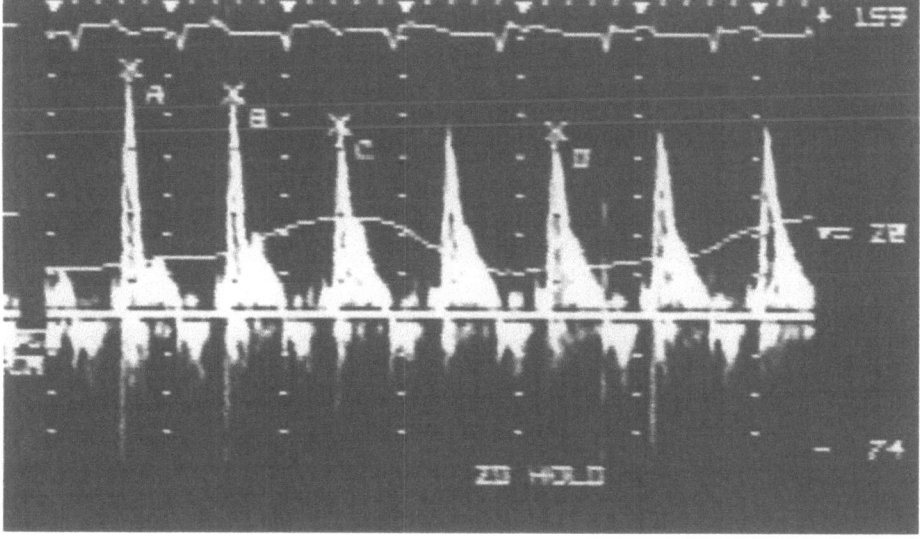

Abb. 3. Respiratorische Variation der transmitralen E-Welle bei hämodynamisch wirksamem Perikarderguß. Während der Inspiration nimmt die maximale E-Geschwindigkeit deutlich ab (von 126 cm/s auf 94 cm/s)

Doppler-Echokardiographie der Füllung des linken Vorhofs (pulmonalvenöses Profil)

Das pulmonalvenöse Einstromprofil kann am besten transösophageal in der linken oberen Pulmonalvene (oder der rechten oberen Pulmonalvene) mit der Meßzelle des gepulsten Dopplers 5–10 mm stromaufwärts der Einmündung in den linken Vorhof dargestellt werden. Moderne Echokardiographiegeräte erlauben meist auch die Gewinnung akzeptabler Profile durch apikale transthorakale Anlotung im Vierkammerblick (ggf. etwas anterior i.S. eines Fünfkammerblicks modifiziert), mit der Meßzelle in der rechten oberen Pulmonalvene. Eine zusätzliche Hilfe kann die Verwendung eines Linksherzkontrastmittels für die Verstärkung der Dopplersignale liefern. Für die Beurteilung der diastolischen Funktion sind vor allem zwei Beziehungen wichtig:

▶ Das Verhältnis der systolischen zu den diastolischen Einstromgeschwindigkeiten. Normalerweise sind beide etwa gleich hoch, mit einer alters- und herzfrequenzabhängigen Abnahme der diastolischen Einstromgeschwindigkeiten. Letzteres erklärt sich durch die direkte Abhängigkeit des diastolischen pulmonalvenösen Einstroms (D-Welle)

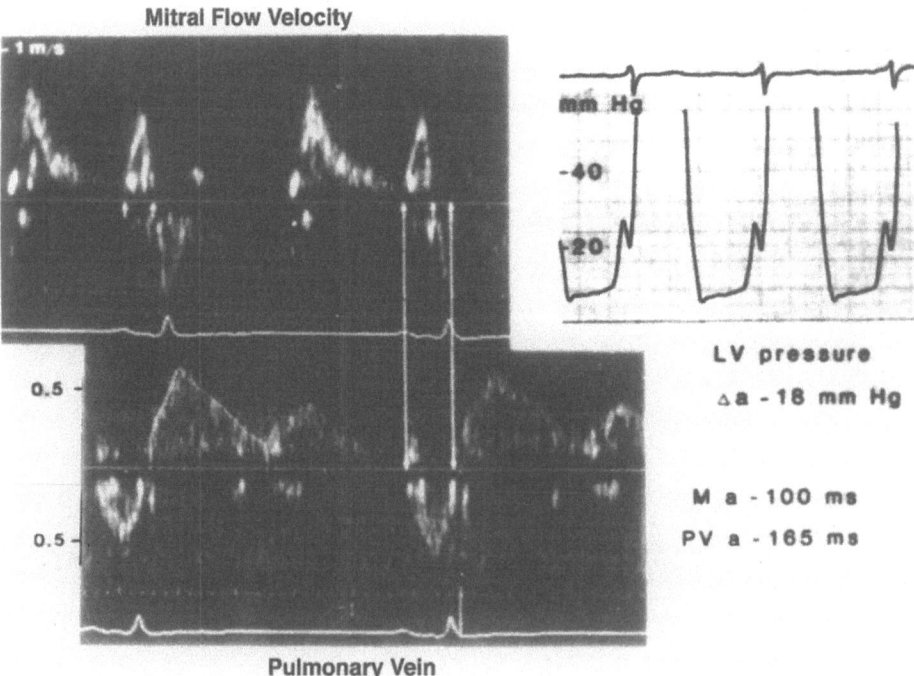

Abb. 4. Vergleich der Dauer der antegraden und retrograden Flußwellen nach Vorhofkontraktion bei erhöhtem enddiastolischen Druckniveau. Links oben: normales transmitrales Flußprofil, A-Wellen-Dauer 100 ms. Unten: pulmonalvenöses Flußprofil mit betonter und verlängerter (165 ms) reverser Flußwelle. Rechts oben: Druckregistrierung im linken Ventrikel. Wiedergabe aus (22).

von der transmitralen E-Welle, da der linke Vorhof zum Zeitpunkt der E-Welle als passives Conduit wirkt. Das Ausmaß des systolischen Einstroms (S-Welle) in den linken Vorhof ist umgekehrt proportional zum systolischen Druck im linken Vorhof (entsprechend der v-Welle in der Druckregistrierung). Dieser wird von mehreren, weitgehend unabhängigen Faktoren beeinflußt: der Längsverkürzung des linken Ventrikels, die direkt mit der linksventrikulären Ejektionsfraktion korreliert, dem Vorliegen eines Sinusrhythmus, da dieser zu einer frühsystolischen Relaxation des linken Vorhofs führt, und Existenz und Ausmaß einer begleitenden Mitralinsuffizienz. Das Verhältnis von systolischer zu diastolischer pulmonalvenöser Maximalgeschwindigkeit (bzw. der entsprechenden Zeitgeschwindigkeitsintegrale) spiegelt die Interaktion aller dieser Faktoren wider und ist daher, ähnlich wie beim transmitralen Einstrom diskutiert, nur im Kontext interpretierbar. So ist zwar bei Patienten mit koronarer Herzkrankheit eine enge negative lineare Korrelation zwischen S-Welle und pulmonalkapillärem Druck beschrieben worden (15). Andererseits ließ sich im Tierversuch zeigen, daß bei akuter Volumenbelastung der Vorhofdruck direkt mit dem S/D-Verhältnis korreliert (12).

▶ Weniger vieldeutig ist die Größe der reversen Welle des Pulmonalvenenprofils, die bei Sinusrhythmus aufgrund der Vorhofkontraktion auftritt. Ihre maximale (negative, d.h. vom Vorhof weggerichtete) Geschwindigkeit und mehr noch ihre Dauer hängen vom Ausmaß des Widerstands ab, den der linken Ventrikel enddiastolisch der Kontraktion des linken Vorhofs entgegensetzt. Ist dieser Widerstand, d.h. der enddiastolische linksventrikuläre Druck hoch, so fließt relativ viel und lange Blut zurück aus dem Vorhof in die Pulmonalvene, da diese der Ejektion des Vorhofs kaum Widerstand entgegensetzt. Insbesondere ist dann die transmitrale A-Wellen-Dauer kürzer als die Dauer des reversen pulmonalvenösen Flusses (Abb. 4). Dieses Zeichen (A-Welle mehr als 30 ms kürzer als R-Welle) ist recht sensitiv und spezifisch für eine linksventrikuläre enddiastolische Druckerhöhung (22), setzt aber Sinusrhythmus und eine gutes pulmonalvenöses Dopplerprofil voraus, da die R-Welle recht klein ist.

Doppler-Echokardiographie der Mitralinsuffizienz

Aus dem Spektrum einer Mitralinsuffizienz im kontinuierlichen Doppler kann der Zeitverlauf der Druckdifferenz zwischen linkem Ventrikel und Vorhof während der Systole mittels der vereinfachten Bernoulli-Gleichung rekonstruiert werden (4, 17). Prinzipiell ist daher sowohl die Berechnung der momentanen und maximalen Druckanstiegs- und Druckabfallsgeschwindigkeiten (dp/dt) des linken Ventrikels als auch die Berechnung von τ aus dem spätsystolischen Teil der Kurve möglich, da zu diesem Zeitpunkt die myokardiale Relaxation bereits eingesetzt hat und der linksventrikuläre Druck rasch abfällt. Allerdings haben experimentelle Befunde gezeigt, daß letztere Berechnungsmethode unsicher ist, wenn der linke Vorhofdruck nicht bekannt ist oder zumindest durch den pulmonalkapillären Druck angenähert werden kann, so daß diese Technik in der Praxis wenig brauchbar ist.

Gewebedoppler

Die Erweiterung der Dopplertechniken um den Gewebedoppler, mit dem die niedrigen Geschwindigkeiten solider Herzstrukturen gemessen werden können, eröffnet neue Möglichkeiten bei der Beurteilung der diastolischen Vorgänge im linken Ventrikel. Insbesondere kann mit dem gepulsten und Farbdoppler die regionale Geschwindigkeit des Myokards in der Diastole gemessen werden. So kann z.B. eine restriktive von einer konstriktiven diastolischen Funktionsstörung anhand der unterschiedlichen myokardialen Gewebegeschwindigkeiten unterschieden werden (9): bei der konstriktiven Perikarditis normale frühdiastolische Geschwindigkeiten (14,8 ± 4,7 cm/s; Normalkollektiv: 14,5 ± 4,7 cm/s), bei der restriktiven Kardiomyopathie erheblich erniedrigte Geschwindigkeiten (5,1 + 1,4 cm/s). Eine besonders attraktive Anwendung könnte die Differenzierung echt normaler von pseudonormalen transmitralen Mustern durch direkte Messung der Dehnungsgeschwindigkeit des Myokards sein. In einer ersten Studie (23) lag bei pseudonormalem Mitralflußprofil die frühdiastolische Bewegungsgeschwindigkeit des Mitralrings unter 8,5 cm/s und unter der spätdiastolischen Geschwindigkeit, d.h. das Bewegungsmuster des Mitralannulus im Gewebedoppler war trotz des pseudonormalen Füllungsmusters im konventionellen Doppler pathologisch (Abb. 5). Eine eingehende Evaluierung dieser Technik steht allerdings noch aus.

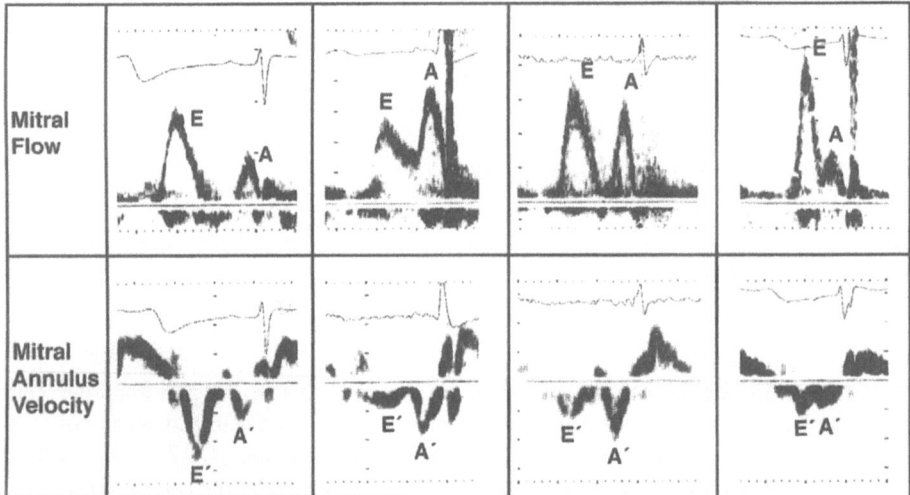

Abb. 5. Vergleich der transmitralen Flußprofile (oben) und der Gewebedoppler-Registrierung der Bewegungsgeschwindigkeiten des Mitralrings (unten; gepulster Gewebedoppler von apikal mit Meßvolumen im septalen Anteil des Mitralrings). E' und A' bezeichnen analog zur transmitralen E- und A-Welle die frühe und späte diastolische Gewebegeschwindigkeit und sind nach unten gerichtet, da der Mitralring sich diastolisch vom Apex weg bewegt. Von links nach rechts: normale Muster, gestörte Relaxation, Pseudonormalisierung, restriktives Muster. Bemerkenswert die Demaskierung des pseudonormalen Mitralprofils (drittes Beispiel von links) im Gewebedoppler, der eine deutlich erniedrigte E'-Wellengeschwindigkeit zeigt. Wiedergabe aus (23).

Ausbreitungsgeschwindigkeit des transmitralen Einstroms

Verschiedene Untersucher haben die Ausbreitungsgeschwindigkeit des in den linken Ventrikel einströmenden Blutes (velocity of flow propagation) mit der diastolischen Ventrikelfunktion, insbesondere der Relaxation, in Beziehung gesetzt (3, 24, 5). Je schneller und nachhaltiger die linksventrikuläre Relaxation, desto schneller wird das Blut in den linken Ventrikel gesogen und desto höher ist die Ausbreitungsgeschwindigkeit, wie experimentelle und klinische Untersuchungen überzeugend gezeigt haben. Sie ist in aller Regel niedriger als die maximale Geschwindigkeit der transmitralen E-Welle. Allerdings ist der Ansatz mit erheblichen methodischen Problemen belastet. Zum einen ist die Messung der Ausbreitungsgeschwindigkeit nicht einfach. In der Regel wird die Geschwindigkeit im apikalen Farbdoppler-M-mode als Steigung der Tangente der „Farbwolke" des transmitralen Einstroms gemessen, indem die Zeit von der Öffnung der Mitralklappe bis zum Erscheinen der ersten Farbpixel (oder bis zum Auftreten eines Farbumschlags) in einem bestimmten räumlichen Abstand, z.B. 2 cm ventrikelseitig vom Mitralring aus, bestimmt wird (Abb.6). Die Methodik ist jedoch nicht standardisiert und die Meßvariabilität hoch. Ein prinzipielles Problem liegt darin, daß die dreidimensionale Orientierung des Farbdoppler-M-modes nicht exakt den Stromlinien des Einstroms folgt, die intraventrikuläre Wirbel bilden und daher gekrümmt sind, und außerdem die Orientierung des Schallstrahls bei jeder Anlotung variiert. Eine abschließende Beurteilung des klinischen Nutzens ist noch verfrüht.

Synoptische Beurteilung echokardiographischer Daten zur linksventrikulären Funktion: Zusammenfassung

Der fehlende direkte Zugriff auf Druckwerte im linken Ventrikel oder Vorhof ist das kritische Manko der echokardiographischen Beurteilung der diastolischen Hämodynamik. Die Synopse der Morphologie sowie des mitral- und des pulmonalvenösen Flußprofils erlaubt jedoch eine differenzierte Beurteilung der diastolischen Vorgänge (2, 20).

> Ein vergrößerter linker Vorhof und eine reduzierte pulmonalvenöse S-Welle oder eine vergrößerte reverse pulmonalvenöse Welle spricht für eine linksatriale Druckerhöhung. Ein gleichzeitiges restriktives transmitrales Profil, insbesondere mit einer E-Dezelerationszeit unter 150 ms, spricht für hohe zentrale Drucke und eine fortgeschrittene myokardiale Erkrankung mit eingeschränkter Prognose, ein gleichzeitiges niedriges E/A-Verhältnis dagegen für ein Frühstadium. Bei Vorliegen eines „normalen" Mitralprofils kann versucht werden, durch Valsalva-Versuch ein pathologisches Muster zu demaskieren.

Bei Vorliegen eines restriktiven Mitralprofils sollte auf eine erhöhte Atemabhängigkeit der maximalen E- (und pulmonalvenösen D-) Geschwindigkeiten geachtet werden, um eine

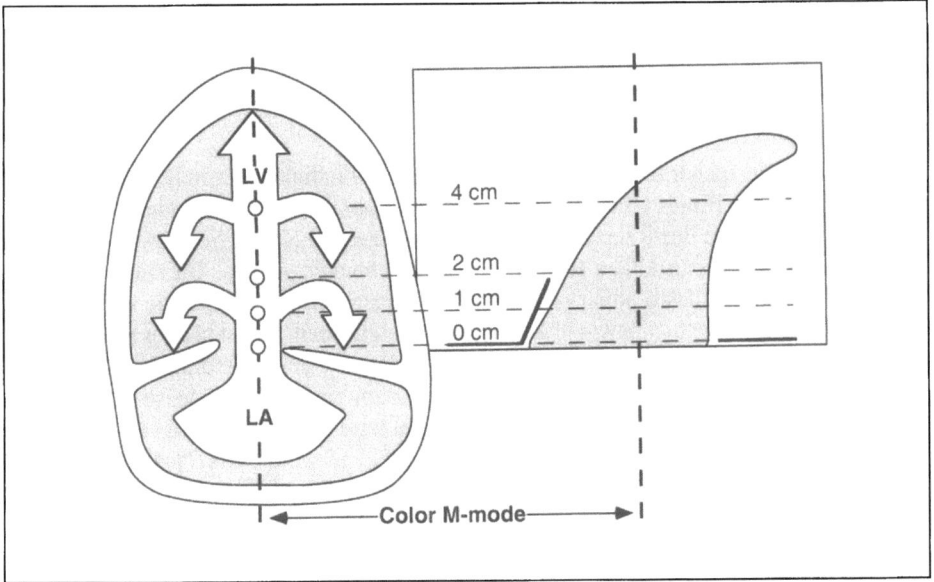

Abb. 6a

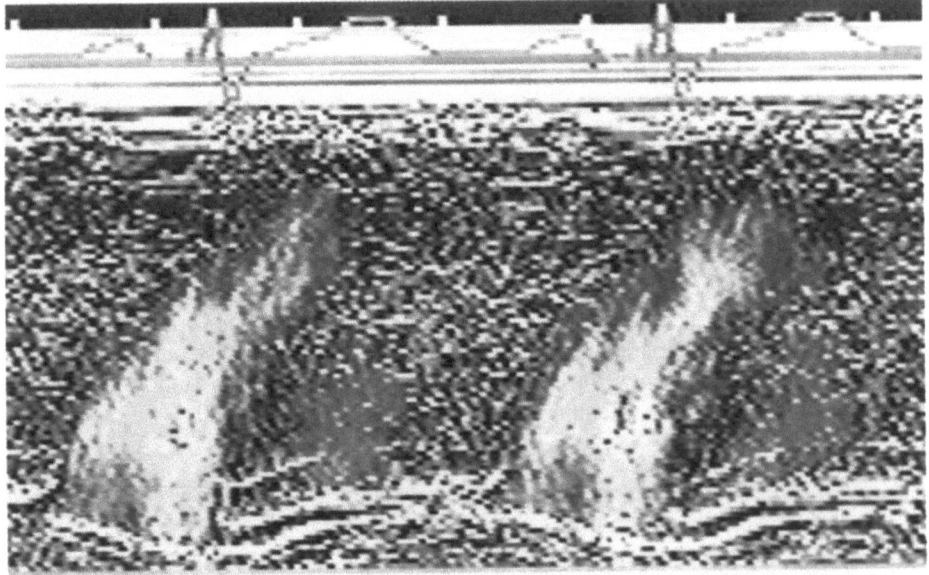

Abb. 6b

Abb. 6. Farbdoppler-M-mode der Ausbreitungsgeschwindigkeit im linken Ventrikel. **A:** Schema des Einstroms in den linken Ventrikel und seiner Darstellung mit dem Farb-M-mode. Wiedergabe aus (8). **B:** Beispiel eines Farb-M-Modes des transmitralen Einstroms.

Konstriktion (Pericarditis constrictiva, Perikarderguß) zu erkennen. Das Vorliegen einer Myokardhypertrophie, einer hohen Herzfrequenz, einer erheblichen Mitralinsuffizienz, oder einer erheblichen systolischen linksventrikulären Funktionsstörung sollte jeweils mitberücksichtigt werden. Dennoch sollte bewußt bleiben, daß die diastolische Funktion des linken Ventrikels weder isoliert vom Gesamtbild betrachtet werden sollte noch durch einen einzigen Parameter charakterisiert werden kann. Die Problematik der unterschiedlichen Interpretierbarkeit diastolischer Füllungsparameter zeigen besonders augenfällig zwei große multizentrische Studien zur Wirkung pharmakologischer Interventionen auf die diastolische Ventrikelfunktion nach Infarkt. In der SOLVD-Studie (11) deuteten die Untersucher eine Verminderung des E/A-Verhältnisses unter Enalapril als Zeichen einer Verminderung des linken Vorhofdrucks aufgrund einer verbesserten diastolischen Funktion (niedrigeres Druckniveau) des linken Ventrikels. In der DEFIANT-Studie (6) wurde unter Nisoldipin eine Zunahme der E-Welle und eine Verkürzung der isovolumischen Relaxationszeit gesehen und als Zeichen einer Verbesserung der frühdiastolischen Funktion gewertet. Neue Techniken (hohe Bildraten, Gewebedoppler) werden die echokardiographische Beurteilung der Diastole weiter verbessern und insbesondere das Problem der Deutung pseudonormaler Füllungsmuster lösen helfen.

Literatur

1. Appleton CP, Hatle LK, Popp RL (1988) Relation of transmitral flow velocity patterns to left ventricular diastolic function: New insights from a combined hemodynamic and Doppler echocardiographic study. J Am Coll Cardiol 12: 426–440
2. Appleton CP, Jensen JL, Hatle LK, Oh JK (1997) Doppler evaluation of left and right ventricular diastolic function: A technical guide for obtaining optimal flow velocity recordings. J Am Soc Echocardiogr 10: 271–291
3. Brun P, Tribouilloy C, Duval AM, Iserin L, Meguira A, Pelle G, Dobois-Rande JL (1992) Left ventricular flow propagation during early filling is related to wall relaxation: A color M-mode Doppler analysis. J Am Coll Cardiol 20: 420–432
4. Chen C, Rodriguez L, Levine RA, Weyman AE, Thomas JD (1992) Noninvasive measurement of the time constant of left ventricular relaxation using the continuous-wave Doppler velocity profile of mitral regurgitation. Circulation 86: 272–278
5. Choong CY, Herrmann HC, Weyman AE, Fifer MA (1987) Preload dependence of Doppler-derived indexes of left ventricular diastolic function in humans. J Am Coll Cardiol 10: 800–808
6. DEFIANT Research Group (1992) Improved diastolic function with the calcium antagonist nisoldipine (coatcore) in patients post myocardial infarction: results of the DEFIANT study. Eur Heart J 13: 1496–1505
7. Flachskampf FA, Weyman AE, Guerrero JL, Thomas JD (1992) Calculation of atrioventricular compliance from the mitral flow profile: analytical and in vitro study. J Am Coll Cardiol 19:998-1004
8. Flachskampf FA, Breithardt O (1998) Chapter 48: Doppler Assessment. Aus: Topol E (Hrsg.) Textbook of Cardiovascular Medicine, Lippincott & Raven Publishers, Philadelphia. 1998
9. Garcia MJ, Rodriguez L, Ares MA, Griffin BP, Thomas JD, Klein AL (1996) Differentiation of constrictive pericarditis from restrictive cardiomyopathy: Assessment of left ventricular diastolic velocities in the longitudinal axis by Doppler tissue imaging. J Am Coll Cardiol 27: 108–114
10. Gilbert JC, Glantz SA (1989) Determinants of left ventricular filling and of the distolic pressure-volume relation. Circulation Research 64: 827–852
11. Greenberg B, Quinones MA, Koilpillai C, Limacher M, Shindler D, Benedict C, Shelton B; for the SOLVD Investigators (1995) Effects of long-term enalapril therapy on cardiac structure and function in patients with left venticular dysfunction. Results of the SOLVD echocardiography substudy. Circulation 91: 2573–2581
12. Hoit BD, Shao Y, Gabel M, Walsh RA (1992) Influence of loading conditions and contractile state on pulmonary venous flow. Validation of Doppler velocimetry. Circulation 86: 651–659
13. Klein AL, Hatle LK, Taliercio CP, Oh JK, Kyle RA, Gertz MA, Bailey KR, Seward JB, Tajik AJ (1991) Prognostic significance of Doppler measures of diastlic function in cardiac amyloidosis. A Doppler echocardiographic study. Circulation 83: 808–816
14. Kondo H, Masuyama T, Ishihara K, Mano T, Yamamoto K, Naito J, Nagano R, Kishimoto S, Tanouchi J, Hori M, Takeda H, Inoue M, Kamada T (1995) Digital subtraction high-frame-rate echocardiography in detecting delayed onset of regional left ventricular relaxation in ischemic heart disease. Circulation 91: 304–312

15. Kuecherer HF, Kusumoto F, Muhiudeen IA, Cahalan MK, Schiller NB (1991) Pulmonary venous flow patterns by transesopahgeal pulsed Doppler ehcocardiography: Relation to parameters of left ventricular systolic and diastolic function. Am Heart J 122: 1683–1693

16. Labovitz AJ, Lewen MK, Morton K, Vandormael M, Deligonal U, Kennedy HL (1987) Evaluation of left ventricular systolic and diastolic dysfunction during transient myocardial ischemia produced by angioplasty. J Am Coll Cardiol 10: 748–755

17. Nishimura RA, Schwartz RS, Tajik AJ, Holmes DR Jr (1993) Noninvasive measurement of rate of left ventricular relaxation by Doppler echocardiography. Validation with simultaneous cardiac catheterization. Circulation 88: 146–155

18. Nishimura RA, Appleton CP, Redfield MM, Ilstrup DM, Holmes DR Jr, Tajik AJ (1996) Noninvasive Doppler echocardiographic evaluation of left ventricular filling pressures in patients with cardiomyopathies: a simultaneous Doppler echocardiographic and cardiac catheterization study. J Am Coll Cardiol 28: 1226–1233

19. Oh JK, Ding ZP, Gersh BJ, Bailey KR Tajik AJ (1992) Restrictive left ventricular diastolic filling identifies patients with heart failure after acute myocardial infarction. J Am Soc Echocardiogr 5: 497–503

20. Oh JK, Appleton CP, Hatle LK, Nishimura RA, Seward JB, Tajik AJ (1997) The noninvasive assessment of left ventricular diastolic function with two-dimensional and Doppler echocardiography. J Am Soc Echocardiogr 10: 246–270

21. Pinamonti B, Di Lenarda A, Sinagra G, Camerini F, and The Heart Muscle Disease Study Group (1993) Restrictive left ventricular filling pattern in dilated cardiomyopathy assessed by Doppler echocardiography: Clinical, echocardiographic and hemodynamic correlations and prognostic implications. J Am Coll Cardiol 22: 808–815

22. Rossvoll O, Hatle L (1993) Pulmonary venous flow velocities recorded by transthoracic Doppler ultrasound: relation to left ventricular diastolic pressures. J Am Coll Cardiol 21: 1687–1696

23. Sohn DW, Chai IH, Lee DJ, Kim HC, Kim HS, Oh BH, Lee MM, Park YB, Choi YS, Seo JD, Lee YW (1997) Assessment of mitral annulus velocity by Doppler tissue imaging in the evaluation of left ventricular diastolic function. J Am Coll Cardiol 30: 474–480

24. Stugaard M, Smiseth OA, Risöe C, Ihlen H (1993) Intraventricular early diastolic filling during acute myocardial ischemia. Assessment by multigated color M-mode Doppler echocardiography. Circulation 88: 2705–2713

25. Stugaard M, Brodahl U, Torp H, Ihlen H (1994) Abnormalities of left ventricular filling in patients with coronary artery disease: assessment by colour M-mode Doppler technique. Eur Heart J 15: 318–327

26. Thomas JD, Flachskampf FA, Chen C, Guerrero JL, Picard MH, Levine RA, Weyman AE (1992) Isovolumic relaxation time varies predictably with its time constant and aortic and left atrial pressures: Implications for the noninvasive evaluation of ventricular relaxation. Am Heart J 124: 1305–1313

27. Vanoverschelde JLJ, Raphael DA, Robert AR, Cosyns JR (1990) Left ventricular filling in dilated cardiomyopathy: Relation to functional class and hemodynamics. J Am Coll Cardiol 15: 1288–1295

28. Xie GY, Berk MR, Smith MD, Gurley JC, DeMaria AN (1994) Prognostic value of Doppler transmitral flow patterns in patients with congestive heart faiilure. J Am Coll Cardiol 24: 132–139

Anschrift des Verfassers:
PD Dr. Frank A. Flachskampf
Cleveland Clinic Foundation F15
9500 Euclid Avenue
Cleveland, Ohio 44195
U.S.A.

Intraoperative Echokardiographie bei Patienten mit koronarer Herzkrankheit

S. Heinbuch

Klinik für Kardiologie, Zentralklinik Bad Berka GmbH

Bereits 1972 wurde die eindimensionale Echokardiographie intraoperativ eingesetzt, um das Ergebnis der offenen Mitralkommissurotomie zu beurteilen (15). Zur Routinemethode wurde die intraoperative Echokardiographie erst in den späten 80er Jahren, insbesondere durch die Fortentwicklung der transösophagealen Echokardiographie (TEE) und hochauflösender Schallköpfe. Die Notwendigkeit der intraoperativen Echokardiographie ergab sich in dem Maße, als zunehmend rekonstruktive Eingriffe an Herzklappen durchgeführt wurden und auch Hochrisikopatienten kardialen sowie nichtkardialen operativen Eingriffen zugeführt wurden. Darüber hinaus werden nun zunehmend ventrikuläre Unterstützungssysteme eingesetzt, deren Funktion, Therapieeffekt und weitere Indikation häufig überprüft werden müssen. Und nicht zuletzt erlaubt die Myokard-Kontrastechokardiographie nun die funktionelle Beurteilung der myokardialen Perfusion nach revaskularisierenden Eingriffen.

Methoden

Es gibt prinzipiell zwei Transducer-Positionen für die intraoperative Echokardiographie: epikardial oder transösophageal. Die epikardiale Transducer-Position bringt den Vorteil mit sich, an kein Schallfenster gebunden zu sein. Allerdings muß extra Vorsorge für die Sterilität des Schallkopfes getroffen werden. Es ist eine Unterbrechung des chirurgischen Ablaufes erforderlich und deshalb die Untersuchung nur intermittierend durchführbar. Die intraoperative Echokardiographie mit transösophagealer Transducer-Position ist hingegen ohne Störung des Chirurgen und kontinuierlich durchführbar, allerdings bei eingeschränktem Schallfenster und einer gering erhöhten Komplikationsrate (12, 23).

Im allgemeinen hat sich intraoperativ die transösophageale Echokardiographie durchgesetzt. Einschränkungen des Schallfensters beim Gebrauch von mono- oder biplanen TEE-Sonden sind nun durch die Verwendung von multiplanen TEE-Sonden deutlich verringert (16). Nur in den wenigen Fällen, in denen die Sonde nicht eingeführt werden kann oder anterior liegende kardiale Strukturen durch prothetisches Material verdeckt werden, wird die intraoperative Echokardiographie mit epikardialer Transducer-Position durchgeführt. Eine zunehmende Akzeptanz der intraoperativen Echokardiographie seitens der Chirurgen ist von der dreidimensionalen Echokardiographie zu erwarten, da sie quasi chirurgische Schnittebenen des Herzens erzeugen kann (Abb. 1). Derzeit ist sie für den klinischen Gebrauch im Operationssaal jedoch noch zu zeitaufwendig.

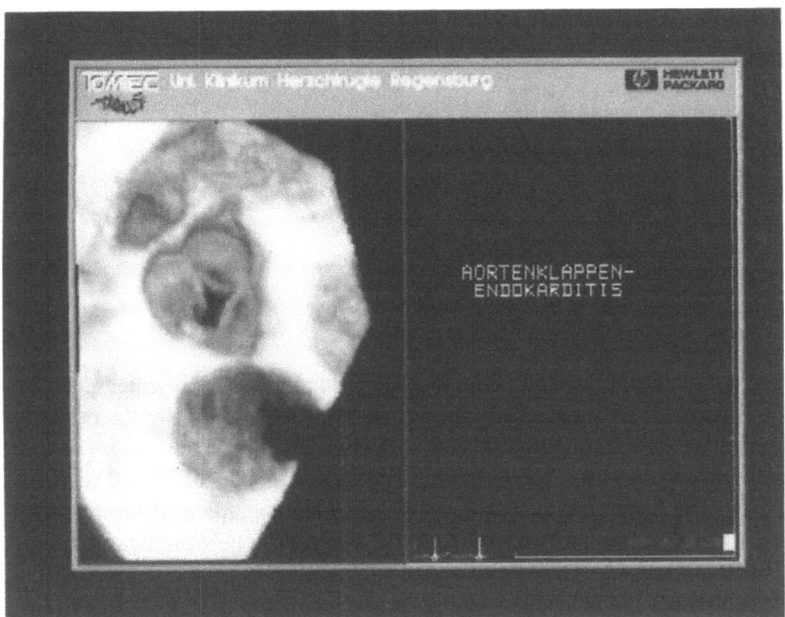

Abb. 1. Dreidimensionale Darstellung einer Aortenklappenendokarditis im „chirurgischen Blick" in der Aufsicht aus der Aorta ascendens

Komplikationen

Die Rate von schwerwiegenden Komplikationen (Ösophagusverletzung oder Blutung, Stimmlippenläsion, Arrhythmien, Hypotension, Herzstillstand, Krampfanfall) wird bei TEEs an wachen Patienten in den meisten Studien mit weniger als 3 % beschrieben. Die Mortalitätsrate liegt zwischen 0,01 und 0,03 %, wobei eine eindeutige ursächliche Verknüpfung mit der durchgeführten TEE nur selten nachgewiesen werden konnte. Am häufigsten sind geringfügige Komplikationen wie Lippenläsionen, Heiserkeit, Schluckstörungen, endotracheale Intubation, Bradykardie und Zahnläsionen. Bakteriämien treten in etwa 0–4 % auf, wobei bisher jedoch nur selten klinische Konsequenzen daraus resultierten (23).

Durchführung

Die intraoperative Echokardiographie stellt eine multidisziplinäre Methode dar und verlangt eine enge Kooperation zwischen Anästhesisten, Kardiologen und Herzchirurgen. Dies setzt auch auf allen Seiten ein gewisses Grundverständnis der Methode voraus. Häufig wird die intraoperative Echokardiographie gerade bei nichtkardialen Operationen von in der Echokardiographie erfahrenen Anästhesisten mit sehr gutem Erfolg durchgeführt (1). Dabei

wird vor allem die globale und regionale systolische linksventrikuläre Funktion, das Herzzeitvolumen, die fraktionelle Faserverkürzung und der linksventrikuläre Füllungszustand
registriert und on-line beurteilt. Bei Klappenoperationen sollte ein kardiologisch versierte-
rer Kollege die echokardiographische Beurteilung vornehmen. Die TEE-Sonde wird meist
durch den Anästhesisten nach der Einleitung der Allgemeinnarkose eingeführt und erst nach
Thoraxverschluß wieder entfernt. Somit ist jeweils unter nahezu physiologischen Herz-
kreislaufbedingungen der präoperative Zustand und das endgültige herzchirurgische Resultat überprüfbar. Eine erste Funktionsbeurteilung bietet sich unmittelbar nach Abgehen vom
kardiopulmonalen Bypass an, mit der Möglichkeit, noch bei offenem Thorax die Korrektur eines nicht optimalen chirurgischen Ergebnisses vornehmen zu können. So ist in der
Mayo-Clinic in 5–10 % ein zweites Angehen an die Herzlungenmaschine erforderlich
gewesen (15). Es muß jedoch gesagt werden, daß ein perfektes herzchirurgisches Ergebnis
nicht immer realisierbar ist und oft kleinere Restdefekte hingenommen werden müssen, um
damit zum Beispiel einen prothetischen Klappenersatz oder eine unvertretbar lange kardiopulmonale Bypass-Zeit zu vermeiden.

Indikationen

Prinzipiell gibt es bei der koronaren Herzkrankheit die Möglichkeit, ein intraoperatives
Monitoring der bereits oben genannten Herz-Kreislaufparameter durchzuführen. Das Herz-
zeitvolumen, die fraktionelle Faserverkürzung, die Ejektionsfraktion, der linksventrikuläre
Füllungszustand und Parameter der diastolischen linksventrikulären Funktion dienen in

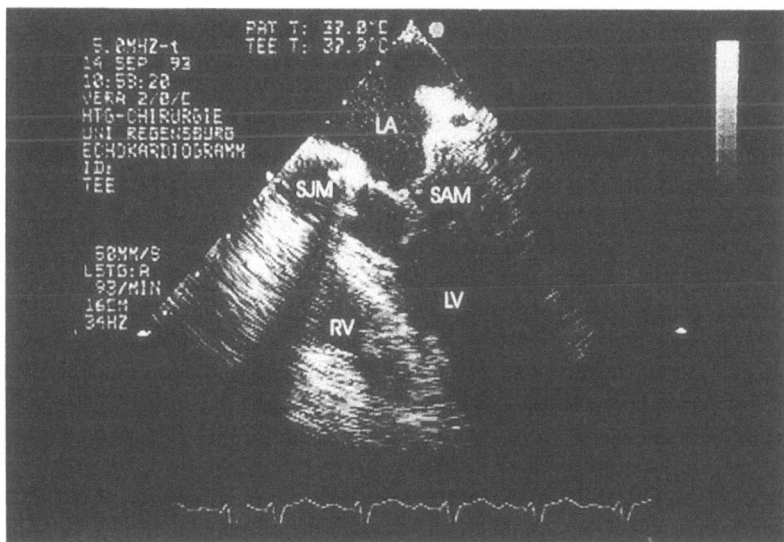

Abb. 2. Z.n. prothetischem Aortenklappenersatz mit nachfolgender dynamischer linksventrikulärer Ausflußtraktobstruktion infolge Volumenmangels bei linksventrikulärer Hypertrophie

ihrem Verlauf vor allem Anästhesisten als Grundlagen für medikamentöse Therapieentscheidungen. Darüber hinaus kann die regionale linksventrikuläre Funktion beurteilt werden, um z.B. eine Dysfunktion eines Bypasses bzw. eine Myokardischämie frühzeitig zu erkennen und dem Chirurgen mitzuteilen bzw. eine antiischämische Therapie einzuleiten. Zusätzlich können unerwartete zusätzliche Läsionen erkannt werden, die präoperativ nicht diagnostiziert worden waren und möglicherweise für das weitere chirurgische Vorgehen von Bedeutung sein können, wie z.B. ein offenes Foramen ovale vor einem Mitralklappeneingriff, eine bedeutsame Aorteninsuffizienz, wesentliche atheromatöse Veränderungen der Aorta ascendens, Tumormassen, ventrikuläre Aneurysmata mit thrombotischem Inhalt, eine höhergradige ischämische Mitralinsuffizienz, eine Aortendissektion oder unerkannte angeborene Herzfehler. Schwierigkeiten beim Abgehen vom kardiopulmonalen Bypass können echokardiographisch in ihrer Differentialdiagnose abgeklärt werden, wie ein „low-output" aufgrund z.B. einer erheblich reduzierten Pumpfunktion, eine Hypovolämie mit z.B. dynamischer Ausflußtraktobstruktion (Abb. 2), eine Perikardtamponade, eine Papillarmuskeldysfunktion oder gar ein ischämisch bedingter Ventrikelseptumdefekt. Die echokardiographische Diagnose kann dann zu einer raschen Korrektur führen. Falls der Zustand des „low-output" nicht überwindbar ist, stellt sich gelegentlich die Frage nach einer intraaortalen Ballonpumpe oder einem uni- oder biventrikulären Unterstützungssystem, das dann unter echokardiographischer Kontrolle installiert werden kann bzw. eine eventuelle Entwöhnung von diesem System echokardiographisch geführt werden kann (20).

Monitoring der linksventrikulären Funktion

Geeignete Parameter zum Monitoring der globalen linksventrikulären Funktion sind die aus dem M-mode abgeleitete fraktionelle Faserverkürzung, die fraktionelle Flächenverkürzung und die Messung des Herzzeitvolumens. Die fraktionelle Flächenverkürzung und das Herzzeitvolumen können auch mit der automatischen Konturerkennung kontinuierlich erfaßt werden. Die Messung des Herzzeitvolumens kann darüber hinaus auch Doppler-echokardiographisch erfolgen, am günstigsten im rechtsventrikulären Ausflußtrakt und an der Mitralklappe. Heute sind bereits echokardiographische Methoden zur automatischen Messung des Herzzeitvolumens im Handel. Die Validität der echokardiographischen Messung gegenüber der Thermodilutionsmethode wurde jedoch sehr unterschiedlich beurteilt (9, 11, 13, 24). In den bisher verfügbaren Vergleichsstudien lag der Korrelationskoeffizient zwischen 0,72 und 0,97 (23). Somit erscheint es noch nicht gerechtfertigt, die invasive Messung des Herzzeitvolumens durch die Doppler-Echokardiographie zu ersetzen; zusätzlich sind einige Druckwerte mit der transösophagealen Echokardiographie nicht bestimmbar, und der zeitliche Aufwand ist bei der transösphagealen Bestimmung größer als bei der Thermodilutionsmethode. Trotz der Tatsache, daß die meisten Patienten, die sich einer aortokoronaren Bypass-Operation unterziehen, zur Überwachung eine blutige arterielle Druckmessung und einen Pulmonalarterien-Katheter erhalten, wurden Therapieentscheidungen des Anästhesisten in 47 % durch eine zusätzliche intraoperative TEE beeinflußt (2). Insbesondere wurden durch die echokardiographischen Daten die Flüssigkeitsgabe und die antiischämische Therapie mitbestimmt. In nur 17 % aller Fälle gab die transösophageale Echokardiographie allein den Ausschlag für Therapieentscheidungen des Anästhesisten (2).

Monitoring regionaler Wandbewegungs-störungen

Da der frühe Nachweis myokardialer Ischämien selbst im 12-Kanal-EKG mit einer geringen Sensitivität verbunden ist (5), besteht die Frage, ob nicht eine echokardiographische on-line-Registrierung von Wandbewegungsstörungen zum Nachweis einer myokardialen Ischämie effektiver sei. Eisenberg et al. (5) untersuchten, inwieweit eine perioperative myokardiale Ischämie durch eine intraoperative TEE- und 12-Kanal-EKG-Überwachung bei nichtkardialen Operationen an kardialen Hochrisikopatienten (n = 332) vorhergesagt werden kann. Dabei wiesen sowohl die intraoperative TEE und die EKG-Überwachung einen hohen negativen Vorhersagewert auf (jeweils 97 %) aber einen nur geringen positiven Vorhersagewert (6 % und 7 %), so daß zumindest bei nicht herzchirurgischen Eingriffen der klinische Nutzen der regionalen Wandbewegungsanalyse fragwürdig erscheint. Allerdings muß berücksichtigt werden, daß diese Ergebnisse mit monoplanen TEE-Sonden gewonnen wurden, und daß heute zusätzliche Techniken wie die Color Kinesis und die Mehrfachdarstellung in Cine-Loops zur Verbesserung der regionalen Wandbewegungsanalyse zur Verfügung stehen.

Bezüglich der Validität der on-line-Beurteilung der linksventrikulären Funktion durch Anästhesisten zeigte sich in einer von Berquist et al. (1) durchgeführten Untersuchung eine mäßige Korrelation mit der off-line-Analyse (r = 0,8). Die Sensitivität und Spezifität bezüglich der Diagnose einer regionalen Wandbewegungsstörung lag jeweils bei 76 %. Erwartungsgemäß waren diese Daten bei schwerwiegenden Wandbewegungsstörungen verbessert (1).

Die Kontraktionsanomalien sollten mittels segmentaler Analyse der linksventrikulären Wandbewegungen nach den Empfehlungen der American Society of Echocardiography mit dem 16-Segment-Modell beschrieben werden (20). Als Schallkopfposition zur Analyse der regionalen Wandbewegungsstörungen ist die transgastrische Schallkopfposition für den LV-Kurzachsenschnitt und bei einer biplanen bzw. multiplanen TEE-Sonde zusätzlich für den Längsachsenschnitt geeignet. Um ein Äquivalent für den transthorakalen 4- und 2-Kammer-Blick zu registrieren, ist die kaudale transösophageale Schallkopfposition in der horizontalen bzw. der longitudinalen Achse geeignet. Zur Beurteilung eines kontraktionsgestörten Wandsegmentes ist es entscheidend, die Wandverdickung und nicht die Wandbeweglichkeit zu beurteilen. Ein akuter Verschluß eines Koronargefäßes oder eines Bypasses führt innerhalb weniger Minuten noch vor elektrokardiographischen Veränderungen zu echokardiographisch nachweisbaren, regionalen Kontraktionsstörungen: Hypo-, A- oder Dyskinesie. Derartige akute Veränderungen sollten zur sofortigen Revision des Bypasses, zur antiischämischen Therapie oder postoperativen Koronarangiographie führen. Falsch positive Ergebnisse bei der Wandbewegungsanalyse können aus Translationsbewegungen, Blockbildern und Schrittmacheraktionen resultieren. Weitere Möglichkeiten zur Überprüfung der Funktion der Bypasses bieten heute hochfrequente Schallköpfe (12 MHz), die die Anastomose und die Veränderungen sowohl im Nativ- als auch Bypassgefäß darstellen können (10).

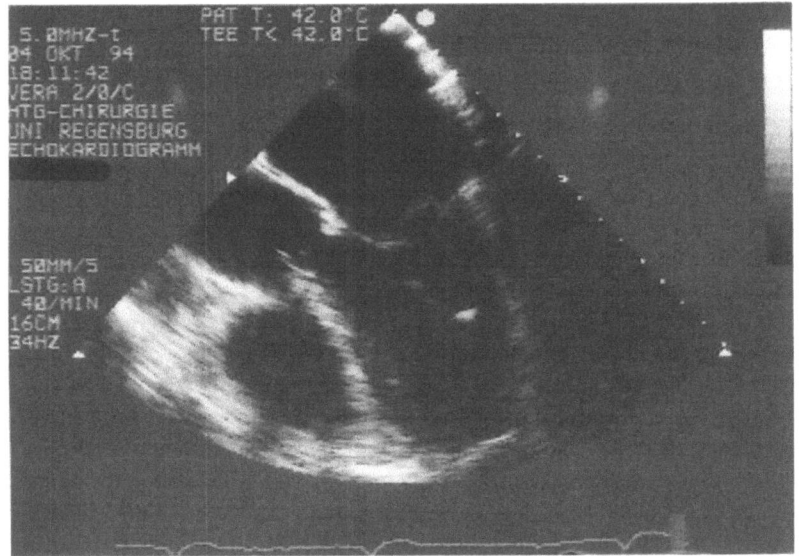

Abb. 3a

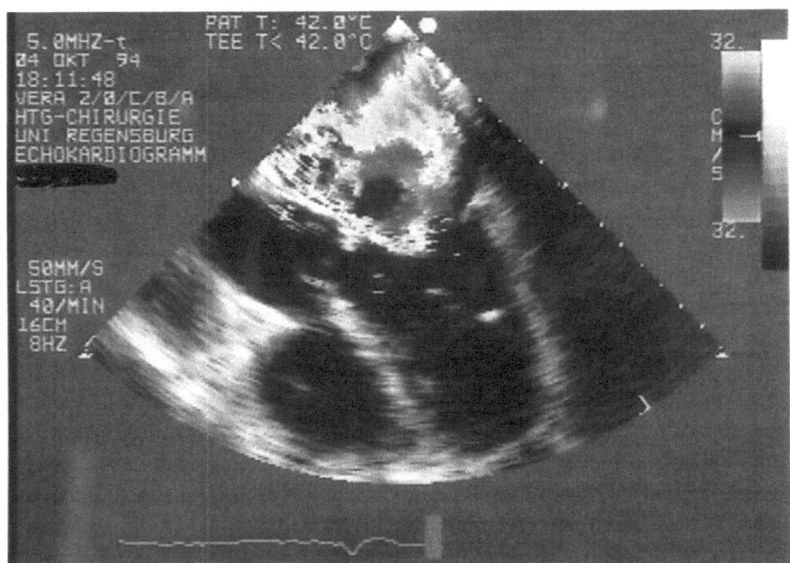

Abb. 3b

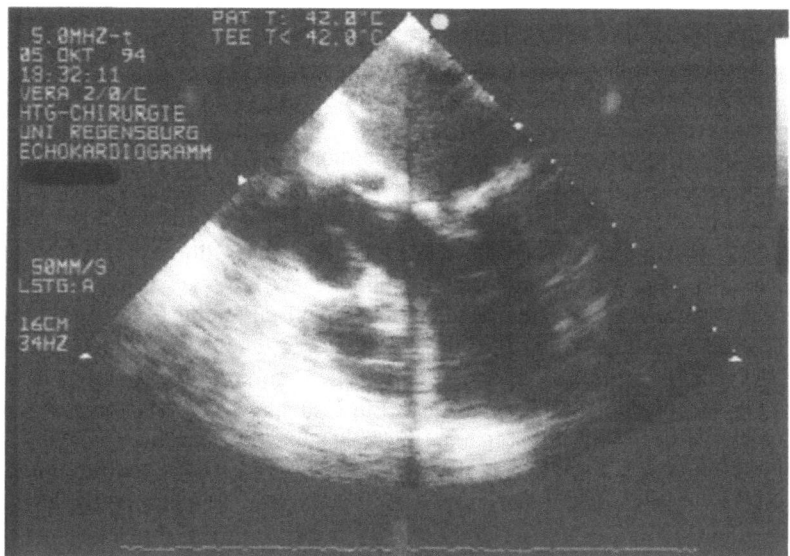

Abb. 3c

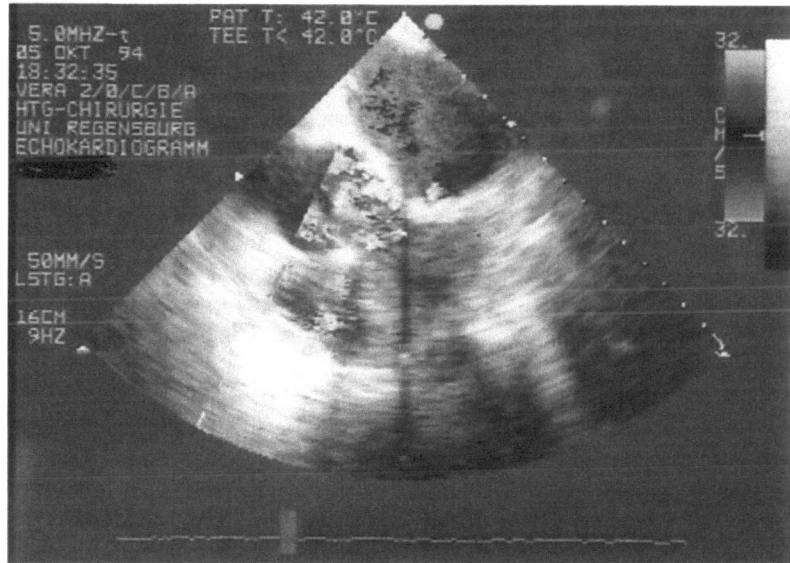

Abb. 3d

Abb. 3. Prolaps des posterioren Mitralsegels mit Mitralregurgitation präoperativ (3a und 3b) und unmittelbar nach Mitralklappenrekonstruktion (3c und 3d)

Beurteilung der Mitralklappenrekonstruktion
bei ischämischer Mitralinsuffizienz

Eines der häufigsten Einsatzgebiete der intraoperativen Echokardiographie ist das Gebiet der Klappenrekonstruktion, da mit dieser Methode noch intraoperativ das Resultat der Rekonstruktion beurteilt werden (Abb. 3) kann, ohne erst postoperative Probleme des Patienten abwarten zu müssen. So muß in 3–10 % aller Mitralklappenrekonstruktionen mit einem erneuten Angehen an den kardiopulmonalen Bypass gerechnet werden (23). Die Korrelation mit angiographischen Ergebnissen in der Beurteilung des Schweregrades einer Mitralinsuffizienz liegt bei r = 0,83–0,88 % (23). Erwähnenswert ist jedoch, daß das Ausmaß einer Mitralinsuffizienz in hohem Maße von Pre- und Afterload-Bedingungen abhängig ist, und so präoperative und intraoperative Einschätzungen des Schweregrades erheblich differieren können. So erfolgt oft eine Unterschätzung des Mitralinsuffizienz-Schweregrades wegen einer Hypovolämie bei Untersuchungen kurz nach Einleitung der Narkose oder nach Abgehen vom kardiopulmonalen Bypass. Die Diagnose einer hämodynamisch relevanten Mitralinsuffizienz ist gerade bei KHK-Patienten von großer Bedeutung, da die postoperative Mitralinsuffizienz auch bei komplett revaskularisierten Patienten einer der wichtigsten prognostischen Faktoren für die postoperative Mortalität ist (3, 23).

Bei einer hämodynamisch relevanten Mitralinsuffizienz stellt sich die Frage, ob eine Mitralklappenrekonstruktion möglich ist oder doch ein prothetischer Mitralklappenersatz durchgeführt werden muß. Für die Entscheidung spielt vor allem das betroffene Mitralsegel und das Ausmaß der Verkalkung des Mitralklappenapparates eine erhebliche Rolle. Die Rekonstruktionsmöglichkeit sollte unbedingt durch einen erfahrenen Untersucher überprüft werden, da vom Erhalt des Mitralklappenapparates entscheidend die postoperative linksventrikuläre Funktion abhängt. Durch den Verlust der Kontinuität zwischen Annulus, Chordae und Papillarmuskeln und durch die Starrheit des Klappenringes folgt unmittelbar nach einem prothetischen Mitralklappenersatz ein Verlust von bis zu 30 % der LV-Funktion (3, 8, 17–19, 22), zuviel für einen älteren KHK-Patienten mit bereits eingeschränkter LV-Funktion. Nach einer Mitralklappenrekonstruktion hingegen ändert sich die LV-Funktion nicht signifikant (18) und es besteht darüber hinaus meist keine Notwendigkeit für eine Antikoagulation. Nach der Rekonstruktion des Mitralklappenapparates tritt gelegentlich bei zu starker Raffung des Mitralringes und zu langem posteriorem Mitralsegel eine dynamische LV-Ausflußtraktobstruktion auf, die bei frühzeitiger Diagnose noch intraoperativ behoben werden kann.

Seltener wird die intraoperative TEE beim Klappenersatz benötigt, jedoch können auch hierbei größere, sofort behandlungsbedürftige paravalvuläre Lecks frühzeitig diagnostiziert und noch intraoperativ korrigiert werden. Darüber hinaus ist die intraoperative Echokardiographie beim Entlüften des Ventrikels nach einer Operation am eröffneten Herzen in der Lage, noch verbliebene intrakavitäre Luft aufzuzeigen, die dann noch rechtzeitig vor dem Abgehen von der Herz-Lungen-Maschine entfernt werden kann.

Monitoring bei Resektion von Aneurysmata

Bisher wurde ein intraoperatives echokardiographisches Monitoring bei der Resektion von LV-Aneurysmata nur in Fallberichten beschrieben. Entscheidend ist vor der Resektion eines Aneurysmas die Abgrenzbarkeit gegenüber dem Restmyokard sowie die Einschätzung der Vitalität des Restmyokards. Da die Aneurysmektomie mit einer hohen Mortalitätsrate belastet ist, wurden verschiedene Myokardindices und Kriterien wie z.B. eine fraktionelle Faserverkürzung von > 17 % entwickelt, um den Erfolg einer Aneurysmektomie zu prognostizieren (26). Meistens betrifft diese Operation Patienten mit fortgeschrittener koronarer Herzerkrankung und bereits deutlich reduzierter LV-Funktion, so daß in diesen Fällen eine Überwachung der Hämodynamik insbesondere beim Abgehen vom kardiopulmonalen Bypass sinnvoll ist. Zusätzlich können intrakavitäre Thromben, die eventuell präoperativ nicht erkannt worden waren, intraoperativ diagnostiziert und chirurgisch entfernt werden.

Diagnostik der aortalen Atherosklerose

Etwa 1–5 % der Patienten erleiden während eines herzchirurgischen Eingriffs einen zerebralen ischämischen Insult (23). Hauptrisikofaktoren sind dabei Emboli aus einer atheromatös veränderten Aorta (6, 29). Diagnostisch sind die TEE und noch mehr die epikardiale Echokardiographie der sonst vom Herzchirurgen durchgeführten Palpation der Aorta überlegen (6, 4, 7). In 9 % der älteren Patienten können erhebliche atheromatöse Veränderungen der Aorta gefunden werden und bei 8–17 % der Patienten zu einer Änderung der herzchirurgischen Vorgehensweise führen, z.B. bei der Plazierung von Kanülierung und Abklemmung (6, 23). Jedoch gibt es bisher, wie bei allen anderen Anwendungsgebieten der intraoperativen Echokardiographie, keine Veröffentlichungen, die beim Patienten mit koronarer Herzerkrankung eine Verbesserung des postoperativen Ergebnisses beschreiben. Hierzu müssen prospektive Studien in diesem relativ neuen Feld der Echokardiographie abgewartet werden.

Weitere Anwendungsgebiete der intraoperativen Echokardiogarphie

Intra- wie auch postoperativ spielt die Diagnose einer Perikardtamponade in der Herzchirurgie eine große Rolle. Da die ausschließliche Druckmessung über einen Pulmonaliskatheter in dieser Notfallsituation irreführend sein kann und eine unnötige zeitliche Verzögerung bedeutet, ist hier eine Domäne der Echokardiographie zu sehen. Die Sensitivität der TEE beträgt nahezu 100 % (10) gegenüber einer deutlich reduzierten Sensitivität der transthorakalen Echokardiographie in der postoperativen Periode, bedingt durch die Lagerung des Patienten, durch Thoraxdrainagen, PEEP-Ventilation und diverse Verbände. Dem „chirurgischen Blick" können posterior gelagerte hämodynamisch relevante Perikardergüsse entgehen, die jedoch sicher von der TEE erfaßt werden und dadurch schnell operativ revidiert werden können.

In einigen Veröffentlichungen wurde der Einsatz der intraoperativen Echokardiographie beim Plazieren der Sonden einer intraaortalen Ballonpumpe, bei ventrikulären Unterstützungssystemen, implantierbaren Kardiovertern/Defibrillatoren, Pulmonaliskathetern, Koronarsinuskathetern und der transmyokardialen Laserrevaskularisation als hilfreich beschrieben (20, 23). Zumindest kann in manchen Fällen die Anzahl der notwendigen Röntgenuntersuchungen durch die intraoperative Echokardiographie reduziert werden, eine für den Patienten und das medizinische Personal wünschenswerte Option.

Es mehren sich nun die Berichte, daß die homogene Verteilung der Kardioplegielösung echokardiographisch kontrolliert wird (23, 27, 28, 30). Desweiteren erfolgt die Testung der Bypass-Funktion mit Hilfe der Kontrast-Echokardiographie (10, 14, 25, 27): nach Injektion von Ultraschallkontrastmittel in die Aortenwurzel oder direkt in den implantierten Venenbypaß wird die Kontrastmittelanreicherung des Myokards gemessen, so daß das funktionelle Ergebnis der Revaskularisierung beurteilt werden kann.

Zusammenfassung

Die intraoperative Echokardiographie spielt eine wesentliche Rolle auch bei der intraoperativen Überwachung von Patienten mit koronarer Herzkrankheit. Sie liefert derzeit wichtige Entscheidungshilfen bei der Therapie der perioperativen Hypotension und bei Schwierigkeiten, die beim Abgehen vom kardiopulmonalen Bypass auftreten, sowie bei der Mitralklappenrekonstruktion. Das Gebiet der dreidimensionalen Echokardiographie wird vor allem für die Chirurgen wichtige Fortschritte sowohl für die Darstellung intraoperativer Schnittebenen als auch in fernerer Zukunft für die Simulation chirurgischer Eingriffe mit sich bringen. Und nicht zuletzt erlaubt die Myokard-Kontrast-Echokardiographie die funktionelle Beurteilung der myokardialen Perfusion sowohl bezüglich der Kardioplegielösung als auch insbesondere durch den neu implantierten Venen-Bypass.

Literatur

1. Berquist BD, Leung JM, Bellows WH (1996) Transesophageal echocardiography in myocardial revascularization: I. Accuracy of intraoperative real-time interpretation. Anesth Analg 82: 1132–1138
2. Berquist BD, Bellows WH, Leung JM (1996) Transesophageal echocardiography in myocardial revascularization: II. Influence on intraoperative decision making. Anesth Analg 82: 1139–1145
3. Bolling SF, Deeb M, Bach DS (1996) Mitral valve reconstruction in elderly, ischemic patients. Chest 109: 335–40
4. Davila-Roman VG, Phillips KJ, Daily BB, Davila RM, Kouchoukos NT, Barzilai B (1996) Intraoperative transesophageal echocardiography and epiaortic ultrasound for assessment of atherosclerosis of the thoracic aorta. JACC 28: 942–947
5. Eisenberg MJ, London MJ, Leung JM, Browner WS, Hollenberg M, Tubau JF, Tateo IM, Schiller NB, Mangano DT (1992) Monitoring for myocardial ischemia during noncardiac surgery. JAMA 268: 210–216

6. Hartman GS, Yao F-SF, Bruefach M, Barbut D, Peterson JC, Purcell MH, Charlson ME, Gold JP, Thomas SJ, Szatrowski TP (1996) Severity of atheromatous disease diagnosed by transesophageal echocardiography predicts stroke and other outcomes associated with coronary artery surgery: a prosepective study. Anesth Analg 83: 701–708

7. Hartman GS, Peterson J, Konstadt SN, Hahn R, Szatrowski TP, Charlson ME, Bruefach M (1996) High reproducibility in the interpretation of intraoperative transesophageal echocardiographic evaluation of aortic atheromatous disease. Anesth Analg 82: 539–543

8. Huikuri H. (1979) Effect of mitral valve replacement on left ventricular function in mitral regurgitation. Br Heart J 49: 328–333

9. Huntsman LL, Stewart DK, Barnes SR, Franklin SB, Colcousis JS, Hessel EA (1983) Noninvasive doppler determination of cardiac output in man clinical validation. Circ 67: 593–602

10. Joffe II, Jacobs EJ, Lampert C, Owen AA, Ioli AW, Kotler MN (1996) Role of echocardiography in perioperative management of patients undergoing open heart surgery. Am Heart J 131: 162-176.

11. Keyl C, Rödig G, Lemberger P, Hobbhahn J (1996) A comparison of the use of transesophageal doppler and thermodilution techniques for cardiac output determination. Eur J Anaesthesiol 13: 136–142

12. Kharasch ED, Sivarajan M (1996) Gastroesophageal perforation after intraoperative transesophageal echocardiography. Anesthesiology 85: 426–428

13. Maslow A, Comunale ME, Haering M, Watkins J (1996) Pulsed wave doppler measurement of cardiac output from right ventricular outflow tract. Anesth Analg 83: 466–471

14. Mudra H, Zwehl W, Klauss V, Kreuzer E, Haufe MC, Angermann C, Theisen K (1990) Intraoperative myocaardial contrast echocardiography for assessment of regional bypass perfusion. Am J Cardiol 66: 1077–1081

15. Oh JK, Seward JB, Tajik AJ (1994) The echo manual. Little, Brown and Company, Boston New York Toronto London. S 221–228

16. Pepi M, Barbier P, Doria E, Bortone F, Tamborini G (1996) introperative multiplane vs biplane transesophageal echocardiography for the assessment of cardiac surgery. Chest 109: 305–311

17. Pitarys CJ II, Forman MB, Panayiotou H et al. (1990) Long-term effects of excision of the mitral apparatus on global and regional ventricular function in humans. JACC 15: 557–563

18. Ren JF, Aksut S., Lighty GW, Vigilante GJ, Sink JD, Segal BL, Hargrove WC III (1996) mitral valve repair is superior to valve replacement for the early preservation of cardiac function: realtion of ventricular geometry to function. Am Heart J 131: 974–981

19. Sarris GE, Cahill PD, Hansen DE et al. (1988) Restoration of left ventricular systolic performance after reattachment of the mitral chordae tendineae. J Thorac Cardiovasc Surg 95: 969–979

20. Satoh H, Miyamoto Y, Koyama M (1996) Intraoperative implantation of percutaneous left ventricular assist system. Ann Thorac Surg 62: 1192–1194

21. Schiller NB, Shah PM, Crawford M, et al. (1989) Recommendations for quantification of the left ventricle by two-dimensional echocardiography. J Am Soc Echo 2: 358–368

22. Schuler G, Peterson KL, Johnson A, et al. (1979) Temporal response of left ventricular performance of mitral valve surgery. Circ 59: 1218–1231

23. Thys DM, Abel M, Bollen BA, Cahalan MK, Curling P, Dean RJ, Paulus D, Pearlman AS, Roizen MF, Smith J, Stewart WJ, Woolf SH, Task force on perioperative transesophageal echocardiography (1996) Practice Guidlines for perioperative transesophageal echocardiography. Anesthesiology 84: 986–1006

24. Trompler AT, Sold G, Vogt A, Kreuzer H (1985) Nichtinvasive Bestimmung des Herzzeitvolumens mit spektraler Doppler-Echokardiografie. Z Kardiol 74: 322–326

25. Villanueva FS, Spotnitz WD, Jayaweera AR, Dent J, Gimple LW, Kaul S (1992) On-line intraoperative quantitation of rgional myocardial perfusion during coronary artery bypass graft operations with myocardial contrast two-dimensional echocardiography. J Thorac Cardiovasc Surg 104: 1524–1531

26. Visser C, Kan G, Meltzer R (1988) Echocardiography in coronary artery disease. Kluwer Academic Publishers, Boston Dordrecht, Lancaster, pp 161–174

27. Voci P (1992) Intraoperative contrast echocardiography in coronary artery disease. Eur Heart J 13: 1146-1152

28. Voci P, Bilotta F, Caretta Q, Chiarotti F, Mercanti C, Marino B (1993) Mechanisms of incomplete cardioplegia distribution during coronary artery surgery. An intraoperative transesophageal contrast echocardiographic study. Anesthesiology 79; 904–912

29. Wareing TH, Davila-Roman VG, Barzilai B, et al. (1992) Management of the severely atherosklerotic ascending aorta during cardiac operations: a strategy for detection and treatment. J Thorac Cardiovasc Surg 103: 453–462

30. Wechsler AS, Abd-Elfattah A (1993) Future cardioprotective considerations. J Card Surg 8: 61–65

Für die Verfasser:
Dr. med. S. Heinbuch
Eberhard-Hasche-Weg 1
99438 Bad Berka

Koronare Mitralinsuffizienz

M. Giesler

Medizinische Klinik und Poliklinik, Universität Ulm

Ein dichter Schluß der Mitralklappe erfordert nicht nur intakte Segel sondern auch deren korrekte Aufhängung und Halterung. Dazu darf der Klappenring nicht stark dilatiert sein, und die systolische Segelstellung, bestimmt durch den Zug der Sehnenfäden, muß adäquat sein. Dieser Zug wird durch die Papillarmuskeln ausgeübt, abhängig von deren Funktion und vor allem von deren Entfernung zur Mitralklappe. Eine Vergrößerung des linken Ventrikels, insbesondere der basalen Anteile lateral und posterior sowie mangelnde systolische Einwärtsbewegung dieser Anteile (9, 24) entfernen die Papillarmuskeln von der Mitralklappenebene und erhöhen dadurch den Zug der Sehnenfäden. Daraus resultiert ein inkompletter Klappenschluß (18, 32). Dieser Mechanismus erklärt die meisten Fälle von Mitralinsuffizienz durch KHK, die häufiger leichtgradig sind (10). Im Gegensatz hierzu impliziert der Begriff „Papillarmuskeldysfunktion" einen erniedrigten Sehnenfadenzug durch verminderte Kontraktion der Papillarmuskeln selbst. Ein solcher Mechanismus wurde zwar ebenfalls gezeigt, scheint aber eine vergleichsweise untergeordnete Rolle zu spielen.

Relativ selten ist die Papillarmuskelruptur mit entsprechender akuter, meist höchstgradiger Mitralinsuffizienz.

Beurteilung durch Doppler

Für die echokardiographische Einschätzung chronischer Klappeninsuffizienzen spielen die Sekundärveränderungen, wie Vergrößerung und Hyperkontraktilität der vor- und nachgeschalteten Herzhöhlen, eine wesentliche Rolle. Bei der koronaren Mitralinsuffizienz hingegen sind sie aus mehreren Gründen kaum verwertbar:

- Es handelt sich oft um eine akute oder eine nur intermittierend auftretende Mitralinsuffizienz.
- Oft besteht eine anderweitig bedingte Funktionsstörung des linken Ventrikels (Ischämie, Narbe, Remodeling), sodaß dessen Vergrößerung nicht unbedingt die Mitralinsuffizienz widerspiegelt und auch keine kompensatorische Hyperkontraktilität vorliegt.

Deshalb beruht die Beurteilung bei der koronaren Mitralinsuffizienz in erster Linie auf Doppler-Methoden. Gerade bei der koronaren Genese der Mitralinsuffizienz besteht ein besonderer Bedarf an einer nicht invasiven Beurteilung des Regurgitationsflusses; denn die verschiedenen Interventionsmöglichkeiten sowie das manchmal nur intermittierende Auftreten der Regurgitation erfordern beliebig wiederholbare Verlaufsbeobachtungen. In manchen Fällen ist sogar eine Anwendung bei der Streßechokardiographie sinnvoll.

Verschiedene Doppler-Methoden

In Tabelle 1 sind die zur Verfügung stehenden Doppler-Methoden aufgezählt. Im Weiteren sollen jedoch nur Methoden mit relevanter Bedeutung für die klinische Praxis besprochen werden.

Kontinuitätsgleichung

Die Methode beruht auf der Messung des linksventrikulären Schlagvolumens in Form des Mitral-Einstroms und des effektiven Schlagvolumens in Form des Aorten-Ausstroms.

> Dazu wird jeweils das Geschwindigkeits-Zeit-Integral („Spektral-Fläche") Mittels PW-Doppler bestimmt, sowie die zugehörige durchströmte Querschnittsfläche aus dem B-Bild (planimetrisch oder aus dem Durchmesser abgeleitet). Alternativ kann das linksventrikuläre Schlagvolumen auch volumetrisch aus dem B-Bild bestimmt werden. Das Regurgitationsvolumen ergibt sich dann aus der Differenz von Ein- minus Ausstrom.

Die Methode erfordert viel Erfahrung und den wiederholten „Nullabgleich" an Patienten ohne Reflux. Dann liefert sie prinzipiell gute Ergebnisse, mit dem Vorteil absoluter Werte (Regurgitations-Volumen und -fraktion) (1, 4, 34, 36). Sie ist jedoch sehr fehleranfällig. Ähnlich wie bei der invasiven „Angio-Fick"-Methode (Sandler & Dodge-Methode), können sich nämlich mäßige Meßfehler der einzelnen Messungen des Ein- und des Ausstroms bei der Differenzbildung dramatisch verstärken (siehe rechnerisches Beispiel in Tabelle 2). Bedenkt man, daß die Bestimmungen des Ein- und Ausstroms wiederum auf einer Messung der Spektralfläche und einer getrennten Messung der Querschnittsfläche beruhen. Auch in Anbetracht der Literatur (7, 20, 22, 26) zur Bestimmung von Schlagvolumina mittels PW-Doppler erscheinen die in Tabelle 2 angenommenen Fehler durchaus realistisch.

Tabelle 1. Doppler-Methoden zur Reflux-Quantifizierung

- Intensität des Regurgitationsspektrums (11, 44),
- Kontinuitäts-Prinzip aus Amplituden-gewichteten mittleren Geschwindigkeiten (21).

PW-Doppler:
- Kontinuitätsgleichung,
- retrograder Fluß in Pulmonalvenen (23).

Farbdoppler:
- Jet-Dimensionen,
- Jet-Ursprung („vena contracta"),
- Jet-Impuls-Analyse (42),
- Flußkonvergenz-Methode.

Tabelle 2. Hypothetisches Beispiel von Meßwerten, um die Fehleranfälligkeit der Kontinuitäts-Methode zu verdeutlichen.

	PW-Doppler	Fehler	wahrer Wert
Einstrom	120 ml	20 %	100 ml
Ausstrom	68 ml	15 %	80 ml
Reflux-Volumen pro Schlag	52 ml	160 %	20 ml
Regurgitations-Fraktion	43 %	115 %	20 %

Bei gleichzeitiger Aorteninsuffizienz ist die Methode zudem nicht anwendbar. Sie eignet sich daher vor allem zur Messung statistischer Mittelwerte in Studien, während sie für Einzelwerte in der Alltagsroutine Methode der zweiten Wahl ist. Neuerdings ermöglichen manche Geräte die Messung des Ein- und Ausstroms durch eine automatisierte räumliche und zeitliche Aufsummierung von Farbdoppler-Daten (41). Es ist denkbar, daß damit die Fehleranfälligkeit der Kontinuitätsmethode verringert wird, was jedoch noch nicht gesichert ist.

Jet-Dimensionen im Farbdoppler

Ein Regurgitations-Jet im Farbdopplerbild liefert den einfachsten, schnellsten und sensitivsten Nachweis für das Vorliegen einer Mitralinsuffizienz. Aus der Art des Jets kann zudem auf den Typ der Mitralinsuffizienz geschlossen werden: Bei „relativer" Mitralinsuffizienz durch eingeschränkte Gesamtfunktion des linken Ventrikels findet sich typischerweise ein zentraler, freier Jet (16). Bei Papillarmuskel-Dysfunktion findet sich eher ein exzentrischer Jet, da meist ein Segel (oft das hintere) in seiner Schlußfunktion stärker beeinträchtigt ist als das andere. Bei Papillarmuskel-Ruptur mit akuter, schwerster Mitralinsuffizienz ist der Jet allerdings so exzentrisch, daß er nicht selten kaum zu sehen ist. Daraus und aus den meist schwierigen Untersuchungsbedingungen in der Notfallsituation resultiert die geringe Sensitivität der transthorakalen Echokardiographie für die Papillarmuskelruptur (30).

Die Quantifizierung aus dem Farbdopplerbild des Jets ist sehr problematisch. Viele erfahrene Echokardiographierende sind sich einig, daß aus dem Farbdopplerbild des Jets der Schweregrad sehr wohl abgeschätzt werden kann. In eine solche subjektive Bewertung gehen teils bewußt, teils unbewußt zahlreiche Jet-Charakteristika ein im Sinne einer komplexen Mustererkennung. Dabei ist der erfahrene Untersucher etwa vergleichbar mit einem gut trainierten neuronalen Netzwerk, wodurch klar werden mag, daß diese Quantifizierung nicht auf einzelne, simple Parameter der Jet-Größe reduzierbar ist.

Die reine Vermessung von Jet-Dimensionen (Länge, Fläche, Flächenanteil am linken Vorhof u.a.) wurde anfänglich in einigen Studien zwar optimistisch dargestellt (19, 29, 31, 40, 47). Sie erfreut sich in der praktischen Anwendung auch immer noch einer weiten Verbreitung. Zahlreiche kritische Untersuchungen zeigen jedoch, daß sie zur Refluxabschätzung nicht ausreichend geeignet ist und nicht mehr empfohlen werden kann (2, 3, 5, 16, 25, 27, 35, 39, 42, 46).

Jet-Ursprung

Aus strömungsmechanischer Sicht eignet sich als Maß für den Schweregrad einer Klappeninsuffizienz der *Regurgitationsfluß* oder die *effektive Lecköffnungsfläche*. Da eines aus dem anderen mit Hilfe der maximalen Jet-Geschwindigkeit (CW-Doppler) einfach ableitbar ist, sind beide gleichwertig. Das Leck läßt sich im B-Bild in aller Regel zumindest nicht quantitativ darstellen. Bei der Passage des Jets durch das Leck und auf einer kurze Strecke dahinter ist der Jet-Querschnitt der effektiven Lecköffnungsfläche jedoch sehr ähnlich. Wissenschaftlich nicht korrekt, aber dafür anschaulich ist hierzu der Vergleich mit der Sahnetüte eines Konditors: Der daraus austretende Sahnestrang hat den gleichen Querschnitt wie das Ostium der Tüte.

> Dieser Querschnitt des Jet-Ursprungs kann im Farbdopplerbild dargestellt werden, und die Vermessung der so abgebildeten Fläche hat sich als klinisch sehr brauchbares semiquantitatives Maß für den Schweregrad erwiesen (6, 14, 17, 28, 44). Ein Vorteil der Methode ist, daß sie technisch relativ einfach ist.

Es erscheint jedoch problematisch, den Querschnitt durch den Jet-Ursprung bei stark exzentrischen Jets und insbesondere bei Prolaps eines Segels korrekt abzubilden, zumal dann das eigentliche Leck-Ostium nicht mehr in einer Ebene liegt. Durch eine aus geometrischen Gründen inkorrekte Abbildung kann nur eine Überschätzung des Jet-Ursprungs resultieren. Da die genannten problematischen Bedingungen in aller Regel bei hochgradiger Mitralinsuffizienz vorliegen (16), wäre also gerade dann mit einer Überschätzung zu rechnen, sodaß eine klinisch relevante Fehleinschätzung nicht zu erwarten ist. Die so gemessenen Werte sind allerdings nicht direkt als effektive Lecköffnungsfläche verwertbar. Insofern liefert die Methode keine absoluten hämodynamischen Werte.

Flußkonvergenzmethode

Vor einem durchströmten Ostium bildet sich eine Flußkonvergenz aus, in der die Flüssigkeit konzentrisch auf das Ostium hin beschleunigt. Bei der Mitralinsuffizienz kann eine solche Flußkonvergenz systolisch auf der linksventrikulären Seite der Klappe mittels Farbdoppler dargestellt werden (Abb. 1). Daraus ergibt sich die Möglichkeit einer Flußbestimmung, was anhand des „PISA"-Prinzips (proximal isovelocity surface area) (33) erläutert werden soll (Abb. 3a):
Eine ebene Lochblende stelle die undichte Mitralklappe dar. Innerhalb der Flußkonvergenz beschleunigt das Blut nun von allen Seiten gleichförmig auf das Loch hinzu. Man stelle sich in dieser Flußkonvergenz eine Halbkugel vor, die über das Loch gestülpt ist, mit ihrem Mittelpunkt im Loch. Auf einer solchen Halbkugel-Oberfläche liegt dann an jedem Punkt die gleiche Geschwindigkeit vor, was in der Bezeichnung „proximale isokinetische Schale" (proximal isovelocity surface) zum Ausdruck kommt. Der Vektor dieser Geschwindigkeit steht an jedem Punkt senkrecht zu dieser Halbkugel-Oberfläche und zeigt in Richtung auf das Loch. Der Fluß Q durch das Loch passiert auch diese Halbkugel-Oberfläche, und der Fluß durch diese Halbkugel-Oberfläche läßt sich einfach berechnen als Oberfläche der Halbkugel A(v) mal der Geschwindigkeit v auf der Halbkugel-Oberfläche. Die Oberfläche einer Halbkugel ist $2\pi r^2$, somit ergibt sich für den Fluß

$$Q = 2\pi r^2 \cdot v.$$

Bei der Anwendung dieses Prinzips im Farbdoppler ist die Winkelabhängigkeit der Doppler-Shifts zu beachten. Bei der Mitralinsuffizienz eignet sich daher am besten der apikale Zugang; nach dem skizzierten Modell ist dann entlang der Geraden vom Schallkopf zum Leck die lokale Geschwindigkeit stets parallel zum Schallstrahl. In der Praxis wird auf dieser Linie nun nicht etwa die Geschwindigkeit $v_{(r)}$ an einem bestimmten Punkt abgelesen, sondern eine bestimmte Geschwindigkeit v (nämlich die alias-Geschwindigkeit) innerhalb der Flußkonvergenz lokalisiert. Deren Abstand $r_{(v)}$ zum Leck wird gemessen und dient dann als Radius der zugehörigen Halbkugel-Oberfläche $A_{(v)}$.

Diese vereinfachende Annahme von Halbkugeln eignet sich didaktisch gut zur Erläuterung des Prinzips. Sie hat sich in der klinischen Anwendung zudem als praktikabel, zuverlässig und den bisher erwähnten Farbdoppler-Methoden sogar als überlegen erwiesen (2, 8, 15). Die absoluten Werte sind jedoch in vielen Fällen falsch hoch. Das liegt daran, daß in Wirklichkeit die Strömung von der seitlichen Richtung her nicht im gleichen Maße auf das Mitral-Leck hinzu beschleunigt wie entlang der linksventrikulären Längsachse.

Vielmehr ist die Flußkonvergenz nach lateral, inferior und septal durch die linksventrikuläre Wand begrenzt. Wie leicht vorstellbar, ist daher die Annahme einer gleichmäßig durchströmten Halbkugel-Oberfläche um so falscher, je größer die Halbkugel. Die wahre isokinetische Fläche ist dann kleiner als die angenommene Halbkugel und der so berechnete Fluß aus diesem Grund falsch hoch (Abb. 3c).

Analog ist die Form der isokinetischen Schale sehr dicht vor einem großen, und insbesondere vor einem nicht zirkulären Loch nicht halbkugelförmig, sondern entsprechend flacher (Abb. 3b). Betrachtet man nun die „Höhe" dieser gewölbten Flächen als den Radius einer Halbkugel, so ist diese Halbkugel kleiner, weil schmaler, als jene Flächen. Der nach diesem Prinzip berechnete Fluß ist daher falsch klein.

Weiterentwicklungen konnten diesbezüglich die Methode wesentlich verbessern: Die proximale Geschwindigkeitsprofil-Methode, oder auch „center line"-Methode (12, 13) basiert auf dem Analogieschluß von einer definierten Flußkonvergenz-Region in vitro auf vergleichbare Situationen in vivo, unter Vermeidung vereinfachender strömungsmechanischer Annahmen. Im Farbdopplerbild der Flußkonvergenz-Region werden sämtliche diskreten Geschwindigkeiten entlang der Verbindungsgeraden Schallkopf-Ostium bestimmt und somit ein proximales Geschwindigkeitsprofil (PVP = proximal velocity profile) erstellt. Der Fluß wird durch Vergleich mit Referenz-PVPs ermittelt. Diese stammen von Modell-Messungen an Lochblenden und sind zu einem Nomogramm zusammengefaßt. Das PVP beinhaltet alle Punkte, an denen eine annähernd Schallstrahl-parallele Strömung angenommen werden kann, sodaß eine optimalere Verwertung der Farbdopplerdaten vorliegt als bei der PISA-Methode. Außerdem erfolgt die Flußbestimmung stets in einem mittleren Abstand vor dem Leck (6–14 mm), was aus oben genannten Gründen günstig ist. Verzerrungen des Strömungsmusters durch die Größe und Form des Leckes selbst wirken sich vor allem in unmittelbarer Nähe des Leckes aus. Die seitliche Begrenzung der Flußkonvergenz findet sich hingegen im Wesentlichen jenseits von 10–14 mm Abstand zum Leck (siehe auch 37).

Die praktische Durchführung dieser center-line-Analyse soll am Beispiel der in Abb. 1a gezeigten hochgradigen Mitralinsuffizienz erläutert werden (Abb. 1b-d): Mit Hilfe der

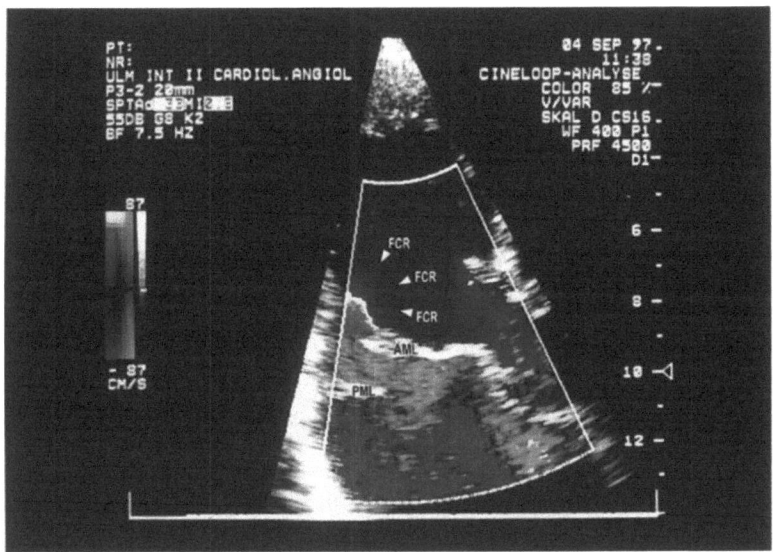

Abb. 1a

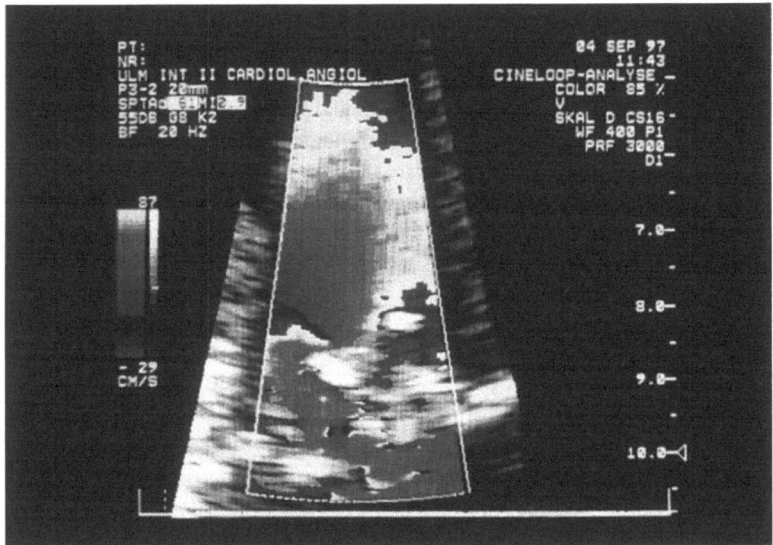

Abb. 1b

alias-Methode werden diskrete Geschwindigkeiten innerhalb der Flußkonvergenz lokalisiert. Dazu wird off-line die Nullinie des Farbbalkens nach unten verschoben, sodaß die alias-Geschwindigkeit absinkt (hier auf 29 cm/s). Diese Geschwindigkeit kann nun in Form des blau-rot-Farbumschlags lokalisiert werden; der Abstand dieser Geschwindigkeit zum Leck wird gemessen. Die zweite alias-Kontur im Zentrum der Flußkonvergenz hilft, das Leck-Ostium im Sinne eines Zentrums der Beschleunigung zu lokalisieren. Dann wird die Farbnullinie, und damit die alias-Geschwindigkeit Schritt für Schritt angehoben und jeweils der zugehörige Abstand zum Leck-Ostium gemessen. Die gemessenen Werte-Paare werden in das Nomogramm eingetragen (Abb. 2). In dem vorliegenden Beispiel resultiert ein

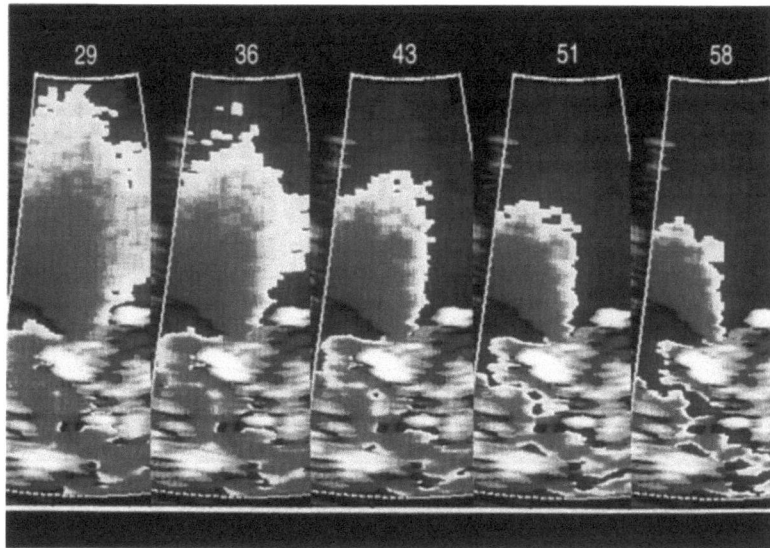

Abb. 1c

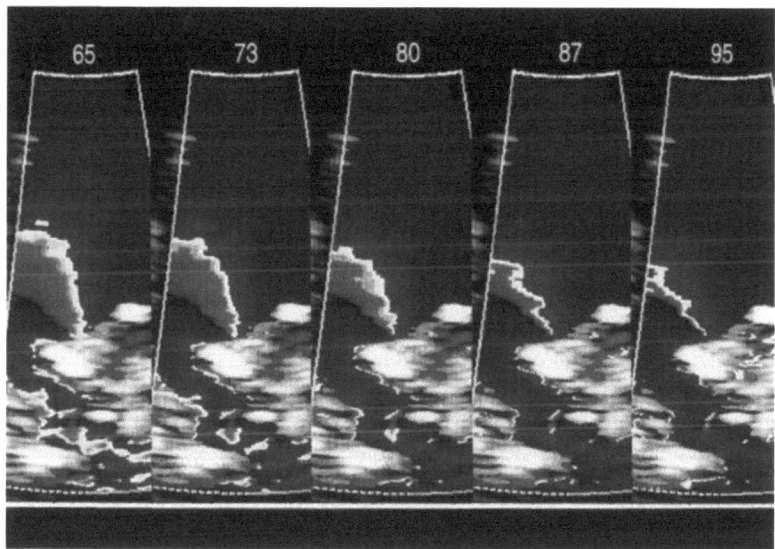

Abb. 1d

Abb. 1. a) Farbdopplerbild bei hochgradiger Mitralinsuffizienz im 3-Kammer-Blick. Das hintere Mitralsegel (PML) prolabiert in den linken Vorhof. Hinter dem vorderen Segel (AML) ist der turbulente, grüne Regurgitationsjet zu sehen. Auf der linksventrikulären Seite der Mitralklappe ist eine Flußkonvergenz-Region (FCR) zu sehen (Pfeilspitzen). Hier beschleunigt das Blut auf das postero-lateral gelegene Leck hinzu und umströmt das vordere Segel. Kurz vor dem freien Rand des vorderen Segels wird die alias-Geschwindigkeit überschritten, erkenntlich an dem Farbumschlag von blau nach rot. b) – d) Gleicher Patient und gleiche Schnittebene wie in Abb. a. Zur Analyse des Geschwindigkeitsprofils durch die Flußkonvergenz wurde hier die Nullinie des Farbbalkens schrittweise verschoben. Erläuterung siehe Text. Die Zahlen geben die alias-Geschwindigkeit in cm/s an.

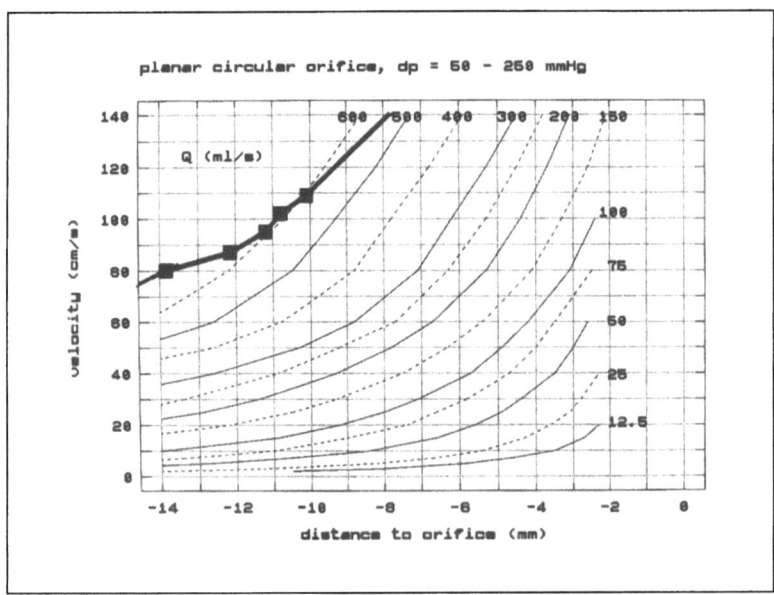

Abb. 2. Nomogramm zur Ermittelung des instantanen Refluxes aus dem PVP. Die Werte aus Abb. 1 b-d sind eingetragen und entsprechen einem Reflux von ca. 600 ml/s.

sehr hoher instantaner Reflux von 600 ml/s. Werte bis 60 ml/s entsprechen einer leichtgradigen Mitralinsuffizienz, 60–130 ml/s einer mittelgradigen, und über 130 ml/s einer hochgradigen. Bei funktioneller Insuffizienz, insbesondere bei einer leichten, können am Anfang und am Ende der Systole kurzzeitige Reflux-Spitzen auftreten, die nicht repräsentativ sind für die gesamte Systole und daher zur Überschätzung führen können, wenn diese typische Refluxdynamik nicht beachtet wird (38).

Trotz der auch praktisch bestätigten sehr guten Eignung der Flußkonvergenzmethode wird sie bisher nur in wenigen Laboren regelmäßig angewendet (eine entsprechende Frage an die Zuhörer auf dem Kongreß der amerikanischen Echokardiographie-Gesellschaft 1997 ergab, daß nur 5 % die Methode regelmäßig und 20 % gelegentlich einsetzen). Einer der Gründe für die Zurückhaltung liegt vermutlich darin, daß Farbdopplerbilder in der Regel intuitiv wahrgenommen und interpretiert werden. Die Farbdopplerbedienung ist dabei in der Routine sehr einfach und erfordert meist nur die visuell gesteuerte Optimierung der Signal-Verstärkung. Die Flußkonvergenzmethode hingegen erfordert einen gewissen analytischen Zugang zum Farbdopplerbild. Außerdem muß manchmal die Farbdopplereinstellung optimiert werden, insbesondere die alias-Geschwindigkeit und die Bildfrequenz; dies erfordert Manipulationen der Puls-Repetitions-Frequenz, der Farb-Nullinie, der Puls-Wiederholungen und Verkleinern des Farbfensters. Offensichtlich ist dadurch vielen Echokardiographierenden der Zugang zur Flußkonvergenzmethode erschwert. Nach entsprechender Anleitung und Übung erweist sich die Methode jedoch als schnell und einfach erlernbar und durchführbar, besonders auch unter den Bedingungen der Streßechokardiographie.

Der grundlegende Vorteil der Flußkonvergenzmethode besteht darin, daß der Regurgitationsfluß selbst direkt beobachtet wird, während er bei den anderen Methoden indirekt oder gar nur seine Auswirkungen beobachtet werden.

Abb. 3. a) Schematische Darstellung einer Lochblendenströmung, Strömungsrichtung von oben nach unten. Erläuterung siehe Text. b) Einfluß eines relativ großen Loches auf die zu erwartende Form der isokinetischen Schalen. Nahe am Ostium sind die Schalen flacher als Halbkugeln; ihre Oberfläche ist größer als die einer Halbkugel gleicher Höhe. c) Einfluß einer seitlichen Begrenzung der Flußkonvergenz-Region auf die zu erwartende Form der isokinetischen Schalen. Eine Halbkugelform ist nur bis zu einem begrenzten Radius denkbar. In größerer Entfernung zum Ostium handelt es sich um „seitlich abgeschnittene" Halbkugeln; ihre Oberfläche ist kleiner als die einer Halbkugel von gleichem Radius.

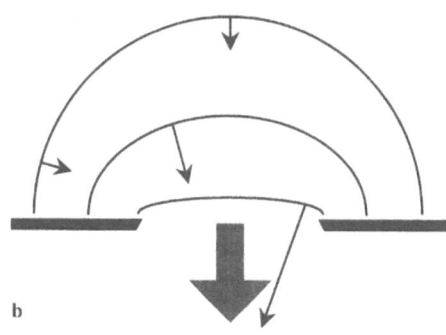

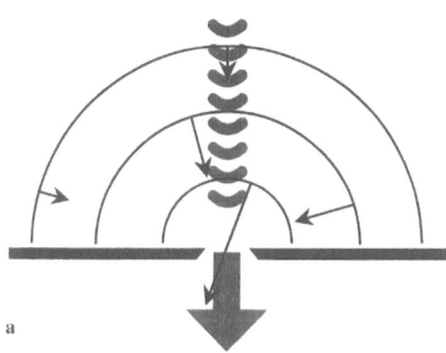

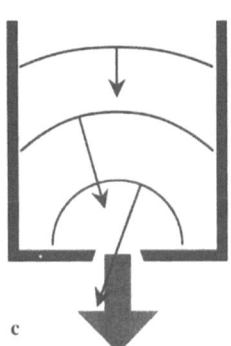

Literatur

1. Ascah KJ, Stewart WJ, Jiang L, Guerrero JL, Newell JB, Gillam LD, Weyman AE (1985) A Doppler two dimensional echocardiographic method for quantitation of mitral regurgitation. Circulation 72: 377–383
2. Bargiggia GS, Tronconi L, Sahn DJ, Recusani F, Raisaro A, di Servi S, Valdes-Cruz LM, Montemartini C (1991) A new method for quantitation of mitral regurgitation based on color flow Doppler imaging of flow convergence proximal to regurgitant orifice. Circulation 84: 1481–1489
3. Becher H, Mintert C, Grube E, Lüderitz B (1989) Classification of mitral regurgitation by color flow mapping (CFM). Z Kardiol 78. 764–770
4. Blumlein S, Bouchard A, Schiller NB, Dae M, Byrd BF, Ports T, Botvinick EH (1986) Quantitation of mitral regurgitation by Doppler echocardiography. Circulation 74: 306–314
5. Bolger AF, Eigler LN, Maurer G (1988). Computer analysis of Doppler color flow mapping images for quantitative assessment of in vitro fluid jets. J Am Coll Cardiol 12: 450–457
6. Fehske W, Omran H, Manz M, Kohler J, Hagendorff A, Lüderitz B (1994) Color-coded Doppler imaging of the vena contracta as abasis for quantification of pure mitral regurgitation. Am J Cardiol 73: 268–274
7. Fisher DC, Sahn DJ, Firedman MJ, Larson DJ, Allen HD (1983) The mitral valve method for noninvasive two-dimensional echo-Doppler determinations of cardiac output. Circulation 67: 872–878
8. Frieske R, Engelhard B, Franke A, Reineke T, Flachskampf FA, Hanrath P (1997) Transösophageale doppler-echo-kardiographische Beurteilung der Mitralinsuffizienz: Vergleich von Jetfläche, pulmonalvenösem Flußprofil, proximalem Jetdurchmesser, maximaler Regurgitationsflußrate und Regurgitationsdurchtrittsfläche mit der Angiographie. Z Kardiol 86: 346–353
9. Gehring J, Koenig W, Beckmann R, Mathes P (1983) Mitralinsuffizienz bei koronarer Herzkrankheit. Klin Wochenschr 61: 1095–1100
10. Gehring J, Lindlbauer R, Borst K, Strobel M (1979) Nichtinvasive Diagnostik der Mitralinsuffizienz mit der gepulsten Doppler-Echokardiographie. Dt Med Wschr 104: 1474–1478
11. Giesler M, Blattert T, Stauch M (1990) Abschätzung des Regurgitationsflusses durch die Intensität des Dopplersignals in vitro. Z Kardiol 79 Suppl 1: 144

12. Giesler M, Stauch M (1992) Color Doppler Determination of Regurgitant Flow: From Proximal Isovelocity Surface Areas to Proximal Velocity Profiles – an in Vitro Study. Echocardiography 9: 51–62

13. Giesler M , Großmann G, Schmidt A, Kochs M, Langhans J, Stauch M, Hombach V (1993) Color Doppler echocardiographic determination of mitral regurgitant flow from the proximal velocity profile of the flow convergence region. Am J Cardiol 71: 217–224

14. Grayburn PA, Fehske W, Omran H, Brickner ME, Lüderitz B (1994) Multiplane transesophageal echocardiographic assessment of mitral regurgitation by Doppler color flow mapping of the vena contracta. Am J Cardiol 74: 912–917

15. Grossmann G, Giesler M, Schmidt A, Kochs M, Wieshammer S, Felder C, Höher M, Hombach V (1995) Schweregradbestimmung bei Mitralinsuffizienz-Wertigkeit verschiedener farbdoppler-echokardiographischer Methoden. Z Kardiol 84: 190–197

16. Grossmann G, Giesler M, Schmid A, Kochs M, Wieshammer S, Höher M, Felder C, Hombach V (1996) Influence of the mechanism of regurgitation by the proximal flow convergence method and the jet area method. Eur Heart J 17: 1256–1264

17. Hall SA, Brickner ME, Willet DWL, Irani WN, Afridi I, Grayburn PA (1997) Assessment of mitral regurgitation severity by Doppler color flow mapping of the vena contracta. Circulation 95: 636–642

18. He S, Fontaine AA, Schwammenthal E, Yoganathan AP, Levine RA (1997) Integrated mechanism for functional mitral regurgitation: leaflet restriction versus coapting forces: in vitro studies. Circulation 96: 1826–1834

19. Helmcke F, Nanda NC, Hsiung MC, Soto B, Adey CK, Goyal RG, Gatewood RP (1987) Color Doppler assessment of mitral regurgitation with orthogonal planes. Circulation 75: 175–183

20. Ihlen H, Amlie J, Dale J, et al (1984) Determination of cardiac output by Doppler echocardiography. Br Heart J 51: 54–69

21. Jenni R, Ritter M, Eberli F, Grimm J, Krayenbühl HP (1989) Quantification of mitral regurgitation with amplitude-weighted mean velocity from continuous wave Doppler spectra. Circulation 79: 1294–1299

22. Kim WY, Bisgaard T, Nielsen SL, Poulsen JK, Pedersen EM, Hasenkam JM, Yoganathan AP (1994) Two-dimensional mitral flow velocity profiles in pig models using epicardial Doppler Echocardiography. J Am Coll Cardiol 24: 532–545

23. Klein A, Obarski T, Stewart W, Casale P, Pearce G, Husbands K, Cosgrove D, Salcedo E (1991) Transesophageal Doppler echocardiography of pulmonary venous flow: a new marker of mitral regurgitation severity. J Am Coll Cradiol 18: 518–526

24. Kono T, Sabbah HN, Rosman H, Alam M, Jafri S, Stein PD, Goldstein S (1992) Mechanism of functional mitral regurgitation during acute myocardial ischemia (1992) J Am Coll Cardiol 19: 1101–1105

25. Krabill KA, Sung H-W, Tamura T, Chung KJ, Yoganathan AP, Sahn DJ (1989) Factors influencing the structure and shape of stenotic and regurgitant jets: An in vitro investigation using Doppler color flow mapping and optical flow visualization. J Am Coll Cardiol 13: 1672–1681

26. Lewis JF, Kuo LC, Nelson JG, Limacher MC, Quinones MA (1984) Pulsed Doppler echocardiographic determination of stroke volume and cardiac output: clinical validation of two new methods using the apical window. Circulation 70: 425–431

27. Maciel BC, Moises VA, Shandas R, Simpson IA, Beltran M, Valdes-Cruz LM, Sahn DJ (1991) Effects of pressure and volume of the recieving chamber on the spatial distribution of regurgitant jets as imaged by color Doppler flow mapping. Circulation 83: 605–613

28. Mele D; Vandervoort P, Palacios I, Rivera J, Dinsmore R, Schwammenthal E, Weyman A, Levine R (1995) Proximal jet size by Doppler color flow mapping predicts severity of MR. Circulation 91: 746–754

29. Miyatake K, Izumi S, Okamoto M, Kinoshita N, Asonuma H, Nakagawa H, Yamamoto K, Takamiya M, Sakakibara H, Nimura Y (1986) Semiquantitative grading of severity of mitral regurgitation by real-time two-dimensional Doppler flow imaging technique. J Am Coll Cardiol 7: 82–88

30. Nixdorff U, Rupprecht HJ, Mohr-Kahaly S, Wittlich N, Oelert H, Schmied W, Meyer J (1994) Transesophageal echocardiography in cardiogenic shock in acute posterior wall infarct with rupture of the papillary muscles. Z Kardiol 83: 495–501

31. Omoto R, Yokote Y, Takamoto S, Kyo S, Ueda K, Asano H, Namekawa K, Kasai C, Kondo Y, Koyano A (1984) The development of real-time two-dimensional Doppler echocardiography and its clinical significance in acquired heart diseases with special reference to the evaluation of valvular regurgitation. Jpn Heart J 25: 325–340

32. Otsuji Y, Handschumacher MD, Schwammenthal E, Jinag L, Song JK, Guerrero JL, Vlahakes GJ, Levine RA (1997) Insights from three-dimensional echocardiography into the mechanism of functional mitral regurgitation: direct in vivo demonstration of altered leaflet tethering geometry. Circulation 96: 1999–2008

33. Recusani F, Bargiggia GS, Yoganathan AP, Raisaro A, Valdes-Cruz LM, Sung H-S, Bertucci C, Gallati M, Moises VA, Simpson IA, Tronconi L, Sahn DJ (1991) A new method for quantification of regurgitant flow rate using color flow Doppler imaging of the flow convergence region proximal to a discrete orifice: in vitro study and initial clinical experience in patients with mitral insufficiency. Circulation 83: 594–604

34. Rokey R, Sterling LL, Zoghbi WA, Sartori MP, Limacher CM, Kuo LC, Quinones MA (1986) Determination of regurgitant fraction in isolated mitral or aortic regurgitation by pulsed Doppler two-dimensional echocardiography. J Am Coll Cardiol 7: 1273–1278

35. Sahn DJ (1988) Instrumentation and physical factors related to visualization of stenotic and regurgitant jets by Doppler color flow mapping. J Am Coll Cardiol 12: 1354–1365

36. Sarano EM, Bailey KR, Seward JB, Tajik AJ, Krohn MJ, Mays JM (1993) Quantitative Doppler assessment of valvular regurgitation. Circulation 87: 841–848

37. Schwammenthal E, Chen C, Giesler M, Guerrero JL, Sagie A, Vazquez de Prada J, Hombach V, Weyman AE, Levine RA (1996) A new method for accurate regurgitant flow rate calculation based on analysis of Doppler color flow maps of the proximal flow field. J Am Coll Cardiol 27: 161–172

38. Schwammenthal E, Chen C, Benning F, Block M, Breithardt G, Levine RA (1994) Dynamics of mitral regurgitant flow and orifice area. Physiologic application of the proximal flow convergence method: clinical data and experimental testing. Circulation 90: 307–322

39. Simpson IA, Valdes-Cruz LM, Sahn DJ, Murillo A, Tamura T, Chung KJ (1989) Doppler color flow mapping of simulated in vitro regurgitant jets: Evaluation of the effects of orifice size and hemodynamic variables. J Am Coll Cardiol 13: 1195–1207

40. Spain MG, Smith MD, Grayburn PA, Harlamert EA, DeMaria AN (1989) Quantitative assessment of mitral regurgitation by Doppler color flow mapping: Angiographic and hemodynamic correlations. J Am Coll Cardiol 13: 585–590

41. Sun JP, Stewart WJ, Pu M, Fouad FM, Chritian R, Thomas JD (1997) Automated cardiac output measurement by spatiotemporal integration of color Doppler data: in vitro and clinical validation. Circulation, in press

42. Switzer DF, Yoganathan AP, Nanda NC, Woo Y-R, Ridgway AJ (1987) Calibration of color Doppler flow mapping during extreme hemodynamic conditions in vitro: A foundation for a reliable quantitative grading system for aortic incompetence. Circulation 75: 837–846

43. Thomas JD, Liu CM, Flachskampf FA, O'Shea JP, Davidoff R, Weyman A (1990) Quantification of jet flow by momentum analysis. Circulation 81: 247–259

44. Tribuoilloy C, Shen WF, Quere JP et al (1992) Assessment of severity of mitral regurgitation by measuring regurgitant jet width at its origin with transesophageal Doppler color flow imaging. Circulation 85: 1248–1253

45. Utsunomiya T, Patel D, Doshi R, Quan M, Gardin JM (1992) Can signal intensity of the continous wave Doppler regurgitant jet estimate the severity of mitral regurgitation? Am Heart J 123: 166–171

46. Wranne B, Ask P, Loyd D (1985) Quantification of heart valve regurgitation: A critical analysis from a theoretical and experimental point of view. Clin Physiol 5: 81–88

47. Yoshida K, Yoshikawa J, Yamaura Y, Hozumi T, Akasaka T, Fukaya T (1990) Assessment of mitral regurgitation by biplane transesophageal color Doppler flow mapping. Circulation 82: 1121–1126

Anschrift des Verfassers:
Dr. Martin Giesler
Abt. Innere Medizin II (Kardiologie, Angiologie, Pneumonologie und Nephrologie)
Medizinische Klinik und Poliklinik
Universität Ulm
Robert-Koch-Str. 8
89081 Ulm

Infarktkomplikationen – echokardiographische Diagnostik und therapeutische Relevanz

S. Heinbuch*, J. Gehring**, G. Klein**

 * Klinik für Kardiologie, Zentralklinik Bad Berka GmbH
** Klinik Höhenried, Bernried

Die Echokardiographie hat sich in den letzten Jahren zu einem unverzichtbaren diagnostischen Instrument der kardiologischen Intensivmedizin entwickelt. Sie stellt eine nichtinvasive, jederzeit wiederholbare und zuverlässige Untersuchungsmethode zur differentialdiagnostischen Abklärung des akuten Thoraxschmerzes bei Myokardinfarkt, Aortendissektion, Lungenembolie oder Perikarditis dar (1). Im Akutstadium des Myokardinfarktes ist sie eine rasch verfügbare Methode zur umfassenden Erkennung der Ursachen einer hämodynamischen Verschlechterung z.B. infolge einer Septum-, Wand- oder Papillarmuskelruptur, eines rechtsventrikulären Infarkts oder eines ausgedehnten Perikardergusses. Sie ermöglicht die Indikationsstellung zum notfallmäßigen kardiochirurgischen Eingriff in vielen Fällen, bei denen die invasive Diagnostik ein unnötig hohes Risiko darstellen würde (7). Durch den transösophagealen Zugang ist die Echokardiographie auch bei schwierigen transthorakalen Untersuchungsbedingungen, bei beatmeten Patienten und bei Einsatz eines mechanischen linksventrikulären Unterstützungsverfahrens eine wegweisende diagnostische Methode.

Einschätzung der myokardialen Funktion

Die Inzidenz von Infarktkomplikationen wie Tod, Schock, Herzinsuffizienz und Arrhythmien ist größer, wenn die funktionelle Infarktgröße mehr als 20 % des Ventrikels einnimmt oder wenn mehrere nicht zusammenhängende Regionen Dysfunktionen aufweisen (28). Für die Erfassung der regionalen Myokardfunktion weist die Echokardiographie eine Sensitivität von 94 % und eine Spezifität von 84 % auf (1). Da die klinische Beurteilung aber einer sehr großen Interobservervariabilität unterliegt, wurde ein „wallmotion score index" zur semiquantitativen Beurteilung der Infarktgröße vorgeschlagen. Sahasakul et al. (34) konnten zeigen, daß dieser Index ein guter Prädiktor für die Mortalität in der Hospitalphase eines akuten Myokardinfarktes ist (Sensitivität: 71 %, Spezifität 90 %). In Kombination mit dem Alter des Patienten kann die Prädiktion weiter verbessert werden, um Patienten, die von einer thrombolytischen Therapie, sofortigen PTCA oder späteren Bypass-Operation profitieren würden, zuverlässiger erkennen zu können (31). Erst frühestens 10 Tage nach einer Reperfusionstherapie kann eine Verbesserung der regionalen Kontraktilität erwartet werden (12). Diese Verbesserung ist allerdings von der Vollständigkeit einer Reperfusion abhängig und ihre Erkennbarkeit wiederum von der ursprünglichen Infarktgröße, weshalb eine Steigerung der Kontraktilität bei Hinterwandinfarkten oft übersehen wird (12).

Regionale Wandbewegungsstörungen sind bereits Sekunden nach dem Eintritt einer Ischämie aufgrund einer Koronarokklusion zu erkennen (33). Der Nachweis von regionalen Wanbewegungsstörungen erwies sich als besserer Prädiktor für Komplikationen in der Akutphase des Myokardinfarktes als klinische Parameter oder das EKG (33), das nur in einem Drittel der Fälle wegweisend ist (17).

Im allgemeinen kann eine regionale Wandbewegungsstörung erfaßt werden, wenn mindestens 20 % der transmuralen Myokarddicke und mehr als 12 % der Zirkumferenz des linken Ventrikels erfaßt sind (33). Einschränkend muß allerdings erwähnt werden, daß die konventionelle 2D-Echokardiographie nicht zwischen einer Ischämie, einem alten oder einem akuten Myokardinfarkt unterscheiden kann. Hier ist sicher die Kombination mit der Klinik, dem EKG und der Enzymdiagnostik notwendig. Eine Verbesserung der echokardiographischen Diagnostik von Wandbewegungsstörungen ist durch neue Methoden wie die Colorkinesis, das Echokontrastverfahren und die Doppler-Tissue-Echokardiographie zu erwarten.

Linksventrikuläres Remodeling

Bereits in den ersten Stunden eines akuten Myokardinfarkts kann es zu einer Umformung des linken Ventrikels in Bezug auf seine Größe und Form kommen. Besonders bei großen transmuralen Vorderwandinfarkten führt die infarktbedingte Einschränkung der globalen linksventrikulären Pumpfunktion über eine kompensatorische Mehrbewegung des nichtinfarzierten Myokards zu einer Erhöhung des diastolischen Volumens. Aufgrund des Laplace'schen Gesetzes erhöht sich hierdurch die Wandspannung sowohl im infarzierten als auch nichtinfarzierten Myokard. Hieraus kann eine Expansion des Infarktareals und eine konsekutive weitere Dilatation des Ventrikels resultieren. Diese verhängnisvolle Spirale kann nicht nur im akuten, sondern auch im chronischen Infarktstadium wirksam werden. Jugdutt fand bei 244 konsekutiv 2-D-echokardiographisch untersuchten Patienten mit erstem akuten Vorderwandinfarkt 51 Patienten mit Infarktexpansion zwischen dem 2. und 10. Infarkttag. Patienten mit Infarktexpansion entwickelten häufiger eine Herzinsuffizienz und hatten eine signifikant höhere Krankenhausmortalität. Das Ausmaß der echokardiographisch ermittelten regionalen diastolischen Konturverformung des linken Ventrikels (RSD) bei der Erstuntersuchung ermöglichte eine zuverlässige Erkennung von Patienten mit späterer Infarktexpansion (22).

Bei Patienten mit Remodeling des linken Ventrikels sind weitere Infarktkomplikationen wie Herzinsuffizienz, Entwicklung eines linksventrikulären Aneurysmas oder Myokardruptur häufiger. Diese Remodeling-Vorgänge können durch 2-D-echokardiographische Verlaufsuntersuchungen zuverlässig erkannt werden. Neben den linksventrikulären Volumina und der globalen linksventrikulären Funktion kann auch die Größe des kontraktionsgestörten Areals abgeschätzt werden. Bei guter Schallqualität ist für Verlaufsuntersuchungen die Quantifizierung dieser Parameter anzustreben.

Therapeutisch sollte in erster Linie die möglichst frühzeitige Reperfusion des ischämischen und/oder partiell infarzierten Areals durch Thrombolyse oder interventionelle Maßnahmen angestrebt werden. Durch zusätzliche Gabe von ACE-Hemmern kann die Ventrikelgröße über eine potente Senkung der Nachlast verkleinert und langfristig sowohl die Ventrikelfunktion als auch die Prognose verbessert werden (38). Nitroglyzerin kann beim akuten Infarkt vor allem durch Vorlastsenkung linksventrikuläres Remodeling ver-

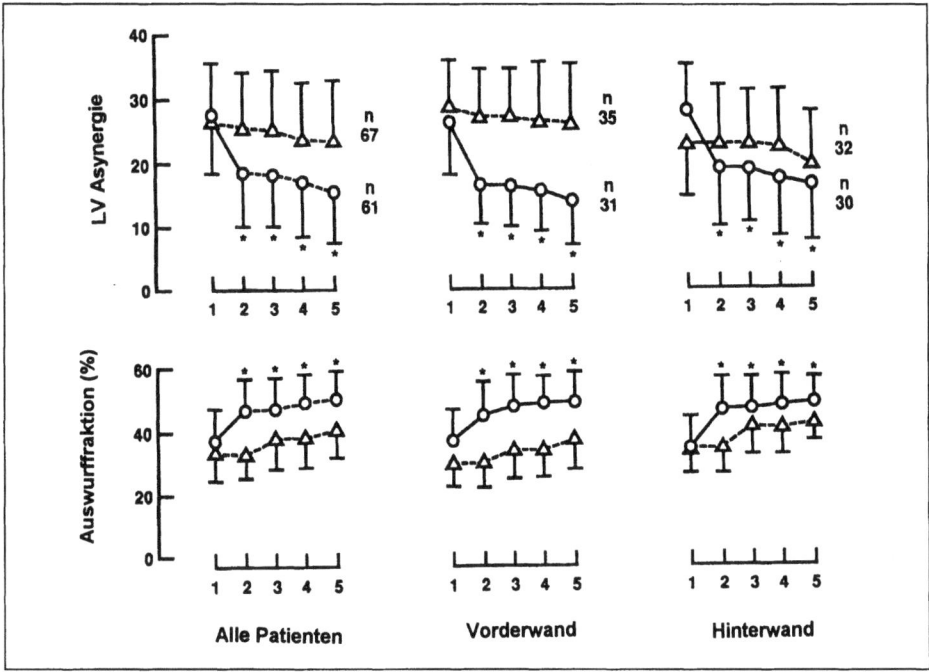

Abb. 1. Veränderungen der linksventrikulären Asynergie und der Auswurffraktion nach 6 (2), 24 (3) und 48 Stunden (4) sowie nach 10 Tagen (5). Die Ausdehnung der asynergen Areale ist unter Nitroinfusionstherapie kleiner, die linksventrikuläre Auswurffraktion größer als in der Kontrollgruppe (p < 0,001) (○ = Kontrollgruppe, △ = Nitroglyzeringruppe), modifiziert nach Jugdutt et al. (24)

hindern oder abschwächen (Abb. 1), hat im Gegensatz zu ACE-Hemmern keinen ungünstigen Einfluß auf die Kollagenbildung im Narbenbereich und kann bei vorsichtiger Dosistitrierung bereits innerhalb der ersten Stunden nach Infarktbeginn eingesetzt werden (23). In Kombination mit der thrombolytischen Behandlung konnte ebenfalls ein geringer ausgeprägtes Remodeling verbunden mit einer längerfristig verbesserten Myokardfunktion und Prognose beobachtet werden (24).

Rechtsventrikulärer Infarkt

Ein rechtsventrikulärer Infarkt tritt in ca. einem Drittel der Myokardinfarkte auf, und zwar ausschließlich bei transmuralen Infarkten der infero-posterioren Wand oder des posterioren Anteils des Septums (1). Sensitiver als die Erfassung einer Dilatation des rechten Ventrikels und von hämodynamischen Veränderungen ist die echokardiographische Erfassung regionaler Wandbewegungsstörungen der freien rechtsventrikulären Wand. Die Diagnose eines rechtsventrikulären Infarktes kann echokardiographisch mit einer Sensitivität von 92 % gestellt werden (1).

Für die weitere Therapie eines rechtsventrikulären Infarktes ist darüber hinaus maßgeblich, ob zusätzlich eine Trikuspidalinsuffizienz vorliegt, die leicht doppler-echokardiographisch festgestellt werden kann. Dhainaut et al. (10) konnten zeigen, daß eine Therapie mit vermehrtem Volumenangebot bei den Patienten mit einem durch den RV-Infarkt induzierten low-output nur eine relativ geringe Verbesserung brachte. Dobutamin hingegen war nur bei den Patienten ohne zusätzliche Trikuspidalinsuffizienz (TI) effektiv, während sich bei Patienten mit TI die Regurgitationsfraktion vergrößerte und damit die hämodynamische Situation verschlechterte.

Liegt zusätzlich ein offenes Foramen ovale vor (ca. 27 % der Bevölkerung) kann es durch den Anstieg des rechtsventrikulären enddiastolischen Druckes und konsekutiv des rechtsatrialen Druckes zu einem Rechts-Links-Shunt mit nachfolgender Hypoxämie oder zu paradoxen Embolien kommen. Selten entsteht eine Infarzierung des rechten Vorhofes, die jedoch häufiger als eine Infarzierung des linken Vorhofes zu sehen ist. Dabei erfolgt eine akute Rückstauung in das venöse System. Mit der transösophagealen Echokardiographie kann in dieser Situation eine akinetische freie rechtsatriale Wand, Spontankontraste im rechten Vorhof und eine fehlende Doppler-A-Welle über der Trikuspidalklappe erfaßt werden (17).

Ruptur der freien Wand

Bei etwa 15–24 % aller tödlich verlaufenden Myokardinfarkte, bzw. bei 0,5 % – 2 % aller Infarkte, kommt es zur Ruptur der freien Wand des linken Ventrikels (7, 40). In einer Studie von Reddy et al. (32) war bei 204 Patienten mit einer tödlichen Myokardruptur die Ruptur der freien Wand in 67 %, die des Papillarmuskels in 27 % und die des Septums in 4 % der Fälle aufgetreten. In Bezug auf die Infarktlokalisation zeigen antero-laterale Infarkte (6, 40) das größte Risiko einer Ruptur. Ob die Ruptur der freien Ventrikelwand in erster Linie im Zusammenhang mit der Infarktausdehnung zu sehen ist, wird in der Literatur kontrovers dikutiert (4, 5, 7, 26). Jedoch sind Patienten mit einer Ventrikelwandruptur in der Regel älter, weiblichen Geschlechts, ohne eine kardiale Vorgeschichte oder einen früheren Infarkt. Rupturen treten meist nach einem zunächst unkomplizierten Verlauf in der ersten Postinfarktwoche auf (7, 40).

Klinisch manifestiert sich die Ruptur in anhaltendem Thoraxschmerz, massivem Hämoperikard, drastischer hämodynamischer Verschlechterung, elektromechanischer Entkoppelung und dem plötzlichen Tod binnen weniger Minuten, ohne daß Gelegenheit zu operativen Maßnahmen besteht. Subakute Verläufe sind selten (0,1 % (29)), wobei dann im 2D-Echokardiogramm eine echodichte perikardiale Flüssigkeit bzw. Masse, eine rechtsventrikuläre und rechtsatriale Kompression und ein diastolischer Kollaps des rechten Ventrikels beobachtet werden kann. In solchen Fällen sollte unter Ultraschallkontrolle der Erguß vorübergehend drainiert werden, bis die sofortige operative Therapie eingeleitet werden kann. Gelegentlich bildet sich zunächst ein Pseudoaneurysma aus, wobei die Ruptur durch das Perikard oder durch thrombotisches Material gedeckt ist. Dabei sieht man ein dünnwandiges, meist relativ kleines Aneurysma, das über eine schmale Brücke mit dem linken Ventrikel kommuniziert (Abb. 2). Dopplerechokardiographisch läßt sich ein Blutfluß zwischen dem Pseudoaneurysma und dem linken Ventrikel darstellen. Diese Pseudoaneurysmen sind in hohem Maße rupturgefährdet im Gegensatz zu echten Aneurysmen, und sollten der sofortigen chirurgischen Therapie zugeführt werden (7). Differentialdiagnostisch ist das epikardiale Fettgewebe von einem echodichten Perikarderguß zu unterscheiden, das aber selten mehr als 1,5 cm Breite erreicht (5). Blut im Herzbeutel entspricht am ehesten der Echodichte des Lebergewebes und weist in frischem Zustand mobile Strukturen auf.

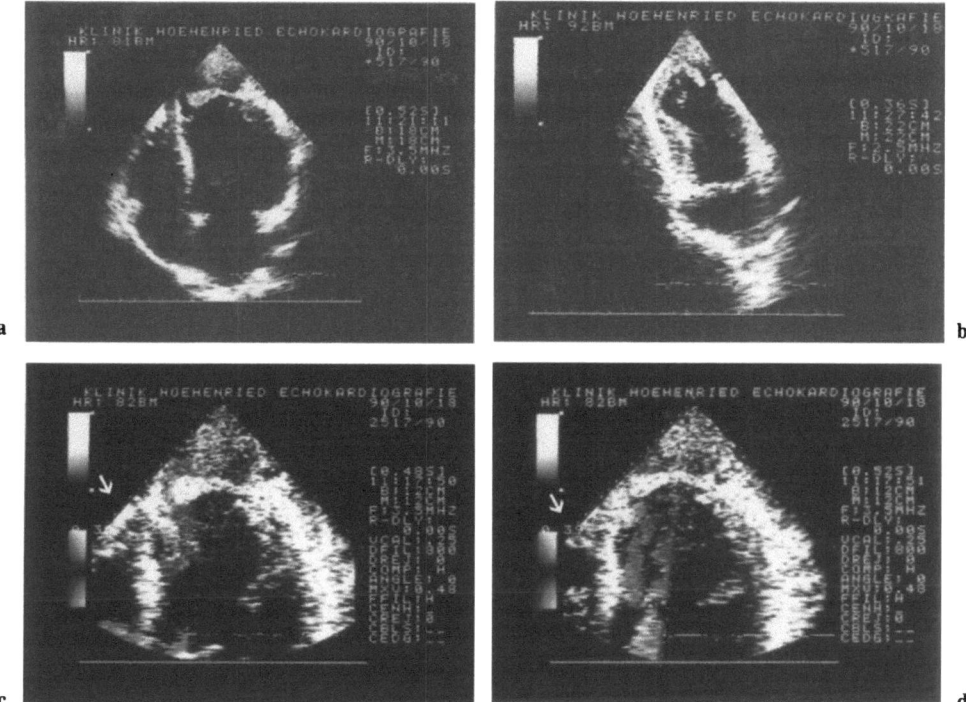

Abb. 2. Gedeckte Perforation des linken Ventrikels bei einem 36-jährigen Patienten 4 Wochen nach großem Vorderwandinfarkt. 1a) Apikaler 4-Kammer-Blick: Ausbildung eines Pseudoaneurysma im Bereich des Apex. Deutlich erkennbare Perforationsstelle (intraoperativ bestätigt) mit Verbindung zu einem echodichten apikalen Perikarderguß. 1b) Darstellung der Perforation im apikalen 2-Kammer-Blick. 1c) Der Farbdoppler zeigt einen turbulenten diastolischen Fluß im Bereich der Perforationsstelle

Ventrikelseptumruptur

Diese Komplikation kommt in 1–3 % aller Infarkte vor und trägt zu etwa 5 % aller tödlichen Myokardinfarkte bei (30). Die Ruptur des Ventrikelseptums tritt meist innerhalb der ersten Woche nach dem akuten Infarktereignis auf und wird hämodynamisch besser als die freie Ruptur der Ventrikelwand toleriert. Wegen der zweifachen Blutversorgung des Septums durch den Ramus interventrikularis anterior, die Arteria coronaria dextra und/oder die Arteria circumflexa tritt diese Infarktkomplikation relativ selten auf. Klinisch fallen die hämodynamisch instabilen Patienten durch ein neu aufgetretenes rauhes Holosystolikum auf. Eine schnelle Diagnostik ist von Nöten, da 25 % dieser Patienten binnen 24 Stunden und 65 % innerhalb der ersten Woche versterben, falls keine chirurgische Intervention erfolgt (7). Der VSD ist meist im muskulären Anteil des Septums lokalisiert (Abb. 3). Besonders in der parasternalen kurzen Achse und im apikalen 4 Kammer-Blick sowie in der subcostalen langen Achse sind Defekte im Septum gut zu erkennen. Oft ist neben dem Defekt nekrotisches Material, eine Dysfunktion des Septums und des rechten Ventrikels zu finden. Gelegentlich sind die Defekte komplexerer Natur und weisen entweder mehrere Durchtritte oder einen geschlängelten Verlauf auf. Hier ist die Verwendung der Farbdopplerechokardiographie und der Kontrastmittelechokardiographie hilfreich. Hierbei kann ein

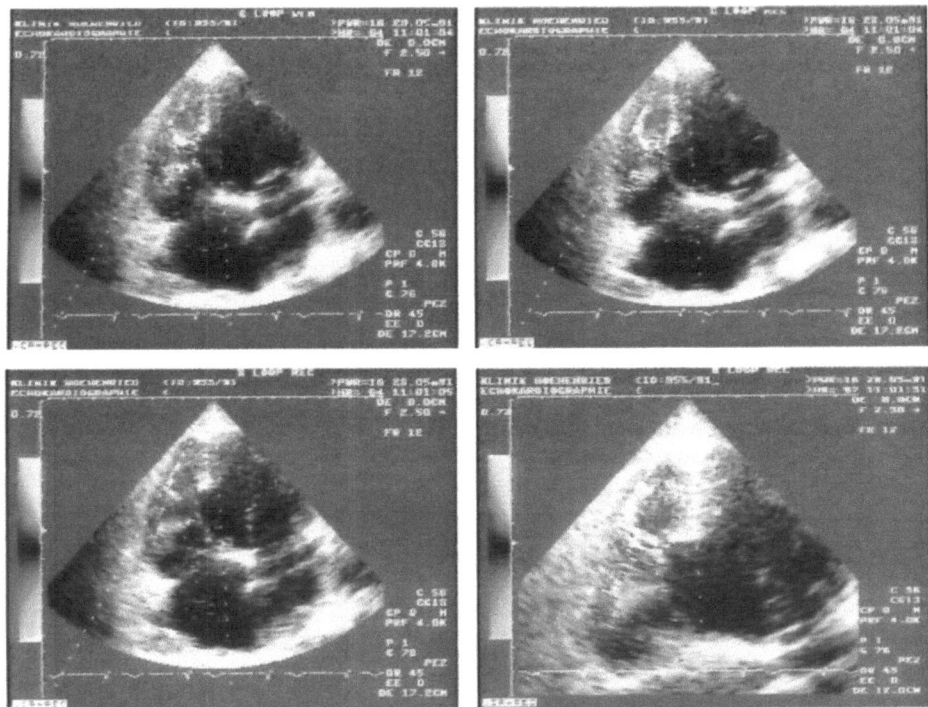

Abb. 3. Ventrikelseptum-Ruptur 3 Wochen nach ausgedehntem infero-septalem Infarkt bei einem 76-jährigen Patienten mit schwerer 3-Gefäß-Erkrankung. Erkennbar sind zwei turbulente Flußzonen im rechten Ventrikel aus dem Bereich des muskulösen Ventrikelseptums (ventrikulographisch bestätigt)

negativer Kontrast im RV oder seltener ein positiver Kontrast im LV beobachtet werden. Die Sensitivität beträgt 92 % – 96 %, wenn alle echokardopgraphischen Methoden ausgeschöpft werden (7, 11). Bei schwer kranken oder beatmeten Patienten ist auch transösophageal in der transgastrischen oder der kaudalen transösophagealen Schallkopfposition ein VSD nachzuweisen.

Papillarmuskelruptur

Die Papillarmuskelruptur ist eine der seltensten Infarktkomplikationen und ist für 0,4–5 % der tödlichen Infarkte verantwortlich. Sie führt zu einer massiven Mitralinsuffizienz (MI) mit konsekutivem Lungenödem und tritt meist 2–7 Tage nach einem akuten Infarkt auf (44).Ohne operative Therapie sterben 50 % der Patienten innerhalb von 24 Stunden und 90 % in der ersten Woche (27). Oft lösen schon relativ kleine und meist Erstinfarkte eine derartige Ruptur aus (44), wenn das den Papillarmuskel umgebende Subendokard betroffen ist. Meist ist davon der posteromediale Papillarmuskel betroffen, da er häufig nur vom Ramus descendens posterior der RCA versorgt wird. Da eine komplette Ruptur eines Papillarmuskels meist zum raschen Lungenödem und kardiogenen Schock führt (Abb. 4), sind

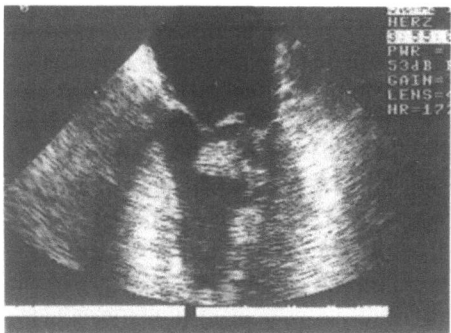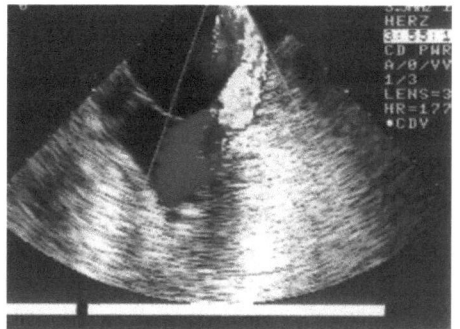

a   b

Abb. 4. Akute Papillarmuskelruptur des anterolateralen Papillarmuskels (autoptisch bestätigt) bei einem 59-jäh-rigen Patienten im Rahmen eines akuten Myokardinfarktes und rapid progredientem Lungenödem mit Exitus letalis. 3a) mobile Masse unterhalb des prolabierenden anterioren Mitralsegels. 3b) Exzentrischer Farbdoppler-Jet entlang der linkslateralen Vorhofwand

Teilabrisse einzelner Muskelköpfchen der Papillarmuskeln eher noch einer chirurgischen Intervention zuzuführen (9). Ein Systolikum kann oft trotz massiver Mitralinsuffizienz fehlen oder nur gering ausgeprägt sein, entweder wegen eines Druckangleiches zwischen linkem Atrium und linkem Ventrikel oder es ist wegen des Lungenödems nicht auskultier-bar. Hier zeigt die 2D-Echokardiographie oft ein „flail leaflet" mit z.T. erheblichem Pro-laps eines der Mitralsegel in das linke Atrium und eine mobile Masse, die systolisch in das linke Atrium prolabiert (Abb. 4) (13, 14). Mit der 2-D- und Doppler-Echokardiographie kann sowohl das morphologische als auch hämodynamische Korrelat der schweren Mitral-insuffizienz gut erfaßt werden und der Patient einer frühen operativen Therapie zugeführt werden (7, 36).

Papillarmuskeldysfunktion

Oft besteht jedoch eine Mitralinsuffizienz nach einem akuten Myokardinfarkt, ohne daß eine Ruptur des Papillarmuskels vorliegt. Izumi et al. (18) beschrieben eine Postinfarkt-Mitralinsuffizienz in 53 % von 81 Patienten mit einem Myokardinfarkt (Abb. 4). Bei 80 % dieser Patienten lag eine leichte bis mäßige, bei 20% eine schwere Mitralinsuffizienz vor. Barzilai et al. (3) beschrieben eine Mitralinsuffizienz bei Vorderwandinfarkten (VWI) und Hinterwandinfarkten (HWI) in der gleichen Häufigkeit, andere Autoren fanden dagegen bei Hinterwandinfarkten häufiger eine Mitralinsuffizienz (16, 45). Die Patienten mit Mitral-insuffizienz waren im Durchschnitt älter, hatten ein größeres enddiastolisches Volumen, oft bereits vorangegangene Myokardinfarkte und litten häufiger an einer Mehrgefäßerkrankung (16). Die Auskultation kann lediglich 43 % der dopplerechokardiographisch nachgewie-senen Mitralinsuffizienz erfassen (27).

   Als pathophysiologischer Mechanismus wird eine Asynergie des Papillarmuskels und der benachbarten LV-Wand angenommen (7, 16). Innerhalb der ersten 3 Monate nach einem Infarkt nimmt die Inzidenz einer Mitralinsuffizienz stetig zu, besonders bei Patienten mit einem VWI, die einem umfangreichen Remodeling mit konsekutiver mangelnder Koaptation beider Mitralsegel und Dilatation des Mitralrings unterliegen (3). Mit der Doppler-Echokardiographie kann nicht nur die Mitralinsuffizienz selbst, sondern auch die Jet-Richtung erfaßt werden, woraus Rückschlüsse auf das beteiligte Mitralsegel gezogen werden können. So ist der Mitralinsuffizienz-Jet bei einem Prolaps des anterioren Segels zur posterolateralen Wand des linken Vorhofs hin, bei Prolaps des posterioren Segels zum Vorhofseptum hin gerichtet und bei Beteiligung beider Segel zentral verlaufend.

Eine bessere Darstellung einer Mitralinsuffizienz liefert die transösophageale Echokardiographie, die besonders das pulmonalvenöse Flußmuster mit einem möglichen systolischen Rückstrom, die Vena contracta als auch exzentrische Regurgitationsjets besser zeigt (25, 39). Zur Differenzierung zwischen einer Mitralinsuffizienz niedrigen oder höheren Schweregrades sollte am besten von transösophageal die proximale Flußkonvergenzmethode (Sens.: 92 %) und die proximale Jetbreite (Sens.: 92 %) verwendet werden, ferner die Messung der pulmonalvenösen Flüsse (Sens.: 83%) und eventuell die Quantifizierung der Ausdehnung des Farbdopplerjets (Sens.: 69 %) (15). Zusätzlich muß bei der Einschätzung des Mitralinsuffizienz-Schweregrades die Klappenmorphologie, Vorhofgröße und Ventrikelfunktion mit in Betracht gezogen werden. Darüber hinaus sollte berücksichtigt werden, daß der Schweregrad der Mitralinsuffizienz unter Belastungsbedingungen passager deutlich zunehmen kann, und eine Zunahme der Mitralinsuffizienz unter Belastung eine prognostische als auch therapeutische Relevanz besitzt (31). Zu deren Nachweis eignen sich die verschiedenen Methoden der Streßechokardiographie. Eine Mitralklappenrekonstruktion sowie auch ein prothetischer Mitralklappenersatz in Kombination mit einer aorto-koronaren Bypass-Operation zeigten bei Rankin J. S. et al. (31) bessere Langzeitergebnisse als eine alleinige Revaskularisation oder medikamentöse Therapie.

Linksventrikuläres Aneurysma

Eine der häufigsten Infarktkomplikationen ist die Ausbildung eines Aneurysmas. Bei Patienten, die einen akuten Myokardinfarkt überlebten, kommt es je nach Definition in 10–38 % der Fälle zur Ausbidung eines Ventrikelaneurysmas (40). Bildet sich ein Aneurysma bereits in der ersten Postinfarktwoche aus, was meist bei Vorderwandinfarkten der Fall ist, ist mit einer sehr hohen Letalität bis zu 80 % (41) zu rechnen. Bildet sich in der Subakutphase ein Aneurysma, ist die Letalität deutlich geringer (25 % (41)). Die Entstehung eines Aneurysmas ist nach dem Laplace-Gesetz von der Größe des Infarktareals und seiner damit verbundenen Wandspannung abhängig. Die Letalität wird in erster Linie durch die Größe des Aneurysmas, die Funktion des Restmyokards und den Zeitpunkt des Auftretens bestimmt (42). Diese Parameter sind mit Hilfe der 2-D-Echokardiographie erfaßbar. Die Sensitivität der Echokardiographie für ein Aneurysma liegt bei 90–95 % (30). Kriterien sind eine gut demarkierte Ausweitung der Kontur der LV-Wand nicht nur systolisch sondern auch diastolisch und eine Verdünnung des aneurysmatischen Wandabschnitts ohne Trabekularisierung (s. Abb. 5).

Die Entscheidung zur operativen Resektion des Aneurysmas ist vom Ausmaß der Herzinsuffizienz, zusätzlich auftrenden konservativ nicht zu beherrschenden Thrombembolien und malignen Rhythmusstörungen abhängig. Die Aneurysmektomie hat jedoch eine relativ hohe Mortalitätsrate von 2–19 % (40). Diese kann reduziert werden, indem zuvor echokardiographisch ein Restmyokardindex von wenigstens 40 % bestimmt wird (40).

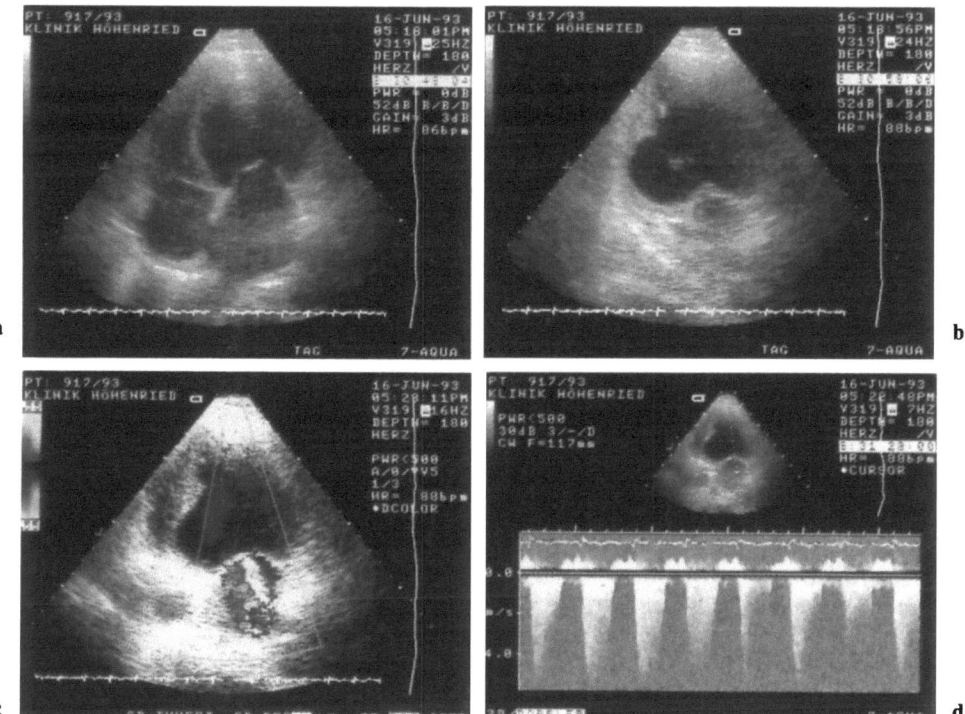

Abb. 5. Infero-basales Aneurysma des linken Ventrikels und Papillarmuskeldysfunktion bei einem 71-jährigen Patienten mit ausgedehntem Hinterwandinfarkt. 4a) Apikaler 4-Kammer-Blick (Diastole) mit Darstellung eines vergrößerten linken Vorhofs. 4b) Apikaler 2-Kammer-Blick (Systole) mit großem infero-basalem Aneurysma. 4c) Farb-Doppler-Darstellung eines schmalen, jedoch bis zur dorsalen Vorhofwand reichenden Regurgitations-Jets als Ausdruck einer Mitralinsuffizienz bei Papillarmuskeldysfunktion. 4d) CW-Doppler mit Spektraldarstellung der systolischen transmitralen Regurgitation. Wir danken Herrn Dr. med. S. Kendziora und Herrn Dr. med. D. Schultz für die Erstellung des Bildmaterials.

Thrombenbildung

Zwischen 17 % und 34 % (1) aller Patienten mit einem akuten Myokardinfarkt entwickeln einen Ventrikelthrombus. Insbesondere Patienten mit einem großen Vorderwandinfarkt oder einer apikalen Akinesie oder Dyskinesie laufen Gefahr, einen Ventrikelthrombus zu entwickeln, selbst wenn sie antikoaguliert sind. Bei Patienten mit einem Hinterwandinfarkt bildet sich nur selten ein Ventrikelthrombus aus (1). Ungefähr die Hälfte aller Patienten mit muralen Ventrikelthromben wiesen in einer Autopsiestudie von Faxon et al. (14) systemische Embolien auf, wobei die meisten Embolien klinisch inapparent verliefen. Patienten, die innerhalb von 72 Stunden nach einem akuten Infarkt einen Ventrikelthrombus entwickeln, haben eine extrem schlechte Prognose (6). Bei nach gewiesenem Ventrikelthrombus wird heute, insbesondere wenn bereits ein embolisches Ereignis stattgefunden hat, eine Antikoagulation empfohlen (2, 6, 19, 43). Meist bildet sich der Thrombus binnen 2 Monaten unter Antikoagulation zurück, kann sich aber nach Absetzen der Therapie schnell wieder neu formieren (20).

In autoptischen und chirurgischen Studien wies die 2-D-Echokardiographie im Nachweis von Ventrikelthromben eine Sensitivität und Spezifität von je 90 % auf (36). Falsch positive Ergebnisse können vermieden werden, wenn ein Ventrikelthrombus als eine echodichte Masse definiert wird, die einem dys- oder akinetischen Myokardabschnitt anhängt, zum LV-Cavum hin eindeutig abgrenzbar ist und einen gewissen Texturunterschied zum Myokard aufweist. Diese intraventrikuläre Masse muß mindestens in 2 Ebenen nachweisbar sein. Kriterien für Thromben, die möglicherweise zu einer erhöhten Embolierate prädisponieren, sind nach Jugdutt et al. (21) bei 541 untersuchten Patienten weniger die Größe und Lokalisation im apikalen 4-Kammer-Blick, als vielmehr die Thrombusmobilität, die Nachbarschaft des Thrombus zu einer hyperkinetischen Myokardregion und die Protrusion des Thrombus in den LV in mehreren Ebenen. Bei diesen 541 Patienten entwickelte sich innerhalb von 4 Jahren in 21 % ein Ventrikelthrombus und in 23 % dieser Patienten kam es meist innerhalb des ersten Postinfarktmonats zu einem embolischen Ereignis.

Perikarditis

Eine Perikarditis tritt nach einem akuten Myokardinfarkt am 1. Tag bis zur 6. Postinfarktwoche in 10–20 % aller Fälle auf (6). In echokardiographischen Studien wurde die Inzidenz eines meist hämodynamisch nicht wirksamen Perikardergusses nach einem akuten Infarkt in 5–34 % der Patienten beobachtet (37). Die Echokardiographie ist zur Diagnose eines Perikardergusses die Methode der Wahl und wird auch bei der Perikardpunktion zur besseren Führung der Punktionsnadel eingesetzt (37). Ab 25 ml Perikardflüssigkeit zeigt sich ein in allen Herzzyklen bestehender echofreier Raum meist zunächst im posterioren Bereich. Bei hämodynamisch leichtgradig wirksamen Perikardergüssen zeigt sich zunächst ein diastolischer Kollaps des rechten Ventrikels und/oder ein systolischer Kollaps des rechten sowie linken Atriums. Führt der Perikarderguß bereits zur Perikardtamponade, so treten zusätzlich eine Kompression des rechten Ventrikels und eine Dilatation der Lebervenen auf. Zur Erfassung hämodynamisch wirksamer Perikardergüsse hat sich auch die Dopplerechokardiographie bewährt (8). Dabei kommt es, analog zum Panzerherz, bei der Inspiration zu einer Abnahme des schnellen diastolischen transmitralen Flusses (E), zu einem verspäteten Öffnen der Mitralklappe sowie zu einer verlängerten isovolumetrischen Relaxationszeit. Im rechten Ventrikel spielen sich bei Inspiration, wegen der Koppelung beider Ventrikel mit einem relativ fixierten Herzvolumen bei einem großen Perikarderguß, die genau umgekehrten Vorgänge ab. Der Fluß in den Lebervenen verhält sich wie der über die Trikuspidalklappe, und der Fluß über die Pulmonalvenen wie der über die Mitralklappe während des Respirationszyklus. Insgesamt kann eine respiratorische Schwankung des schnellen diastolischen transmitralen Flusses (E) über die Mitralklappe von mehr als 25 % im respiratorischen Zyklus als Hinweis für eine Tamponade gewertet werden, wobei die Geschwindigkeit mit dem PW-Doppler auf Höhe der Mitralsegelspitzen gemessen werden sollte (8). Die Therapie besteht bei hämodynamisch nicht relevanten Perikardergüssen aus der Gabe von nichtsteroidalen Antiphlogistika und Steroiden.

Die 2-D-Echokardiographie in Kombination mit der Doppler- und Farbdopplerecho-kardiographie ist heute unentbehrlich in der Diagnostik, Therapie und prognostischen Beurteilung eines akuten Myokardinfarkts und seiner Komplikationen. Die Vorteile der Echokardiographie sind die schnelle Verfügbarkeit, die diagnostische Sicherheit, die Reproduzierbarkeit, die geringe Patientenbelästigung, die relativ geringen Kosten und die Möglichkeit der Diagnostik am Krankenbett. Bei Aufnahme des Patienten ermöglicht sie die Differentialdiagnose des akuten Thoraxschmerzes sowie die Einschätzung der globalen und regionalen Ventrikelfunktion. In der akuten Postinfarktperiode bietet die Echokardiographie bei einer hämodynamischen Verschlechterung die Möglichkeit, zwischen einer Reduktion der Pumpleistung beider Ventrikel und den mechanischen Komplikationen: Ruptur der freien LV-Wand, VSD, Papillarmuskelruptur, Perikardtamponade und Papillarmuskeldysfunktion zu unterscheiden. Die subakute Phase kann durch Ventrikelaneurysmen, Pseudoaneurysmen, Thromben und Perikarditis kompliziert sein, bei deren Erfassung die Echokardiographie ebenfalls äußerst hilfreich ist. Zusätzlich steht heute für den beatmeten Patienten oder den durch andere Bedingungen von transthorakal nicht schallbaren Patienten die transösophageale Echokardiographie als zuverlässige Methode zur Verfügung. Somit entwickelt sich die Echokardiographie zu einem festen Bestandteil des diagnostischen Instrumentariums von Intensiv- und Aufnahmestationen.

Literatur

1. Assmann PE, Roelandt JRTC (1987) Two-dimensional and doppler echocardiography in acute myocardial Infarction and its Complications. Ultrasound in Med & Biol 1 (9): 507–517
2. Arvan S (1985) Persistent intracardiac thrombi and systemic embolization despite anticoagulant therapy. Am Heart J 101: 178–181
3. Brazilai B, Gessler C, Perez JE, Schaab C, Jaffe AS (1988) Significance of doppler-detected mitral regurgitation in myocardial infarction. Am J Cardiol 61: 220–223
4. Bates RJ, Bentler S, Reshekov L, Anagnostopoulos CE (1977) Cardiac rupture-challenge in diagnosis and management. Am J Cardiol 40: 429–437
5. Brack M, Asinger RW, Sharkey SW, Herzog CA, Hodges M (1991) Two-dimensional echocardiographic characteristics of pericardial hematoma secondary to left ventricular free wall rupture complicating acute myocardial infarction. Am J Cardiol 68. 961–964
6. Braunwald E (1992) Heart disease: A textbook of cardiovascular medicine. W. B. Saunders Co. (4th ed)
7. Buda AJ (1991) The role of echocardiography in the evaluation of mechanical complications of acute myocardial infarction. Circulation Suppl Vol 84 (3): I-109–121
8. Brustow DJ (1989) Cardiac tamponade: characteristic Doppler observations. Mayo Clin Proc 64: 312–324
9. Come PC, Riley MF, Weintraub R, Morgan JP, Nakao S (1985) Echocardiographic detection of complete and partial papillary muscle rupture during acute myocardial infarction. Am J Cardiol 56: 787–789
10. Dhainaut J-F (1990) Role of tricuspide regurgitation and left ventricular damage in the treatment of right ventricular infarction-induced low cardiac output syndrom. Am J Cardiol 66: 289–295
11. Drobac M, Gilbert B, Howard R, Baigrie R, Rakowski H (1983) Ventricular septal defect after myocardial infarction: Diagnosis by two-dimensional contrast echocardiography. Circulation 67: 335–341
12. Erbel R, Nixdorff U, Görge G, Brennecke R, Meyer J (1991) Two-dimensional echocardiography in the assessment of therapeutic interventions and long-term follow-up of patients with acute myocardial infarction. In: Iliceto S et al. (eds) Ultrasound in Coronary Artery Disease. Kluver Academic Publishers, Netherlands: 241–254
13. Erbel R, Schweizer P, Bardos P, Meyer J (1981) Two-dimensional echocardiographic diagnosis of papillary muscle rupture. Chest 79: 595–598
14. Faxon DP, Ryan TJ, Davis KB, et al. (1982) Prognostic significance of angiographically documented left ventricular aneurysm from the Coronary Artery Surgery Study (CASS). Am J Cardiol 50: 157–165

15. Frieske R, Engelhard B, Franke A, Reineke T, Flachskampf FA, Hanrath P (1997) Transösophageale doppler-echokardiographische Beurteilung der Mitralinsuffizienz: Vergleich von Jetfläche, pulmonalvenösem Flußprofil, proximalem Jetdurchmesser, maximaler Regurgitationsflußrate und Regurgitationsfläche mit der Angiographie. Z Kardiol 86: 346–353

16. Gehring J, Koenig W, Beckmann R, Mathes P (1983) Mitralinsuffizienz bei koronarer Herzkrankheit. Klin Wschr 61: 1059–1100

17. Hilton TC, Pearson AC, Serota H, Dressler FA, Kern MJ (1990) Right atrial infarction and echocardiography. Am Heart J 120 (2): 427–430

18. Izumi S, Miyatake K, Beppu S, Park Y, Nataga S, Kinishita S, Sakakibara H, Nimura Y (1987) Mechanism of mitral regurgitation in patients with myocardial infarction: A study using real-time two-dimensional dopplerflow imaging and echocardiography. Circulation 76: 777–785

19. Johannessen K-A, Nordrehaug JE, von der Lippe G (1984) Left ventricular thrombosis and cerebral vascular accident in acute myocardial infarction. Br Heart J 51: 553–556

20. Johannessen K-A, Nordrehaug JE, von der Lippe G (1987) Left ventricular thrombi after short-term high-dose anticoagulants in acute myocardial infarction. Eur Heart J 8: 975–980

21. Jugdutt BI, Sivaramm CA, Wortman C, Trudell C, Penner P (1989) Prospective two-dimensional echo-cardiographic evaluation of left ventricular thrombus and embolism after acute myocardial infarction. J Am Coll Cardiol 13: 554–564

22. Jugdutt BI (1990) Identification of patients prone to infarct expansion by the degree of regional shape distortion on an early two-dimensional echocardiogram after myocardial infarction. Clin Cardiol 13: 28–40

23. Jugdutt BI, Schwarz-Michorowski BL, Tymchak WJ, Burton JR (1997) Prompt improvement of left ventri-cular function and preservation of topography with combined reperfusion and intravenous nitroglycerin in acute myocardial infarction. Cardiology 88: 170–179

24. Jugdutt BI, Warnica JW (1988) Intravenous nitroglycerin therapy to limit myocardial infarct size, expansion and complications. Effect of timing, dosage and infarct location. Circulation 78: 906–919

25. Klein AL, Cohen GI, Davison MB, Marwik TM, Husbands K, Pearce GL (1991) Importance of sampling from both pulmonary veins in the transesophageal assessment of severity of mitral regurgitation. J Am Coll Cardiol 17 (Suppl A): 199A

26. Lewis JL, Burchell HB, Titus JL (1969) Clinical and pathologic features of postinfarction rupture. Am J Cardiol 23: 43–53

27. Nishimura RA, Schaff HV, Shado C, Gresh BJ, Edwards WD, Tajik AJ (1982) Papillary muscle rupture complicating acute myocardial infarction: Analysis of 17 patients. Am J Cardiol 51: 373–377

28. Pandian NG, Kusay BS (1991) Two-dimensional echocardiography in quantification of myocardial infarct size. In: Iliceto S et al. (eds) Ultrasound in Coronary Artery Disease. Kluver Academic Publishers, Nether-lands: 133–141

29. Pohjola-Sintonen S, Muller JE, Stone PH, Willich SN, Antman EM, Davis VG, Parker CB, Braunwald E and the MILIS Study group (1989) Ventricular septal and free wall rupture complicating acute myocardial infarction: Expirience in the Multicenter Investigation of Limitation of Infarct Size. Am Heart J 117: 809–818

30. Radford MJ, Johnson RA, Daggett WM, Fallon JT, Buckley MJ, Gold HK, Leinbach RC (1981) Ventricular septal rupture: A review of clinical and physiologic features and an analysis of survival. Circulation 64: 545–553

31. Rankin JS, Hickey MSJ, Smith LR, DeBruijn NP, Sheikh KH, Sabiston DC Jr (1991) Current concepts in the pathogenesis and treatment of ischemic mitral regurgitation. In: Vetter HO, Hetzer R, Schmutzler H (eds) Ischemic mitral incompetence. Steinkopff, Springer: 157–178

32. Reddy SG, Roberts WC (1989) Frequenzy of rupture of the left ventricular free wall or ventricular septum among necropsy cases of fatal acute myocardial infarction since introduction of coronary care units. Am J Cardiol 633: 906–911

33. Sabia P, Afrookteh A, Touchstone DA, Keller MW, Esquivel L, Kaul S (1991) Value of regional wall motion abnormality in the emergency room diagnosis of acute myocardial infarction. Circulation Suppl Vol 84 (3): I-85–92

34. Sahasakul Y, Chaithiraphan S, Panchavinnin P, Jootar P, Thongtang V, Srivanasont N, Charoenchob N, Kangkagate C (1990) Multivariate analysis in the prediction of death after acute myocardial infarction. Br Heart J 64 (3): 182–185

35. Smyllie JH, Sutherland GR, Genskens R, Dawkins K, Conway N, Roelandt JRTC (1990) Doppler color flow mapping in the diagnosis of ventricular septal rupture and acute mitral regurgitation after myocardial infarc-tion. J Am Coll Cardiol 15:1449–1455

36. Smyllie JH, Assmann PE, Sutherland GR, Fraser AG, Roelandt JRTC (1991) The role of cardiac ultrasound in the diagnosis of the surgical complications of acute myocardial infarction. In: Iliceto S et al. (eds) Ultra-sound in Coronary Artery Disease. Kluver Academic Publishers. Netherlands: 183–196

37. Somolinos M, Violan S, Sanz R, Marrero P (1987) Early pericarditis after acute mmyocardial infarction: A clinical echocardiographic study. Critical Care Med 15: 648–651

38. St. John Sutton M, Pfeffer MA, Plappert T, Rouleau J-L, Moye LA, Dagenais GR, Lamas GA, Klein M, Sussex B, Goldman S, Menapace FJ Jr, Parker JO, Lewis S, Sestier F, Gordon DF, McEwen P, Bernstein V, Braunwald E, for the SAVE investigators (1994) Quantitative two-dimensional echocardiographic measurements are major predictors of cardiovascular effects of captopril. Circulation 89: 68–75
39. Tribouilloy C, Shen WF, Quere J-P, Rey J-L, Choquet D, Dufosse H, Lesbre J-P (1992) Assessment of severity of mitral regurgitation by measuring regurgitant jet width at its origin with transesophageal doppler color flow imaging. Circulation 85 (4): 1248–1253
40. Visser CA, Koolen JJ, Kan G (1988) Left ventricular aneurysm and infarct expansion. In: Visser C, Kan G, Metzler R (eds) Echocardiography in Coronary Artery Disease. Kluwer Academic Publishers, Boston, Dordrecht, Lancaster: 161–174
41. Visser CA, Kan G, Meltzer RS, Koolen JJ, Dunning AJ (1986) Incidence, timing and prognostic value of left ventricular aneurysm formation after myocardial infarction: A prospective, serial echocardiographic study of 158 patients. Am J Cardiol 57: 729–732
42. Visser CA, Kan G, Meltzer RS, Moulyn AC, David GK, Dunning AJ (1985) Assessment of left ventricular aneurysm resectability by two-dimensional echocardiography. Am J Cardiol 56: 857–860
43. Visser CA, Kan G, Meltzer RS (1985) Embolic potential of left ventricular thrombus after myocardial infarction: A two-dimensional echocardiographic study of 119 patients. J Am Coll Cardiol 5: 1276–1280
44. Wei JY, Hutchins GM, Bulkley BH (1979) Papillary muscle rupture in fatal acute myocardial infarction: A potentially treatable form of cardiogenic shock. Ann Intern Med 90: 149–152
45. Williams MB, McMannia K, Gabel M, Hoit BD (1991) Ischemic zone site, not size is the major determinant of acute ischemic mitral regurgitation. J Am Coll Cardiol 17 Suppl A: 356A

Für die Verfasser:
Dr. med. S. Heinbuch
Eberhard-Hasche-Weg 1
99438 Bad Berka

Linksventrikuläre Thromben

C.-E. Wellhausen, J. Gehring

Klinik Höhenried für Herz- und Kreislaufkrankheiten der LVA Obb., Bernried

Die Entwicklung linksventrikulärer Thromben gehört zu den häufigsten Komplikationen des frischen und chronischen Myokardinfarktes. Vor Einführung der modernen diagnostischen Verfahren wurde die Diagnose des linksventrikulären Thrombus in der Regel erst post mortem *autoptisch* oder ggf. *intraoperativ* gestellt. Die Prävalenz wurde bei Infarktpatienten mit 33 % angegeben, wobei sich Thromben am häufigsten in der Herzspitze im Zusammenhang mit größeren Vorderwandinfarkten und kongestiver Kardiomyopathie fanden (15). Die klinische Problematik ergibt sich im wesentlichen aus der Emboliegefährdung. Bei einer Inzidenz systemischer Embolien für Patienten nach Myokardinfarkt zwischen 1,3 und 3,4 % kann aber eine Dauerantikoagulation nicht generell empfohlen werden. Hier nimmt die zweidimensionale Echokardiographie eine Schlüsselrolle ein, wenn es darum geht, Patienten mit vorbestehenden Thromben, aber auch solche mit erhöhter Gefährdung in bezug auf eine spätere Thrombogenese zu erkennen, die Emboliewahrscheinlichkeit aufgrund der Größe und Morphologie in Verbindung mit den übrigen klinischen Parametern abzuschätzen, die Indikation zur Antikoagulation zu stellen oder zu überprüfen und nicht zuletzt eine Verlaufskontrolle vorzunehmen.

Diagnostische Verfahren

Angiokardiographie

Der angiographische Nachweis linksventrikulärer Thromben ist ein indirektes Verfahren. Ein Thrombus kann aufgrund einer umschriebenen Kontrastmittelaussparung, insbesondere im Bereich der Herzspitze vermutet werden. Eine Differenzierung vom Trabekelwerk oder der Papillarmuskulatur ist unsicher. Die Sensitivität ist mit 26–31 % sehr gering (28, 29). Neben den spezifischen Indikationsbereichen der invasiven Diagnostik spielt der Nachweis eines intrakavitären Thrombus eine untergeordnete Rolle, für eine Verlaufskontrolle ist die Methode sicherlich ungeeignet. Viele angiographische Studien zeigten einen Zusammenhang linksventrikulärer Thromben mit Verschlüssen des RIVA, ausgedehnten Vorderwandinfarkten, vergrößerten linksventrikulären Volumina und erhöhten Füllungsdrücken sowie mit dem postinfarziellen Remodelling (13, 20, 27). Bei derartigen Patienten kann durch eine vorherige 2D-Echokardiographie das Risiko katheterinduzierter Embolien durch eine entsprechend „thrombusferne" Katheterplazierung deutlich verringert werden.

Indium-111-Thrombozytenszintigraphie

Mit dieser Methode können Thromben dargestellt werden, sofern sie in einem aktiven Umbauprozeß Indium-markierte Plättchen einlagern. Trotz hoher Sensitivität (71 %) und Spezifität (bis 100 %) kann das Verfahren aus Zeit- und Wirtschaftlichkeitgründen sowie aufgrund der Strahlenbelastung nicht als Standardmethode angewendet werden und findet dementsprechend nur eine geringe klinische Verbreitung (10).

Kerspintomographie und Spiral-Computertomographie

Diese Methoden sind ebenfalls geeignet, intrakavitäre Thromben darzustellen. Der klinische Stellenwert ist aufgrund der aktuellen Datenlage noch nicht endgültig abzusehen. Zum gegenwärtigen Zeitpunkt sind diese Methoden aufgrund der Kosten eher speziellen Fragestellungen vorbehalten.

2D-Echokardiographie

Die zweidimensionale Echokardiographie ist heute die am besten evaluierte Routineme-thode in der Diagnostik und Verlaufskontrolle intrakavitärer Thromben. Als nichtinvasives Verfahren ist sie beliebig oft wiederholbar. Bettseitige wie auch intraoperative Unter-suchungen (transösophageale Echokardiographie) sind problemlos möglich. Mit einer Sensitivität und Spezifität von ca. 90 % im Vergleich zu intraoperativen und autoptischen Befunden besteht eine sehr hohe diagnostische Treffsicherheit und Genauigkeit (3, 8, 19, 22, 31, 37). In der Regel sind Thromben erst ab einer Größe von 0,5 cm sicher zu erfassen und von den übrigen kardialen Strukturen zu differenzieren.

Praxis der echokardiographischen Thrombusdiagnostik

Wie bei allen sonographischen Verfahren ist auch hier die Übung und Erfahrung des Unter-suchers von ausschlaggebender Bedeutung. Daneben hängen Sensitivität und Spezifität aber auch stark von gerätetechnischen Faktoren, wie Auflösungsqualität, Geräteeinstellung und nicht zuletzt auch vom verwendeten Schallkopf ab. Zur sicheren Thrombusdiagnostik müssen neben den üblichen und von den Fachgesellschaften empfohlenen Standardschnitt-ebenen auch atypische Anlotungen versucht und das linksventrikuläre Kavum zumindest von apikal in einer Rotation um 180° dargestellt werden. Zum Teil können auf diese Weise angeschnittene Thromben erst durch zusätzliche Schräganlotungen in voller Ausdehnung erfaßt werden. Da die meisten Thromben in der Ventrikelspitze lokalisiert sind, muß diese besonders ausgiebig abgesucht werden. Bei der Darstellung apikaler Thromben ist oft eine entsprechende Plazierung des Schallfokus und eine Verkürzung der Sektorlänge hilfreich.

Falsch negative Befunde kommen insbesondere bei suboptimalen Ableitungsbedingun-gen oder paraapikaler Anlotung, daneben auch bei echoarmen Thromben vor. Die mor-phologische Struktur, insbesondere mobile Anteile können häufig erst durch Verwendung

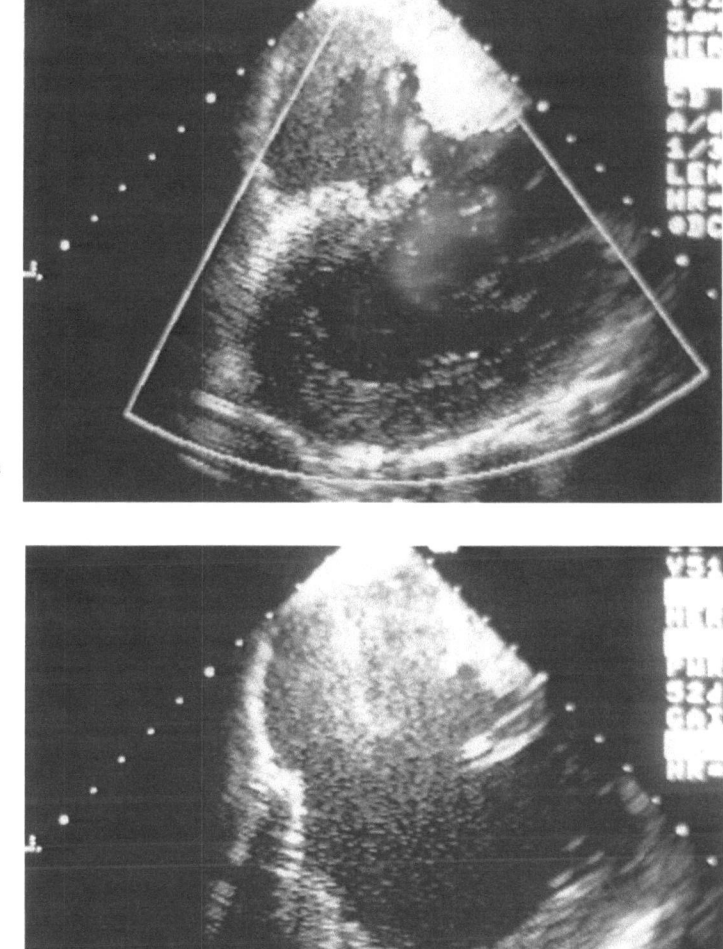

a

b

Abb. 1a). Transösophageale Echokardiographie: großer Thrombus in einem postinfarziellen Aneurysma spurium der linksventrikulären Hinterwand. Dopplerjet mit Nachweis der Kommunikation zwischen linksventrikulärem Kavum und Aneurysma spurium. 61-jähriger Patient mit ausgedehntem transmuralem Hinterwandinfarkt unter Einbezug des Septums, **1b)** Transösophageale Echokardiographie (gleicher Patient wie in Abb. 1a).: typische intrakavitäre Schlierenbildung („Smoke-Phänomen") in postinfarziellem Aneurysma spurium des linken Ventrikels. Echogener Thrombus im kranialen Bereich

einer höherfrequenten Schallsonde (z.B. 5 MHz) optimal erfaßt werden. Durch unterschiedliche Einstellungen der Schallenergie und Echoverstärkung kann das Ergebnis weiter verbessert und die Häufigkeit falsch negativer und falsch positiver Befunde minimiert werden. In zweifelhaften Fällen hilft insbesondere bei von transthorakal schlecht schallbaren Patienten (z.B. Adipositas, Lungenemphysem) eine transösophageale Echokardiographie weiter (Abb. 1a, 1b).

Im Sinne einer Optimierung der Spezifität, d.h. zur Vermeidung falsch positiver Befunde, sollten für die Diagnose eines linksventrikulären Thrombus die folgenden echokardiographischen Kriterien erfüllt sein (4, 9, 12, 22):

▶ Darstellung einer möglichst durchgehenden Begrenzung sowohl zum ventrikulären Lumen, als auch zum darunterliegenden Endokard
▶ unterschiedliche Echodichte zum Myokard
▶ Lokalisation im Bereich einer Kontraktionsstörung, insbesondere einer Akinesie, Dyskinesie oder eines Aneurysmas (meist bei Vorderwandinfarkten)
▶ Darstellung in mindestens 2 Schnittebenen
▶ Sichtbarkeit während des gesamten Herzzyklus.

Intrakavitäre Thromben treten am häufigsten in den apikalen Segmenten des linken Ventrikels auf, während sie im Bereich des Septums und der freien Wand deutlich seltener beobachtet werden. Erhärtet wird die Diagnose bei zusätzlich vorhandenen mobilen oder flottierenden Anteilen, bei wiederholter Darstellung im Rahmen einer Serienuntersuchung (auch bei mittlerweile veränderter Größe und Morphologie) und bei übereinstimmender Dokumentation durch zwei unabhängige Untersucher.

Falsch positive Resultate ergeben sich insbesondere durch technische Artefakte (z.B. Reverberationen, Nebenkeulenechos, Nahfeldartefakte) oder infolge schlechter Differenzierbarkeit von kardialen Strukturen, vor allem im Bereich des apikalen Trabekelwerks (cave Hypertrabekularisation z.B. bei hypertensiver Herzerkrankung oder hypertropher Kardiomyopathie). Probleme bereiten bisweilen aber auch intrakavitäre Bänder, Chordae tendineae und schräg angeschnittene Papillarmuskeln. Sogenannte „falsche Sehnenfäden" können durch Nachweis eines systolischen Einknickens erkannt werden.

Morphologie intrakavitärer Thromben

Die Oberfläche von Thromben kann glatt oder unregelmäßig konturiert sein, z.T. besteht ein vermehrt echogener Randwall. Insbesondere inhomogen konturierte Thromben weisen gehäuft flottierende Anteile auf und sollten möglichst durch Variation der Geräteeinstellung und ggf. Wechsel auf eine höherfrequente Schallsonde auf solche abgesucht werden, da die Embolieneigung deutlich erhöht ist. Die Echodichte der Thromben variiert stark mit dem Organisationsgrad. Vielfach handelt es sich um inhomogene Strukturen, wobei sich vor allem die echogeneren, besser organisierten oder verkalkten Anteile deutlich kontrastieren, so daß häufig nicht die gesamte Thrombusstruktur dargestellt wird. Allerdings sind vermutlich die frischeren, echoärmeren und damit schwerer darstellbaren Anteile bedeutsamer

Abb. 2. Großer muraler Schichtthrombus in der Spitze des linken Ventrikels nach ausgedehntem transmuralem Vorderwandinfarkt 2 Wochen zuvor. 50jähriger Patient, eingeschränkte linksventrikuläre Funktion

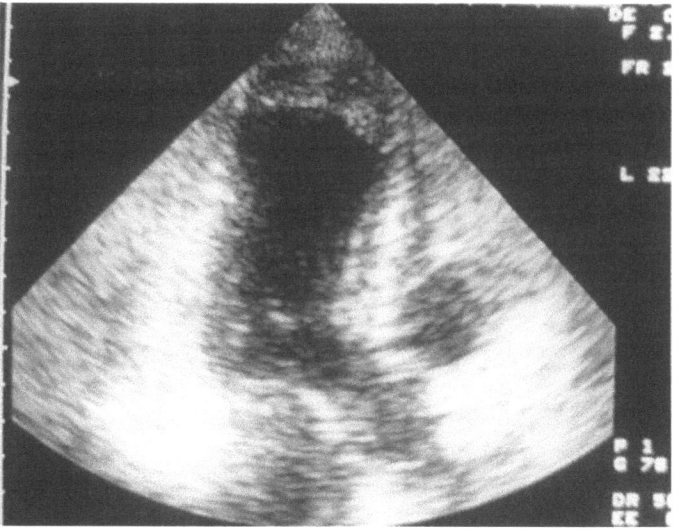

in bezug auf die Emboliegefährdung. Vielfach ist die Darstellbarkeit in der Systole besser als in der Diastole. Insbesondere schalenförmige murale Thromben lassen sich leicht übersehen, indem sie mit der Ventrikelwand verwechselt werden (Abb. 3). Die Beobachtung einer normalen oder verdickten Wandstärke innerhalb einer akinetischen oder dyskinetischen Zone ist immer verdächtig auf das Vorliegen eines Schichtthrombus.

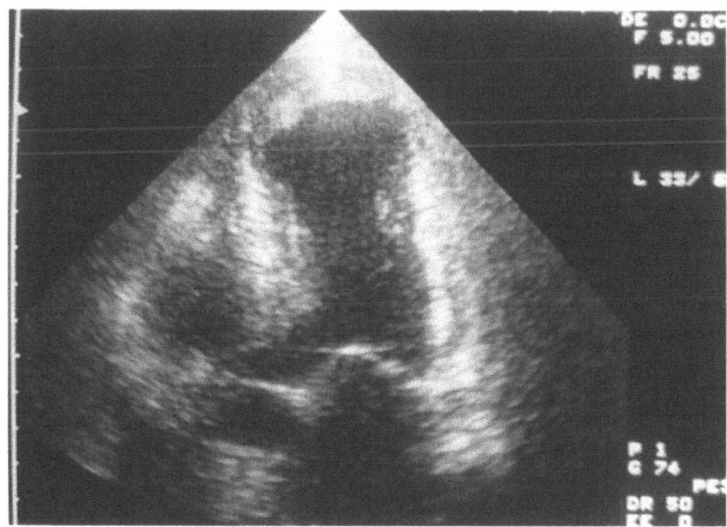

Abb. 3. Die Herzspitze auskleidender muraler Schichtthrombus, der bei (üblicher) Fokussierung des Schallstrahls auf die Mitte des linken Ventrikels leicht mit der apikalen Wand zu verwechseln ist. 54jähriger Patient, transmuraler Vorderwandinfarkt 3 Wochen zuvor, eingeschränkte linksventrikuläre Funktion

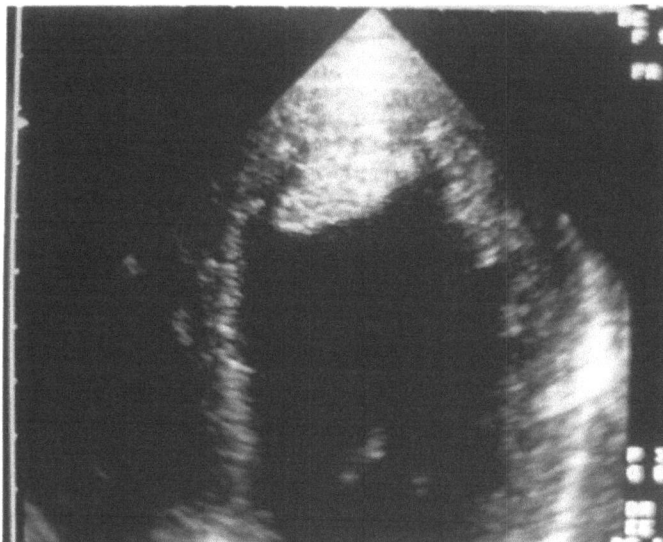

Abb. 4. Großer, kugelig-polypöser Thrombus in der Spitze des linken Ventrikels. 40jähriger Patient mit dilatativer Verlaufsform einer koronaren Herzkrankheit

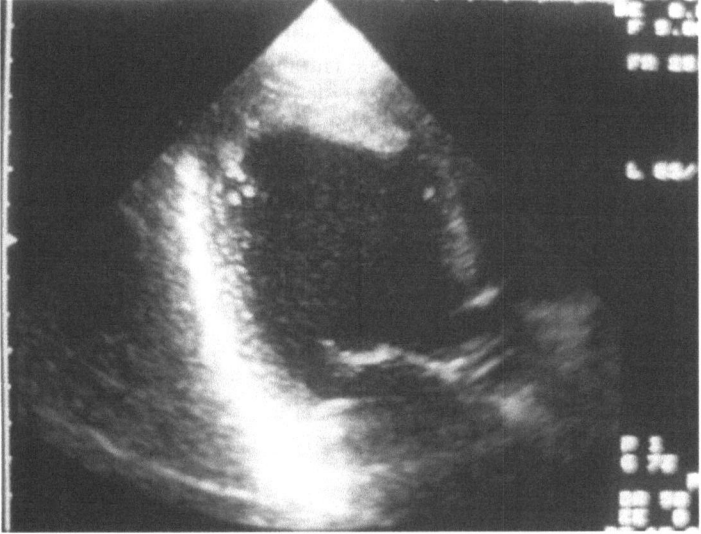

Abb. 5. Zapfenförmiger apikaler Thrombus. 45jähriger Patient nach transmuralem Vorderwandinfarkt vor 2 Wochen, eingeschränkte linksventrikuläre Funktion

Aufgrund der Morphologie und prognostischen Bedeutung unterscheidet man

▶ flache wandständige („murale") Schichtthromben (Abb. 2 und 3)
▶ kugelförmige oder polypöse Thromben, die konvexbogig in das Ventrikelkavum hineinragen, z. T. mit zapfenförmigen Ausläufern (Abb. 4 und 5)
▶ mobile Thromben (zumeist Kugelthromben oder polypöse Thromben) (9, 12, 22)

Häufigkeit und Lokalisation linksventrikulärer Thromben

Die Häufigkeit echokardiographisch dokumentierbarer linksventrikulärer Thromben wird beim akuten Myokardinfarkt in einer Metaanalyse der wichtigsten echokardiographischen Studien mit einer Gesamtzahl von 2018 Patienten mit 27 % angegeben (35) und stimmt damit gut mit den autoptisch und intraoperativ gewonnenen Befunden überein. Grundsätzlich werden intrakavitäre Thromben bei Vorderwandinfarkten weitaus häufiger beobachtet (39 %) als bei Hinterwandinfarkten (0–5 %). In den meisten Studien fand sich eine positive Korrelation zur Infarktgröße, Ausprägung der Kontraktionsstörung (Akinesie, Dyskinesie, Aneurysma), Vergrößerung der linksventrikulären Volumina, Einschränkung der globalen linksventrikulären Funktion und zu den klinischen Zeichen einer Herzinsuffizienz (4, 8, 16, 17, 19, 24, 27). Insofern geben diese klinischen und echokardiographischen Parameter zusätzliche Sicherheit in der Diagnostik. Bei einem großen Vorderwandinfarkt ist eine im Bereich der Kontraktionsstörung gelegene intrakavitäre echogene Masse sehr viel verdächtiger auf das Vorliegen eines Thrombus, als bei einer umschriebenen Kontraktionsstörung im Hinterwandbereich.

Die meisten Thromben treten innerhalb der ersten Woche nach Myokardinfarkt auf, möglicherweise infolge einer systemischen Hyperkoagulabilität und zusätzlichem „stunning" Myokard. In der GISSI-II-Studie traten 65 % der dokumentierten Thromben innerhalb der ersten 48 Stunden, 96 % innerhalb von 2 Wochen auf (36). Eine spätere Neubildung intrakavitärer Thromben ist selten und kommt insbesondere im Rahmen einer Infarktexpansion und -extension, eines Remodelling des linken Ventrikels mit Verschlechterung der linksventrikulären Funktion, bei Aneurysmabildung und kardiomyopathischen Verläufen der koronaren Herzerkrankung sowie bei rezidivierenden Infarkten vor (17). Auch im chronischen Stadium finden sich Thromben ganz überwiegend bei Vorderwandinfarkten (7), wobei auch hier Größe und Ausmaß der Kontraktionsstörung bzw. eine Aneurysmabildung prädisponierend sind (17, 19). In neueren Untersuchungen ist die Inzidenz von linksventrikulären Thromben und peripheren Embolien zurückgegangen, wahrscheinlich dank der modernen Reperfusionstherapie mittels Lyse oder Akut-PTCA, die zu einer Begrenzung der Infarktgröße und zu einer Verbesserung der linksventrikulären Funktion führen, aber auch infolge der mittlerweile generell durchgeführten Heparinprophylaxe (6, 21, 27, 36, 38).

Prognostische Bedeutung linksventrikulärer Thromben

Patienten mit linksventrikulären Thromben haben eine erhöhte Mortalität, insbesondere wenn diese beim frischen Myokardinfarkt innerhalb der ersten 48 Stunden auftreten (8, 19, 30). In der chronischen Phase kommt es zu einer Überlappung mit den Prognosefaktoren der kardialen Grunderkrankung, die auch zur Thrombogenese disponieren (z.B. Größe der Infarktnarbe, Einschränkung der linksventrikulären Funktion). Inwieweit die Mortalität in der chronischen Phase durch das Vorliegen von intrakavitären Thromben zusätzlich verschlechtert wird, ist noch unbekannt. Allerdings ergibt sich bei Vorliegen intrakavitärer

Thromben eine zusätzliche Gefährdung durch potentielle arterielle Embolien. Die Häufigkeit wird in einem gepoolten Kollektiv von 921 Patienten mit linksventrikulären Thromben mit 18 % angegeben, während sich bei Patienten ohne Thrombus nur in 2 % Embolien ereigneten (35).

Hierbei kommt der *Thrombusmorphologie* eine entscheidende Bedeutung zu. Ein wesentlich erhöhtes Embolierisiko besteht bei mobilen Thromben (55 %) im Vergleich zu fixen Thromben (10 %). Ebenfalls ist das Embolierisiko kugelförmig oder polypös in das Ventrikellumen hervorragender Thromben (45 %) gegenüber flachen muralen Schichtthromben (7 %) deutlich höher. Allerdings kann sich die Thrombusmorphologie und -mobilität mit der Zeit verändern, so daß regelmäßige echokardiographische Verlaufsuntersuchungen notwendig sind. Auch mehr als ein Jahr nach Erstmanifestation sind strukturelle Veränderungen beschrieben (35). Inwieweit sich prognostische Auswirkungen durch Thrombusgröße, echokardiographische Textur oder Hyperkinesie benachbarter Myokardsegmente ergeben, ist noch umstritten.

Prävention und Therapie von Thromben

Ein wesentlicher Ansatzpunkt in der Prävention ist sicherlich eine frühzeitig einsetzende *Reperfusionstherapie* beim frischen Myokardinfarkt (Lyse, Akut-PTCA). Hierdurch wird die Inzidenz linksventrikulärer Thromben deutlich vermindert, wenngleich die Beziehung zwischen eingeschränkter linksventrikulärer Funktion und Thrombogenese bleibt (6, 21, 27, 36). Entscheidend ist hier wohl die verbesserte Kontraktilität durch gerettetes Myokard, weniger ein potentieller lytischer Effekt auf den Thrombus.

Aber auch eine umgehende *Antikoagulation* alleine führt bei Patienten mit transmuralem Vorderwandinfarkt zu einer Risikoreduktion in bezug auf das Auftreten eines intrakavitären Thrombus (2, 25).

In der chronischen Phase kann aufgrund der aktuellen Datenlage durch nachlastsenkende Medikamente, wie ACE-Hemmer, gegebenenfalls in Kombination mit Diuretika, einem Remodelling des linken Ventrikels oder einer Verschlechterung der linksventrikulären Funktion entgegengewirkt werden, so daß sich hieraus möglicherweise auch in bezug auf die Thrombogenese ein präventiver Effekt ergibt (s. u.).

Antikoagulation

Eine generelle Dauerantikoagulation nach Myokardinfarkt birgt ein ungünstiges Kosten-/Nutzen-Verhältnis. So mußten beispielsweise in der ASPECT-Studie 185 Patienten über 1 Jahr antikoaguliert werden, um einen embolischen Hirninfarkt zu verhindern. In der gleichen Zeit traten 2 größere Blutungen (zerebral und extrazerebral) auf (5). Ziel muß es also sein, solche Patienten zu erkennen, die aufgrund ihres erhöhten kardialen Embolierisikos von einer Dauerantikoagulation nachhaltig profitieren. Hier spielt die echokardiographische Diagnostik sicherlich die bedeutsamste Rolle, da auf nichtinvasivem Wege gleichzeitig linksventrikuläre Struktur- und Funktionsparameter, aber auch Vorhofdiameter und hämodynamische Parameter erfaßt werden und intrakavitäre Thromben direkt nachgewiesen und im Verlauf beobachtet werden können.

In den gepoolten Ergebnissen von Studien, in denen Patienten mit echokardiographisch dokumentiertem linksventrikulärem Thrombus einer oralen Antikoagulation zugeführt wurden, konnte hierdurch das Embolierisiko um 70 % reduziert werden (Konfidenzintervall 0,5–0,9, Übersicht bei 35). Unter der Dauerantikoagulation lösten sich 65 % der Thromben nach 1–2 Jahren auf, während dies nur bei 11 % der nichtantikoagulierten Patienten beobachtet wurde. Die persisitierenden Thromben zeigten nur unter der Antikoagulation eine zunehmende Verkleinerung (18, 33).

In der Studie von Kouvaras et al. (18) hatte eine Behandlung mit Thrombozytenaggregationshemmern einen deutlich geringeren Einfluß auf die Thrombusregression, während andere Autoren keinen Effekt auf die Thrombusgröße fanden (11, 32). Im Gegensatz dazu hatten sich in einer neueren Arbeit linksventrikuläre Thromben im Zusammenhang mit einem frischen Vorderwandinfarkt bereits einen Monat nach Klinikentlassung in 81 % aufgelöst, wobei sich statistisch kein Unterschied zwischen der Behandlung mit Antikoagulantien und Acetylsalicylsäure fand (23). Dies spräche für eine hohe Spontanlyserate.

Auch im chronischen Infarktstadium ist eine Antikoagulation von Nutzen. In einer Studie von Bubenheimer (7) kam es in 33 von 35 antikoagulierten Patienten zu einer Regression (94 %), während dies nur bei 2 der 12 nichtantikoagulierten (17 %) der Fall war. Gleichfalls konnten in einer neueren Arbeit durch eine hochdosierte intravenöse Heparinbehandlung (mindestens Verdoppelung der PTT, Therapiedauer 7–22 Tage) mobile oder protrudierende Thromben in allen 23 untersuchten Patienten verkleinert, in 19 Fällen (83 %) aufgelöst werden. Bei den übrigen Patienten verschwanden zumindest die echokardiographischen Zeichen eines erhöhten Embolierisikos. Embolische Ereignisse oder schwerwiegende Blutungen traten unter der Behandlung nicht auf (14).

Bei größeren Thromben wurde in einzelnen Studien eine systemische Thrombolyse versucht, wobei es jedoch zu einer erhöhten Mobilität des thrombotischen Materials sowie in Einzelfällen zu fatalen Embolien gekommen ist (1, 17). Das Verfahren muß bislang als experimentell angesehen werden. Bei wiederholten Embolien kann auch eine operative Thrombektomie indiziert sein, über das Nutzen-/Risikoverhätnis besteht jedoch bislang keine abschließende Klarheit.

Nach Beendigung der Antikoagulation kann es auch im chronischen Infarktstadium zu einer erneuten Thrombogenese kommen, so daß auch bei primär dokumentierter Auflösung des Thrombus weitere echokardiographische Verlaufsuntersuchungen unabdingbar sind (23).

Grundsätzlich wirkt jede Dilatation des linken Ventrikels mit Einschränkung der linksventrikulären Funktion gleich welcher Genese begünstigend auf die Thrombogenese. Die Indikation zur Antikoagulation ist in diesen Fällen jedoch in Abwägung des Blutungsrisikos durchaus umstritten, zumindest solange noch durchgängig Sinusrhythmus besteht. Entscheidend kann hier der Nachweis des sogenannten „Smoke-Phänomens" als Ausdruck einer Hypostase des Blutes sein. Durch die deutlich verlangsamte Blutströmung kommt es zum einen zur „Geldrollenbildung" der Erythrozyten, andererseits wird der Schall durch die langsam fließenden Korpuskeln reflektiert, was sich echokardiographisch in intrakavitär rotierenden Spontanechos bzw. Schlieren („Smoke") äußert (s. Abb. 1b). Die Indikation zur Antikoagulation wird durch dieses Kriterium zumindest aus klinischer Sicht sicher erhärtet. Die intrakavitäre Schlierenbildung persistiert allerdings auch unter suffizienter Antikoagulation, da es sich um ein hämodynamisches Phänomen handelt. Eine Verbesserung der linksventrikulären Kontraktilität durch positiv inotrope Medikamente kann hingegen zu einer Rückbildung der Spontanechos führen, so daß sich hierdurch ein ergänzender Therapieansatz ergibt (26). Die Bedeutung nachlastsenkender Medikamente, insbesondere der ACE-Hemmer, in bezug auf die Stabilisierung bzw. Verbesserung der linksventrikulären Funktion wurde in mehreren Postinfarkt- und Kardiomyopathiestudien der vergangenen Jahre eindrucksvoll belegt.

Dopplerechokardiographie

Neben den genannten morphologischen Kriterien zeigen neuere Arbeiten einen wesentlichen Stellenwert der Dopplerechokardiographie in der Risikostratifikation und Entscheidungsfindung bezüglich Antikoagulation. In Verbindung mit der veränderten Hämodynamik bei großen Myokardinfarkten kommt es zu Störungen des ventrikulären Einstroms und der intraventrikulären Blutflüsse.

Unter physiologischen Bedingungen kommt es zu einer raschen diastolischen Ventrikelfüllung, die im farbkodierten Doppler gleichzeitig basisnah und apikal beobachtet wird, während sich der Fluß mit Beginn der Systole apikal umkehrt und auf den Ausflußtrakt gerichtet ist. In experimentellen und klinischen Studien wurde bei eingeschränkter linksventrikulärer Funktion ein abnormer diastolischer Einstrom beschrieben (35). Darüber hinaus wird unter pathologischen Bedingungen häufig ein apikal rotierender Fluß oder eine Wirbelbildung beobachtet. Bei Erstechokardiographie innerhalb von 48 Stunden nach frischem Myokardinfarkt kam diesen abnormen Flußphänomenen eine Vorhersagewahrscheinlichkeit von 63 % in bezug auf die Entwicklung linksventrikulärer Thromben zu. Der negative prädiktive Wert physiologischer Flußmuster war mit 99 % außerordentlich hoch, so daß diesen Patienten eine Antikoagulation sicher erspart werden kann. In der logistischen Regressionsanalyse hatten nur abnorme intrakavitäre Flüsse einen unabhängigen Bezug zu linksventrikulären Thromben, so daß in diesen Fällen auch ohne Nachweis eines Thrombus eine orale Antikoagulation ratsam erscheint (34).

Zusammenfassung

Die Echokardiographie ist zur Zeit die Methode der Wahl in der Erkennung und Verlaufskontrolle intrakavitärer Thromben. Sie sollte beim frischen Myokardinfarkt früh zum Einsatz kommen, sowohl im Hinblick auf die Abschätzung der Infarktgröße, der linksventrikulären Funktion und des Erfolgs einer Lyse, als auch zur Erkennung möglicher linksventrikulärer Thromben, die sich in der Regel in der kontraktionsgestörten Region, am häufigsten bei großen Vorderwandinfarkten finden. Die Diagnose von Thromben sollte in der Regel zu einer prolongierten Antikoagulation führen. Auch nach Auflösen von Thromben sind echokardiographische Verlaufskontrollen unerläßlich, da es im vorgeschädigten Ventrikel auch ohne neuerliche Infarzierung zu rezidivierenden Thrombenbildungen kommen kann. Prädisponierend sind große Infarkte insbesondere im Vorderwandbereich, die Ausbildung eines Aneurysmas, der Nachweis eines „Smoke"-Phänomens oder abnormer, farbdopplerechokardiographisch erkennbarer rotierender Flüsse im linken Ventrikel. Eine harte Indikation zur Antikoagulation ergibt sich insbesondere bei kugelförmigen, polypösen oder flottierenden Tromben, die mit einem besonders hohen Embolierisiko verbunden sind.

Literatur

1. Abassade P, Iung B, Baudouy PY, Vuong PN, Valleteau de Moulliac M (1991) Bilateral renal embolism during thrombolysis with tissue plasminogen activator in a patient with left ventricular trombus. Arch Mal Coeur Vaiss 84: 583–585

2. Arvan S, Boscha K (1987) Prophylactic anticoagulation for left ventricular thrombi after acute myocardial infarction: a prospective randomized trial. Am Heart J 113: 688–93

3. Asinger RW, Mikell FL, Elsperger J, Hodges M (1981) Incidence of left-ventricular thrombosis after acute transmural myocardial infarction. Serial evaluation by two-dimensional echocardiography. New Engl J Med 305: 297–302

4. Asinger RW, Mikell FL, Sharma B, Hodges M (1981) Observations on detecting left ventricular thrombus with two dimensional echocardiography: emphasis on avoidance of false positive diagnoses. Am J Cardiol 47: 145–56

5. ASPECT Research Group (1994) Effect of long term oral anticoagulant treatment on mortality and cardiovascular morbidity after myocardial infarction. Lancet 343: 499–503

6. Bhatnagar SK, Al Yusuf AR (1991) Effects of intravenous recombinant tissue type plasminogen activator therapy on the incidence and associations of left ventricular thrombus in patients with first acute Q-wave anterior myocardial infarction. Am Heart J 122: 1251–1256

7. Bubenheimer P, Kneissl D, Roskamm H (1983) Echokardiographische Diagnose und Verlaufsbeurteilung von Ventrikelthromben im chronischen Infarktstadium – Beziehung zur Antikoagulation. Vortrag auf der 89. Tagung der Deutschen Gesellschaft für Innere Medizin, Wiesbaden

8. Domenicucci S, Chiarella F, Bellotti P, Lupi G, Scarsi G, Vecchio C (1990) Early appearance of left ventricular thrombi after anterior myocardial infarction: a marker of higher in-hospital mortality in patients not treatet with antithrombotic drugs. Eur Heart J 11: 51–58

9. Errichetti A, Weyman AE (1994) Cardiac tumors and masses. In: Weyman AE (ed.) Principles and Practice of Echocardiography, second edition 1994. Lea & Febinger, Pennsylvania, S 1162–1164

10. Ezekowitz MD, Wilson DA, Smith EO et al. (1982) Comparison of indium-111 platelet scintigraphy and two dimensional echocardiography in the diagnosis of left ventricular thrombi. New Engl J Med 306: 1509–1513

11. Funke Küpper AJ, Verheugt FWA, Peels CH, Galema TW, Den Hollander W, Roos JP (1989) Effect of low dose acetylsalicylic acid on the frequency and hematologic activity of left ventricular thrombus in anterior wall acute myocardial infarction. Am J Cardiol 63: 917–920

12. Görnandt, L (1993) Linksventrikuläre Thromben – Morphologie, Verlauf, therapeutische Konsequenzen. In: J. Gehring, H. von Bibra (Hrsg.) Echokardiographische Diagnostik bei koronarer Herzkrankheit. Steinkopff, Darmstadt, S 53–59

13. Hamby RI, Wisoff BG, Davison ET, Hartstein ML (1974) Coronary artery disease and left ventricular mural thrombi. Clinical, hemodynamic and angiographic aspects. Chest 66: 488–494

14. Heik SCW, Kupper W, Hamm C, Bleifeld W, Koschyk DH, Waters D, Chen C (1994) Efficacy of high dose intravenous heparin for treatment of left ventricular thrombi with high embolic risk. J Am Coll Cardiol 24: 1305–1309

15. Jordan RA, Miller RD, Edwards JE, Parker RL (1952) Thromboembolism in acute and in healed myocardial infarction. I. Intracadiac mural thrombosis. Circulation 6: 1–6

16. Keating EC, Gross SA, Schlamowitz RA et al. (1983) Mural thrombi in myocardial infarctions: Prospective evaluation by two dimensional echocardiography. Am J Med 74: 989–995

17. Keren A, Goldberg S, Gottlieb S, Klein J, Schuger C, Medina A, Tzivoni D, Stern S (1990) Natural history of left ventricular thrombi: their appearance and resolution in the posthospitalization period of acute myocardial infarction. J Am Coll Cardiol 15: 790–800

18. Kouvaras G, Chronopoulos CG, Soufras G, Sofranas G, Solomos D, Bakirtzis A, Pissimissis E, Tzonou A, Cokkinos D (1990) The effects of long term antithrombotic treatment on left ventricular thrombi in patients after an acute myocardial infarction. Am Heart J 119: 73–78

19. Kupper AS, Verheugt FW, Peels CH, Galema TW, Ross JP (1989) Left ventricular thrombus incidence and behavior studied by serial two-dimensional echocardiography in acute anterior myocardial infarction: left ventricular wall motion, systemic embolism and oral anticoagulation. J Am Coll Cardiol 13: 1514–1520

20. Lamas GA, Vaughan DE, Pfeffer MA (1988) Left ventricular trombus formation after first anterior wall acute myocardial infarction. Am J Cardiol 62: 31–35

21. Lupi G, Domenicucci S, Chiarella F, Belotti P, Vecchio C (1989) Influence of thrombolytic treatment followed by full dose anticoagulation on the frequency of left ventricular thrombi in acute myocardial infarction. Am J Cardiol 64: 588–590

22. Meltzer RS, Guthaner D, Rakowsky H, Popp RL, Martin RP (1979) Diagnosis of left ventricular thrombi by two-dimensional echocardiography. Br Heart J 42: 261–265

23. Mooe T, Teien D, Karp K, Eriksson P (1996) Long term follow up of patients with anterior myocardial infarction complicated by left ventricular thrombus in the thrombolytic era. Heart 75: 252–256

24. Nihoyannopoulos P, Smith GC, Maseri A, Foale RA (1989) Natural history of left ventricular thrombus in myocardial infarction: a rationale in support of masterly inactivity. J Am Coll Cardiol 14: 903–911
25. Nordrehaug JE, Johannessen KA, Von der Lippe G (1985) Usefulness of high dose anticoagulants in preventing left ventricular thrombus in acute myocardial infarction. Am J Cardiol 55: 1491–1493
26. Patel VG, Weisse AB, Feuerman M (1996) Reduction of left ventricular spontaneous echo contrast in cardiomyopathy by acute inotropic intervention or aggressive therapy. Clin Cardiol 19: 105–109
27. Pizzetti G, Belotti G, Margonato A, Carlino M, Gerosa S, Carandente O, Chierchia SL (1996) Thrombolytic therapy reduces the incidence of left ventricular thrombus after anterior myocardial infarction. Eur Heart J 17: 421–428
28. Reeder GS, Lengyel M, Tajik AJ, Seward JB, Smith HC, Danielson GK (1981) Mural thrombus in left ventricular aneurysm: Incidence, role of angiography and relation between anticoagulation and embolization. Mayo Clin Proc 56: 77–81
29. Simpson MT, Obermann A, Kouchoukos NT, Rogers WJ (1980) Prevalence of mural thrombi and systemic embolization with left ventricular aneurysm: effect of anticoagulation therapy. Chest 77: 463–469
30. Spirito P, Bellotti P, Chiarella F, Domenicucci S, Sementa A, Vecchio C (1985) Prognostic significance and natural history of left ventricular thrombi in patients with acute anterior myocardial infarction: a two dimensional echocardiographic study. Circulation 72: 447–480
31. Stratton JR, Lighty GW, Pearlman AS, Ritchie JL (1982) Detection of left ventricular thrombus by two-dimensional echocardiography: sensitivity, specifity and causes of uncertainity. Circulation 66: 156–166
32. Stratton JR, Ritchie JL (1984) The effects of antithrombotic drugs in patients with left ventricular thrombi: assessment with indium-111 platelet imaging and two dimensional echocardiogaphy. Circulation 69: 561–568
33. Tramarin R, Pozolli M, Febo O et al. (1986) Two dimensional echocardiographic assessment of anticoagulant therapy in left ventricular thrombosis early after acute myocardial infarction. Eur Heart J 7: 482–492
34. Van Dantzig JM, Delemarre BJ, Bot H, Koster RW, Visser CA (1995) Doppler left ventricular flow pattern versus conventional predictors of left ventricular thrombus after acute myocardial infarction. J Am Coll Cardiol 25: 1341–1346
35. Van Dantzig JM, Delemarre BJ, Bot H, Visser CA (1996) Left ventricular thrombus in acute myocardial infarction. Eur Heart J 17: 1640–1645
36. Vecchio C, Chiarella F, Lupi G, Belotti P, Domenicucci S (1991) Left ventricular thrombus in anterior acute myocardial infarction after thrombolysis. A GISSI 2 connected study. Circulation 84: 512–519
37. Visser CA, Kan G, David GK, Lie KL, Durrer D (1983) Two-dimensional echocardiography in the diagnosis of left ventricular thrombus: a prospective study of 67 patients with anatomic validation. Chest 83: 228–232
38. Wilcox RG, Von der Lippe G, Olson CG, Jensen G, Skene AM, Hampton JR (1988) for the ASSET study group. Trial of tissue plasminogen activator for mortality reduction in acute myocardial infarction. Anglo-Scandinavian Study of Early Thrombolysis (ASSET). Lancet 2: 520–525

Für die Verfasser:
Dr. med. C.-E. Wellhausen
Klinik Höhenried für Herz- und Kreislaufkrankheiten
D-82347 Bernried/ Obb.

Echokardiographische Koronardiagnostik – Koronarvisualisierung und funktionelle Perfusionsanalyse

H. Lambertz, T. Stein, H. P. Tries, H. Lethen

Abteilung Kardiologie, Deutsche Klinik für Diagnostik, Wiesbaden

Einleitung

In der Diagnostik der koronaren Herzkrankheit hat sich die echokardiographische Analyse regionaler Wandbewegungsstörungen in Ruhe bzw. deren Detektion bei unterschiedlichen Belastungsverfahren zur Erfassung der hämodynamischen Relevanz einer Koronarstenosierung bewährt (4, 8, 13, 18,).

Die direkte Darstellung der Koronararterien mittels Echokardiographie gelingt häufig lediglich in ihrem proximalen Abschnitt. Prinzipielle Einschränkung ist der Tatbestand, daß es sich bei der Echokardiographie um ein Schnittbildverfahren handelt, das im Gegensatz zur Cineangiographie als Projektionsverfahren immer nur die segmentale Darstellung eines Teilabschnittes des Koronarbaumes erlaubt. Die Ortung und Interpretation von Koronarstenosen ist folglich schwierig und häufig für die klinische Entscheidung von untergeordnetem diagnostischen Nutzen.

Zur Erfassung der proximalen Koronaranatomie und etwaiger Koronarpathologien in diesem Bereich kommen im klinisch-kardiologischen Kontext die transthorakale Echokardiographie sowie das transösophageale Beschallungsverfahren synergistisch zum Einsatz. Nur die intraoperative epikardiale Beschallung von Koronararterien durch den Herzchirurgen erlaubt im Einzelfall die Darstellung eines längeren Gefäßsegments. Somit läßt sich die anatomische Eignung eines Koronarsegments für eine Bypass-Anastomose ermitteln (7, 14).

Durch die Einführung neuer Ultraschalltechnologien unter Einbeziehung der Phaseninformation mit hohem Dynamikbereich bis 100 dB, hoher Bildfrequenz (> 200 Hz), unabhängiger 2D- und Farbdopplerfrequenz, digitaler Bildarchivierung (DICOM-Standard) sowie durch den Einsatz neuer lungengängiger Ultraschall-Signalverstärker hat sich der klinische Stellenwert der Echokardiographie in der Koronardiagnostik deutlich erweitert. Nunmehr sind neben der morphologischen Erfassung der proximalen Abschnitte des Koronarbaumes auch Aussagen zur peripheren Myokardperfusion bei transthorakaler Anlotung möglich.

Darstellung und Perfusionsanalyse der proximalen Koronarabschnitte

Transthorakale Anlotung (TTE)

In etwa 50–60 % der Fälle gelingt es mittels transthorakaler Echokardiographie, den linken Hauptstamm im linksparasternalen Kurzachsenschnitt unmittelbar oberhalb der Aorten-klappenebene mit ausreichender Bildqualität darzustellen. Die Erfassung des Abganges der rechten Koronararterie erweist sich als deutlich schwieriger, die Erfolgsrate ist dement-sprechend niedriger. Auch unter Verwendung von höherfrequenten Schallgebern bis 5 MHz ist die transthorakale Erfassung von Hauptstammstenosen mit einer nur mäßigen Sensiti-vität behaftet, da nicht kalzifizierte Koronarstenosen häufig nicht exakt erkannt werden. Ähnlich verhält es sich mit der Spezifität des transthorakalen Anlotverfahrens; beim Vor-liegen von wandständigen Plaques in der Aorta ascendens bzw. ostiumnaher aortaler Wand-fibrose oder -kalzifizierung kann eine Ostium- bzw. Hauptstammstenose als Beschallungs-artefakt vorgetäuscht werden.

Durchaus hilfreich ist das Ultraschallverfahren jedoch in der Erfassung einer Abgangs-anomalie der Koronararterien, wobei der diagnostische Zugewinn im Bereich der linken Koronararterie größer ist als rechts. Abbildung 1 zeigt eine Abgangsanomalie der linken Koronararterie bei einem Patienten, bei dem die selektive Kathetersondierung erst nach sonographischer Visualisierung der Koronaranatomie gelang. Das Beispiel veranschaulicht, daß die Frage nach ektopem Abgang eines Kranzgefäßes in aller Regel erst nach voraus-gegangener schwieriger Herzkatheterdiagnostik geäußert wird. Nur in diesem Fall wird das gezielte Aufsuchen eines etwaigen abnormen Koronarostiums notwendig.

Transösophageale Anlotung (TEE)

Morphologie

Unter Verwendung der transösophagealen Echokardiographie gelingt die Darstellung des linken Hauptstammes in 80–100 % der Fälle. Die Angaben über die Darstellbarkeit der LAD variieren je nach Arbeitsgruppe zwischen 15 und 86 % und für den Ramus circum-flexus zwischen 49 und 84 %. Auch mittels TEE läßt sich der proximale Abschnitt der rech-ten Kranzarterie lediglich bei 15–24 % der Patienten auffinden (6, 11, 17, 21–23). Ist bei der transösophagealen Beschallung die Bildqualität eingeschränkt, so besteht insbesondere für den unerfahrenen Untersucher die Gefahr der Verwechslung der linken Koronararterie mit dem Sinus transversus oder der großen Herzvene, die anatomisch weiter kaudal ver-läuft.

Mittels TEE gelingt der Nachweis von > 50 %iger Durchmesserstenosen im linken Hauptstamm bzw. hauptstammnahen LAD und Ramus circumflexus in 43–93 % (6, 21–23). Klinische Relevanz hat das Verfahren bezüglich des direkten Stenosenachweises derzeit jedoch nicht.

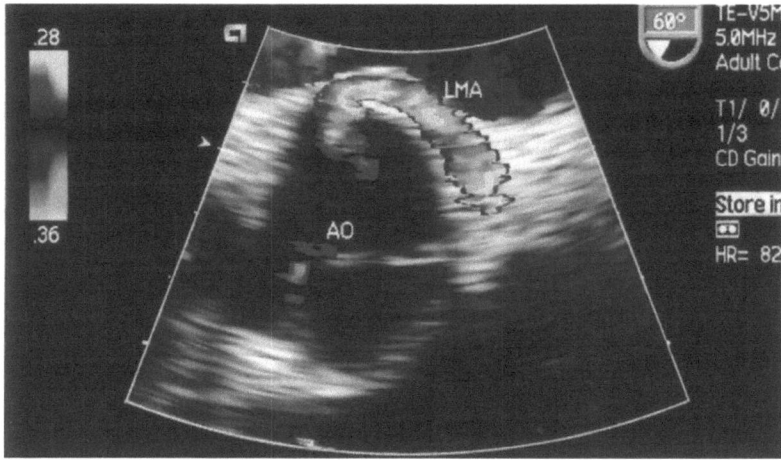

Abb. 1. Transösophageale Darstellung des Aortenbulbus (AO) mit Abgangsanomalie des linken Hauptstammes (LMA). Der linke Hauptstamm entspringt strikt posterior aus dem Bulbus aortae

Flußanalyse

Im Gegensatz zur TTE erlaubt die TEE eine Flußanalyse im proximalen LAD-Abschnitt mittels PW-Spektraldoppleranalyse. Der zweiseitige systolisch-diastolische Koronarfluß ist in diesem Bereich nahezu parallel zur Schallrichtung (Abb. 2). Durch den Einsatz von lungengängigen Ultraschall-Signalverstärkern gelingt die farbkodierte Dopplerdarstellung des

Abb. 2. Transösophageale Spektraldoppler-analyse des Koronarflusses proximal in der LAD. Der Koronarfluß ist in diesem Bereich zweizeitig systolisch-diastolisch

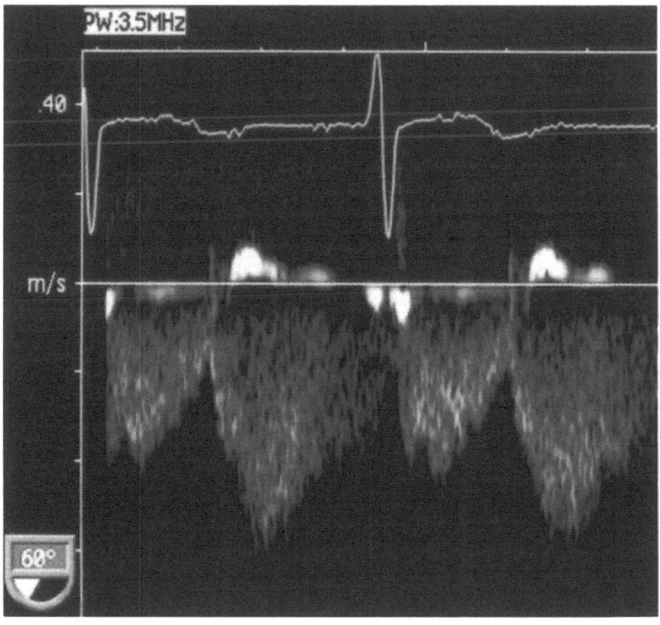

proximalen LAD-Koronarflusses und dessen Quantifizierung mittels PW-Dopplertechnik bei einem deutlich höheren Prozentsatz (2, 10, 20). Mittels multiplaner TEE konnten wir bei 53 % von 115 konsekutiv untersuchten Patienten den Koronarfluß im proximalen Abschnitt der LAD quantifizieren, unter Einsatz lungengängiger Ultraschallsignalverstärker stieg die diagnostische Ausbeute auf 83 % an. Inwieweit nachweisbare Änderungen des proximalen Flußprofils nach Gabe von vasodilatierenden Pharmaka (Adenosin, Dipyridamol, Nitrate) für die weitere Therapieplanung klinisch hilfreich sind, ist derzeit noch ungeklärt.

Erfassung der peripheren Myokardperfusion

Unter Verwendung der hochauflösenden Ultraschall-Technologie (7 MHz) gelingt es in etwa 40 % der Fälle, farbkodiert den Koronarfluß im Bereich des ersten bzw. zweiten Perforator- sowie Diagonalastes der LAD im linksparasternalen Kurzachsenschnitt transthorakal darzustellen. Als diagnostischer Einsatz ist die Therapiekontrolle während iatrogenem Verschluß besagten Gefäßes bei Patienten mit hypertropher obstruktiver Kardiomyopathie denkbar. Entsprechende größere Erfahrungen liegen aber zum jetzigen Zeitpunkt diesbezüglich noch nicht vor. Anders verhält es sich mit der apikalen Beschallung: bei 64 % der Patienten gelingt es, intramyokardiale arterioläre Aufteilungsäste im Herzspitzenbereich darzustellen. Bei ausgeglichenem koronaren Versorgungstyp ist der erfaßte Bereich dem Versorgungsgebiet der LAD zuzuordnen. Nach Einstellen des „klassischen" Vierkammer- bzw. RAO-Äquivalentschnittes gelingt der farbkodierte Dopplerflußnachweis in besagten kleinen Aufteilungsästen am besten nach leichter Angulierung des Schallgebers um 5–10° nach kaudal. Der Beschallungserfolg mit quantitativer Erfassung der peripheren Myokardperfusion läßt sich durch den Einsatz von lungengängigen Ultraschall-Signalverstärkern deutlich verbessern (Abb. 3). Der farbkodierte Segmentnachweis der intramyokardialen Arteriolen gelang in unserem Patientengut bei über 80 %; eine entsprechende PW-Spektraldopplererfassung der diastolischen Flußgeschwindigkeit war bei 70 % aller untersuchten Patienten möglich (Abb. 4). Selbst unter Verwendung eines relativ großen PW-Meßfensters von 6–8 mm kann jedoch der Nachweis der systolischen koronaren Flußkomponente nur in Ausnahmefällen erbracht werden. Grund hierfür ist das systolische Anheben der Herzspitze in Relation zum in unmittelbarer Nähe positionierten Schallgeber.

Analog zur transösophagealen Erfassung des proximalen LAD-Koronarflusses läßt sich auch mittels transthorakaler Beschallung eine Änderung der peripheren Koronarperfusion nach intrakoronarer bzw. intravenöser Gabe von vasodilatierenden Pharmaka sensitiv erfassen (5). Über eine gute Korrelation der mittels TEE bestimmten Koronarreserve und der Positronenemissionstomographie nach Gabe von Dipyridamol wurde in einem kleinen Patientenkollektiv von 18 Patienten berichtet (19). Auch hier ist die exakte Zuordnung zum koronaren Versorgungsgebiet schwierig. Inwieweit eine exakte quantitative Erfassung der Koronarreserve mit der transthorakalen Beschallung möglich ist, muß durch weitere Untersuchungen mit simultaner Bestimmung des Koronarflusses über einen intrakoronaren Dopplerkatheter geprüft werden.

Abb. 3. Diastolisches 2 DE-Standbild der Herzspitzenregion bei transthorakaler 7 MHz Beschallung. Unter Verwendung einer 5 MHz-Farbdopplertechnik kommen vor intravenöser Gabe des Signalverstärkers Levovist® lediglich die Kavitäten des rechten als auch linken Ventrikels zur Darstellung (obere Abbildung). Die untere Abbildung zeigt, daß nach peripherer Levovist®-Injektion intramyokardiale Arteriolen (s. Pfeil) farbkodiert dargestellt werden (s. auch Abb. 4)

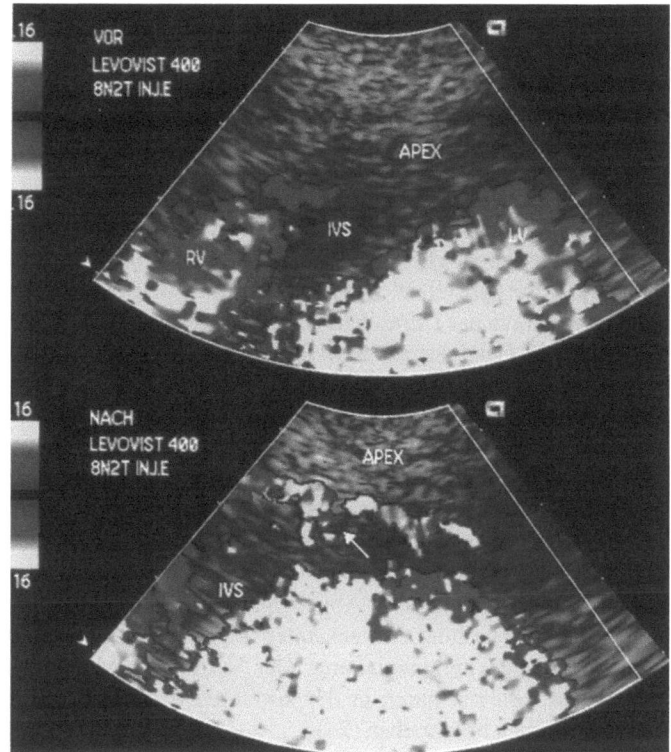

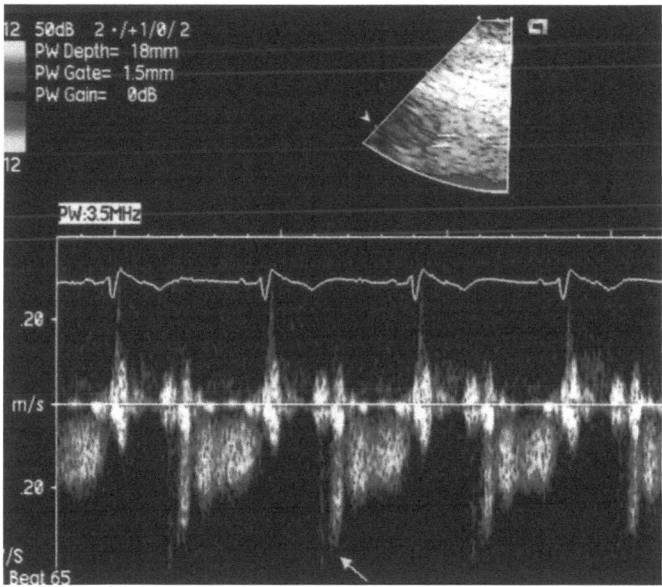

Abb. 4. Gleiche Schallkopfpositionierung wie in Abbildung 3. Mittels Spektraldoppler-Analyse gelingt nach entsprechender Winkelkorrektur die exakte Quantifizierung der diastolischen Koronarperfusionskomponente im Herzspitzenbereich. Die systolische koronare Flußkomponente (s. Pfeil) kann nur selten erfaßt werden (Erläuterung s. Text)

Koronarfisteln

Koronarfisteln stellen eine relativ seltene Koronaranomalie dar, die meist isoliert auftritt. Bisher erfolgte die Diagnostik von Koronarfisteln und vor allem ihrer genaueren Lokalisation invasiv mittels selektiver Koronarangiographie. Durch Verbesserung der Schallkopftechnologien insbesondere unter Zuhilfenahme der farbkodierten Dopplertechnik war es in den letzten Jahren möglich, den Ursprung von Koronarfisteln aus der Kranzarterie auch sonographisch darzustellen. Bei Patienten mit isolierten Koronarfisteln lassen sich diese mittels transthorakaler Ultraschalltechnik in etwa 70 % der Fälle nachweisen. Eine exakte Erkennung des Fistelverlaufs bzw. ihrer genauen Einmündungsstelle gelingt mittels TTE im allgemeinen nicht. Die transösophageale Beschallung erlaubt hier eine weit bessere Detailerkennung der kardialen Strukturen. Der hohe Stellenwert der transösophagealen Echokardiographie in der Erkennung von Koronarfisteln ist bekannt (3, 12). Doch erlaubt das monoplane TEE-Verfahren mit transverser Anlotebene eine exakte Beurteilung des gesamten Fistelverlaufs nur in Ausnahmefällen. Interpretationsschwierigkeiten ergeben sich aus dem Tatbestand, daß Ursachen einer dilatierenden Koronararterie nicht immer einer Fistel entsprechen, differentialdiagnostisch kommen unter anderem ein Koronararterienaneurysma oder ein abnormer Abgang der Kranzarterie in Frage. Um so größere Bedeutung ist der Darstellung des gesamten Fistelverlaufes beizumessen, insbesondere im Hinblick auf die Therapieplanung. Der Vorteil der Mehrebenen-TEE gegenüber dem monoplanen Anlotverfahren in der korrekten Erkennung des Fistelverlaufs und deren Mündung wurden beschrieben (24).

Im Gegensatz zur isolierten Koronarfistel handelt es sich bei generalisierten arteriosystemischen Koronarfisteln um eine Anomalie, bei der multiple kleine präkapilläre Verbindungen zwischen einer oder mehreren Koronararterien und einer Herzkammer, der Pulmonalarterie, dem Koronarsinus oder der Vena cava superior bestehen. Insbesondere generalisierte arteriosystemische Koronarfisteln mit Drainage des Blutes in den linken Ventrikel können sich wie eine ischämische Myokarderkrankung manifestieren. 1994 wurde erstmals über den Nachweis einer arteriosystemischen Koronarfistel mittels transthorakaler Beschallung berichtet (15). Durch die hohe Flußgeschwindigkeit in den multiplen Fistelkanälen gelang der Nachweis mittels farbkodiertem Dopplerverfahren von transthorakal. Mittels hochauflösender transthorakaler Analyse der peripheren myokardialen Perfusion im Fistelbereich konnten hohe Strömungsgeschwindigkeiten bis 1,2 m/s beobachtet werden. Nach intravenöser Gabe von Nitraten konnte keine Flußgeschwindigkeitsbeeinflussung (5) objektiviert werden, so daß davon ausgegangen werden muß, daß hier bereits eine maximale Weitstellung im arteriolären Bereich besteht.

Postoperativer Einsatz der Echokardiographie

Befunde nach operativer Myokardrevaskularisation

Der postoperative Einsatz der Echokardiographie nach aortokoronarer Bypass-Versorgung erfolgt in erster Linie zur Beurteilung der globalen und regionalen linksventrikulären Funk-

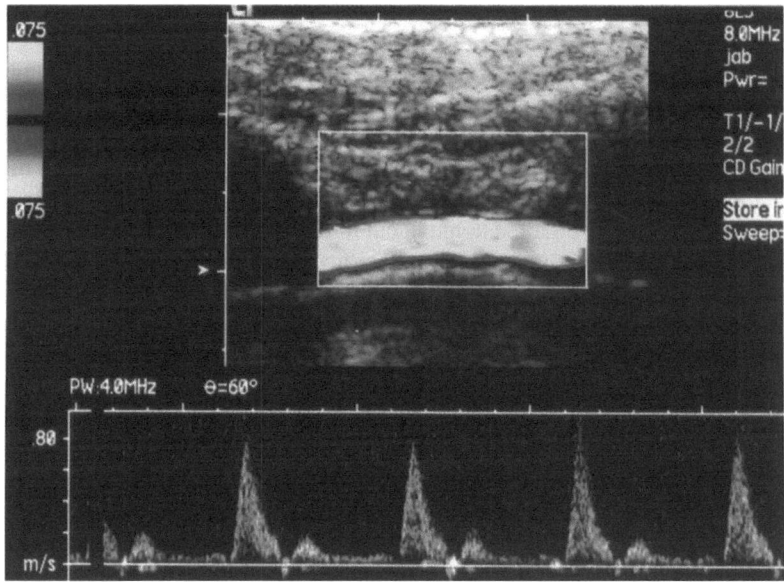

Abb. 5. Transthorakale sonographische Darstellung der linken Arteria mammaria interna unter Verwendung eines linearen 8,0 MHz-Schallgebers

tion sowie zum Nachweis eines möglichen Perikardergusses, der in aller Regel im Rahmen eines Postkardiotomiesyndroms auftritt. Beim Vorliegen eines Perikardergusses gelingt es mit der TEE häufig, den proximalen Abgang der Bypässe aus der Aorta thoracalis ascendens darzustellen. Je größer der Ergußmantel, um so einfacher lassen sich die proximalen Abschnitte der implantierten Venen vom ergußbedingten echofreien umgebenden Saum abgrenzen. Auch im mit Ergußflüssigkeit gefüllten Perikard gelingt es in Einzelfällen, die Veneninterponate segmentarisch über unterschiedlich lange Bereiche darzustellen. Es handelt sich hierbei in aller Regel um Einzelbeobachtungen. Sonographische Hilfestellungen zur Erfassung einer Bypass-Pathologie ergeben sich nicht.

Die sonographische Darstellung der linken und rechten Arteria mammaria interna gelingt bei über 85 % der Patienten nach vorausgegangener arterieller Bypass-Versorgung (Abb. 5). Voraussetzung für eine entsprechende Detaildarstellung des immer nur segmental im Interkostalbereich nachweisbaren Gefäßteilabschnittes ist die Wahl eines hochfrequenten 8–12 MHz Schallgebers. Hierzu sind lineare Schallgeber zu bevorzugen. Aus diagnostischer Sicht sollte neben dem Aufsuchen von etwaigen chirurgisch nicht ligierten Seitenästen die Flußcharakteristik und entsprechende sich hieraus ergebende Hinweise für eine Flußdrosselung Berücksichtigung finden. Eine Nichtdarstellbarkeit der Arteria mammaria spricht für eine Okklusion des Gefäßes. Eine periphere Abflußbehinderung durch eine Stenose im Bereich der Koronarnaht oder eine höhergradige Stenose unmittelbar distal der Mammaria-Anastomose im nativen Koronargefäß stellt sich durch eine Zunahme des Widerstandsindex dar. Die Zunahme der diastolischen Flußkomponente unter Adenosin ist ebenfalls eingeschränkt.

Befunde nach transmyokardialer Laserrevaskularisation

Die transmyokardiale Laserrevaskularisation (TMLR) ist eine neue chirurgische Technik zur Behandlung von Patienten mit diffuser Koronarsklerose und therapierefraktärer Angina pectoris bzw. teilinfarziertem Myokard. Nachdem in vivo gezeigt werden konnte, daß mehrere Monate nach TMLR die transmyokardialen Kanäle in einem hohen Prozentsatz offen bleiben (9), stellt sich die Frage nach der Perfusionsrichtung in denselben. Untersuchungen über das Druckverhalten konnten ein intramyokardiales Druckgefälle aufzeigen (16). Als erste haben Berwing et al. anhand der myokardialen Kontrast-Echokardiographie bei zwei Patienten ein ausschließlich in der Systole nachweisbares Perfusionsmuster vom linken Kavum aus nachweisen können (1). Mittels hochauflösender Ultraschalltechnologie gelingt der Nachweis offener Laserkanäle von transthorakal sowie von transösophageal unter Verwendung des Farbdopplerverfahrens in der Mehrzahl der Fälle. Dieses Verfahren stellt derzeit die wohl sensitivste Methode in der Erfassung der patency rate nach TMLR dar, auch wenn eine genaue Quantifizierung noch nicht gesichert ist. Eindeutig ist hierbei zu beobachten, daß die Myokardperfusion durch die in aller Regel 1–1,2 mm im Durchmesser messenden Kanäle ausschließlich in der Diastole nachweisbar ist (Abb. 6). Ob es sich hierbei um ein Zurückfließen des während der vorangegangen Systole in das Myokard eingepreßten Blut handelt oder der Fluß isoliert durch Verbindung mit einem Koronaraufteilungsgefäß zustande kommt, konnte bisher nicht geklärt werden.

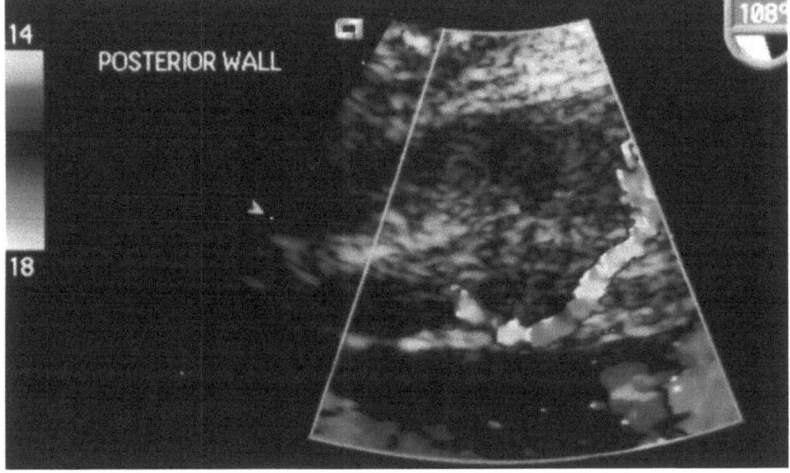

Abb. 6. Transösophageale Darstellung eines Laserkanals im Bereich der Hinterwand. Der Blutfluß ist ausschließlich diastolisch und von epi- nach endokardial gerichtet

Die hochauflösende Ultraschalltechnologie mit synergetischem Einsatz neuer lungengängiger Ultraschallsignalverstärker hat den klinischen Stellenwert der Echokardiographie in der Koronardiagnostik erweitert. Im Gegensatz zur Cineangiographie gelingt die direkte Darstellung der Koronararterien jedoch weiterhin nur segmental, was als prinzipielles Problem der Methode zu werten ist.

Gelingt die selektive Intubation eines Koronarostiums mittels Kathetertechnik nicht, so sollte vor einer erneuten Intervention echokardiographisch nach einem ektopen Koronararterienabgang gefahndet werden. In der Diagnostik einer lokalisierten Koronarfistel ist die Echokardiographie ein etabliertes Verfahren, wobei die transösophageale Beschallung dem transthorakalen Verfahren in der Erfassung des Fistelverlaufs überlegen ist. Die hochauflösende Echokardiographie ist derzeit das sensitivste Verfahren zur Erfassung offener Laserkanäle nach transmyokardialer Laser-Revaskularisation. Es ist davon auszugehen, daß hierdurch die Pathophysiologie des bis dato nicht völlig geklärten Therapieverfahrens näher offengelegt werden wird.

Die moderne Ultraschalltechnologie unter Einsatz lungengängiger Ultraschallsignalverstärker erlaubt die Erfassung der peripheren Myokarddurchblutung bei einem Großteil der Patienten. Aufgrund der hierdurch gewonnenen Doppler-Flußkurven kann zur Zeit noch nicht auf eine diagnostische Koronarangiographie verzichtet werden. Die koronare Flußreserve kann jedoch bei einem hohen Prozentsatz der Patienten nach Verabreichung von Dipyridamol bestimmt werden und es ist denkbar, in Zukunft diese als Verlaufskontrolle nach Koronarintervention im LAD-Bereich heranzuziehen.

Bei der derzeitigen Routinediagnostik der koronaren Herzerkrankung hat die invasive Herzkatheterdiagnostik unangefochten ihren etablierten Stellenwert. Die hiermit erhobenen Daten werden jedoch zunehmend durch Informationen der hochauflösenden Echokardiographie bereichert.

Literatur

1. Berwing K, Bauer EP, Strasser R, Klövekorn WP, Bertschmann W (1996) Transmurale Laserrevaskularisation: Erste Nachweise einer Perfusion über offene Laser-Kanäle [Abstract]. Z Kardiol 85 (suppl): 197
2. Caiati C, Aragona P, Iliceto S, Rizzon P (1996) Improved Doppler detection of proximal left anterior descending coronary artery stenosis after intravenous injection of a lung-crossing contrast agent: A transesophageal Doppler echocardiographic study. J Am Coll Cardiol 27: 1413–1421
3. Calafiore P, Raymond R, Schiavone W, Rosenkranz E (1989) Precise evaluation of a complex coronary arteriovenous fistula: the utility of transesophageal color doppler. J Am Soc Echo 2: 337–341
4. Cohen JL, Chan KL, Jaarsma W, Bach DS, Muller DWM, Starling MR, Armstrong WF (1995) Arbutamine echocardiography: efficiacy and safety of a new pharmacologic stress agent to induce myocardial ischemia and detect coronary artery disease. J Am Coll Cardiol 26: 1168–1175
5. Crowly JJ, Shapiro LM (1997) Transthoracic echocardiographic measurement of coronary blood flow and reserve. J Am Soc Echocardiogr 10: 337–343
6. Gerckens U, Cattelaens N, Drinkovic N, et al. (1989) Detection of proximal coronary artery stenosis by transesophageal echocardiography [Abstract]. Eur Heart J 10 (suppl): 121
7. Hiratzka LF, McPherson DD, Lamberth WC, et al. (1986) Intraoperative evaluation of coronary artery bypass graft anastomoses using high frequency epicardial echocardiography: Experimental validation and initial patient studies. Circulation 73: 1199–1205
8. Hoffmann R, Lethen H, Kleinhaus E, Weiss M, Flachskampf FA, Hanrath P (1993) Comparative evaluation of bicycle and dobutamine stress echocardiography with perfusion scintigraphy and bicycle electrocardiogram for identification of coronary artery disease. Am J Cardiol 72: 555–559
9. Horvath KA, Smith WJ, Laurence RG, Schoen FJ, Appleyard RF, Cohn LH (1995) Recovery and viability of an acute myocardial infarct after transmyocardial laser revascularization. J Am Coll Cardiol 25: 258–263

10. Iliceto S, Caiati C, Aragona R, Verde R, Schlief R, Rizzon P (1994) Improved Doppler signal intensity in coronary arteries after intravenous peripheral injection of a lung-crossing contrast agent (SHU 508A). J Am Coll Cardiol 23: 184–190

11. Iliceto S, Memmola C, De Martino G, Rizzon P (1989) Evaluation of anatomy and flow of the left coronary artery by transesophageal 2D echocardiography [Abstract]. Eur Heart 10 (suppl): 121

12. Kuo C, Fang B, Hsu T, Lee Y, Chang C (1992) Coronary artery fistula: Diagnosis by transesophageal two-dimensional and doppler echocardiography. Am Heart J 123: 218–220

13. Lambertz H, Kreis A, Trümper H, Hanreth T (1990) Simultaneous transesophageal atrial pacing and trans-esophageal two-dimensional echocardiography: A new method of stress echocardiography. J Am Coll Cardiol 16: 1143–1153

14. McPherson DD, Ross Afc Moyers JR, et al. (1986) Can atherosclerotic coronary arteries vasodilate? An intra-operative high-frequency epicardial echocardiographic study. Circulation 74: II-468

15. Nanke C, Stellwaag M, Gesekus A, Lambertz H (1994) Farbdopplerechokardiographische Diagnostik bei generalisierten arteriosystemischen Koronarfisteln. Z Kardiol 83: 672–675

16. Nematzadeh D, Rose JC, Schryver TH, Huang HK, Kot Pa (1984) Analysis of methodology for measuring intramyocardial pressure. Basic Res Cardiol 79: 86–97

17. Nixdorff U et al. (1995) Zuverlässigkeit der digitalen transösophagealen Echokardiographie. Z Kardiol 84: 844–851

18. Poldermans D, Arnese M, Fioretti PM, et al. (1995) Improved cardiac risk stratification in major vascular surgery with dobutamine-atropine stress echocardiography. J Am Coll Cardiol 26: 648–653

19. Radvan J, Marwick TH, Williams MJ, Camici P (1995) Evaluation of the extent and timing of the coronary hyperemic response to Dipyridamole: A study with transesophageal echocardiography and positron emission tomography with oxygen 15 water. J Am Soc Echocardiogr 8: 864–873

20. Redberg RF (1994) Coronary flow by transesophageal Doppler echocardiography: Do saccharide-based contrast agents sweeten the pot? J Am Coll Cardiol 23: 191–193

21. Reichert S, Visser C, Koolen J, et al. (1989) Transesophageal echocardiographic examination of the left coronary artery with a 7,5 MHz 2D and Doppler transducer [Abstract]. Eur Heart J 10 (suppl):122

22. Samdarshi TE, Chang LK, Ballal RS, et al. (1990) Transesophageal color Doppler echocardiography in assessing proximal coronary artery stenosis [Abstract]. J Am Coll Cardiol 15: 93a

23. Taams MA, Gussenhoven WJ, Cornel JH, et al. (1988) Detection of left coronary artery stenosis by trans-oesophageal echocardiography. Eur Heart J 9: 1162–1166

24. Vellenzer-Heintz A, Menzel T, Hausen W, Lambertz H (1993) Vollständige Darstellung einer Koronarfistel mit Einmündung in die obere Hohlvene. Diagnostischer Zugewinn durch biplane transösophageale Echo-kardiographie. Z Kardiol 82: 253–256

Für die Verfasser:
Prof. Dr. H. Lambertz
Abteilung Kardiologie
Deutsche Klinik für Diagnostik
Aukammallee 33
65191 Wiesbaden

Methodik der Streßechokardiographie

R. Hoffmann

Medizinische Klinik I, Klinikum RWTH Aachen

Belastungsuntersuchungen spielen eine entscheidende Rolle bei der Diagnose einer koronaren Herzkrankheit. Die Streßechokardiographie stellt die natürliche Verschmelzung aus einem kardiovaskulärem Belastungstest und der bildlichen Darstellung der resultierenden Ischämiereaktion mittels Echokardiographie dar. Die dieser Verbindung zugrundeliegende Basis ist die Beobachtung, daß Regionen des Herzmuskels, die ischämisch werden, eine Wandbewegungstörung entwickeln. Bereits 1935 zeigten Tennant und Wiggers (31), daß dem Verschluß einer Koronararterie fast sofort eine Wandbewegungsstörung folgt. Die als Folge der Ischämie auftretende Wandbewegungsstörung ist noch vor dem Eintreten von Angina oder elektrokardiographischen Veränderungen erkennbar. Dieser Ablauf ist als Ischämiekaskade beschrieben worden. Eine Ischämie kann jedoch nicht nur durch Verminderung der Blut- und Sauerstoffzufuhr, sondern auch durch Erhöhung des Sauerstoffbedarfs provoziert werden. Entscheidend ist das Erzeugen eines Mißverhältnisses zwischen Angebot und Bedarf. Eine Verminderung der Zufuhr kann durch pharmakologisch verursachte Perfusionsumverteilung zugunsten anderer Koronarterritorien bewirkt werden (Steal-Effekt, Wirkungsmechanismus von Dipyridamol und Adenosin). Eine Erhöhung des Sauerstoffbedarfs ist durch physikalische Belastung (Fahrrad- oder Laufbandergometrie), pharmakologische Belastung (Dobutamin, Arbutamin) oder durch Erhöhung der Herzfrequenz mittels Vorhofstimulation erreichbar.

Mit der Entwicklung der Echokardiographie war unter Nutzung des M-mode zunächst eine Möglichkeit zur Erfassung induzierter Wandbewegungsstörungen gegeben. Erst die 2-D-Echokardiographie erlaubte jedoch eine Beurteilung aller Wandabschnitte des linken Ventrikels und damit eine umfassende Funktionsbeschreibung aller Regionen des Myokards.

Zunächst wurden nur physikalische Belastungsverfahren in Kombination mit der Echokardiographie eingesetzt, d.h. verschiedene Fahrrad- oder Laufbandprotokolle. In den letzten 15 Jahren sind unterschiedliche pharmakologische Belastungsverfahren entwickelt worden und zum klinischen Einsatz gekommen. Die Vorhofstimulation ist ein weniger genutztes alternatives Belastungsverfahren.

Eine dramatische Verbesserung der Bildqualität und damit der Beurteilbarkeit der echokardiographischen Bilder konnte in den vergangenen Jahren mit neuem echokardiographischem Instrumentarium erreicht werden. Nicht zuletzt durch die Entwicklung digitaler Bildverarbeitungstechniken, ist die Streßechokardiographie inzwischen aus dem wissenschaftlichen Experimentierstadium herausgetreten und hat sich zu einer im klinischen Alltag gängigen Technik entwickelt.

Physikalische Belastungsechokardiographie

Die ersten Versuche zur Durchführung der 2-dimensionalen Echokardiographie während physikalischen Belastungsverfahren wurden bereits 1979 unternommen (32). Die anfänglichen Ansätze zur Nutzung der physikalischen Belastungsechokardiographie waren durch die mäßige Bildqualität und eine fehlende Verfügbarkeit digitaler Bildverarbeitung limitiert. Inzwischen ist die physikalische Belastungs-Echokardiographie durch verbesserte Echoschallköpfe und digitale Bildspeicherung zu einem Verfahren mit hoher diagnostischer Genauigkeit geworden. Es gibt regionale Unterschiede in der Nutzung verschiedener Belastungsverfahren. In den U.S.A. findet die Laufbandergometrie weitverbreitete Anwendung, während in Europa die Fahrradergometrie gebräuchlicher ist. Bei der Fahrradergometrie kann zwischen der Fahrradergometrie mit aufrecht sitzendem oder liegendem Patienten unterschieden werden. Der wesentlichste Unterschied zwischen Fahrrad- und Laufbandergometrie ist die Möglichkeit zur Bildakquisition während maximaler Fahrradergometer-Belastung. Da belastungsinduzierte Ischämien und damit Wandbewegungsstörungen sich im Anschluß an eine Belastung evtl. rasch zurückbilden, können diese der Erfassung entgehen, wenn die Bildaufnahme nicht während maximaler Belastung erfolgt. Entsprechend ergab sich eine höhere Sensitivität in der Erkennung einer koronaren Herzkrankheit bei Analyse von Echozyklen, die während maximaler Belastung aufgenommen wurden, verglichen mit Echozyklen, die in der Nachbelastungsphase aufgenommen wurden (91 % vs 83 %, Ryan et al. (29)). Ein potentieller Nachteil bei der Fahrradergometrie verglichen mit der Laufbandergometrie ist die geringere erreichte Arbeitsbelastung und die größere Abhängigkeit von der Kooperation des Patienten, eine bestimmte Arbeitsbelastung zu erreichen. Für beide physikalische Belastungsformen ist ein wesentlicher Vorteil verglichen mit der pharmakologischen Belastung die zusätzlich erhaltene Information über die funktionelle Belastbarkeit des Patienten.

Die notwendige apparative Ausstattung zur Durchführung von physikalischen Belastungsechokardiogrammen besteht in einem 2-D-Echokardiographiegerät, einem Fahrradergometer oder Laufband, einem 12-Kanal-EKG, sowie wünschenswerterweise, einer Digitalisierungseinheit und einer speziellen Echokardiographieliege, die durch einen Ausschnitt die Beschallung von apikal erleichtert. Der Raum muß mit Reanimationsgerät ausgestattet sein.

Eine typische Fahrradbelastung beginnt mit einer Belastung von 25 oder 50 Watt und wird anschließend alle 2 Min. um 25 Watt gesteigert, bis der Patient entweder die altersentsprechende maximale Herzfrequenz, 85% der maximalen altersentsprechenden Herzfrequenz (220 – Alter) oder einen anderen Belastungsendpunkt durch kardiale Symptomatik erreicht. Der Patient mit kurz zuvor durchgemachtem Myokardinfarkt wird nur bis auf 70 % der maximalen altersentsprechenden Herzfrequenz belastet. Während der Belastung findet eine laufende EKG-Registrierung statt, um Rhythmusstörungen zu erkennen. Auf jeder Belastungsstufe wird eine 12-Kanal-Registrierung und eine Blutdruckmessung vorgenommen. Endpunkte für die Belastung sind neben dem Erreichen der Ausbelastung die Entwicklung von Angina pectoris, Dyspnoe, schwere ventrikuläre Rhythmusstörungen, ST-Streckensenkung von mehr als 0,2 mV im mitgeschriebenen EKG, ein Blutdruckanstieg auf mehr als 220 mmHg systolisch oder die Entwicklung von deutlichen Wandbewegungsstörungen. Eine eindeutige Definition von dem Ausmaß der Wandbewegungsstörungen, die einen Belastungsabbruch rechtfertigen, gibt es nicht. Allerdings sollten ausgedehnte Wandbewegungsstörungen, die eine Mehrgefäßerkrankung wahrscheinlich machen, als Abbruchkriterium gelten.

Tabelle 1. Diagnostische Genauigkeit der physikalischen Belastungsechokardiographie zur Erkennung einer koronaren Herzkrankheit

Autor	Patientenzahl	Sensitivität	Spezifität
Armstrong (1987)	123	87 %	86 %
Crouse (1991)	228	97 %	64 %
Marwick (1992)	150	84 %	86 %
Quinones (1992)	112	74 %	88 %
Beleslin (1994)	136	88 %	82 %
Roger (1995)	127	88 %	72 %

Definition einer koronaren Herzkrankheit: ≥ 50% Durchmesserstenose

Bei der Laufbandergometrie ist die fortwährende Beobachtung des Echokardiogramms zur Mitberücksichtigung von neuen Wandbewegungsstörungen als Abbruchkriterium nicht möglich. Entschließt man sich dazu, die Belastungsechokardiogramme direkt nach der Belastung aufzunehmen, so muß dies innerhalb eines kritischen 1-minütigen Zeitfensters direkt nach der Belastung erfolgen, um die diagnostische Genauigkeit zu maximieren. Es ergibt sich daraus die Notwendigkeit einer hohen technischen Fertigkeit bei der Durchführung von physikalischen Belastungsechokardiogrammen. Werden die Ergebnisse verschiedenster Untersuchungen (2, 4, 6, 12, 27, 28) berücksichtigt, so ergibt sich eine Sensitivität der Belastungsechokardiographie in der Erkennung einer koronaren Herzkrankheit von 74–97 % mit einer Spezifität von 64–88 % (Tabelle 1).

Pharmakologische Belastungstests

Die physikalische Belastung stellt die physiologische Belastungsform dar. Jedoch ist eine Vielzahl an Patienten aufgrund orthopädischer, peripher vaskulärer, neurologischer oder pulmonaler Erkrankungen nicht in der Lage, eine ausreichende physikalische Belastung auszuführen. Alternative Belastungstests, wie die Armergometrie oder der Faustpreßtest, haben durch eine geringere Sensitivität in der Erkennung der koronaren Herzkrankheit enttäuscht. Die pharmakologische Belastung ist unabhängig von der Motivation wie auch physikalischen Limitation des Patienten. Dabei haben sich die pharmakologischen Belastungsverfahren nicht nur bei Patienten, die physikalisch nicht ausreichend belastbar sind, als hilfreich erwiesen. Durch die Vermeidung der bei physikalischer Belastung auftretenden Hyperventilation wird die Aufnahme guter Echosequenzen während maximaler Belastung erleichtert. Die Aufnahme der Echobilder unter Belastung erfolgt weiterhin unter weniger Zeitdruck, als direkt nach physikalischer Belastung und ermöglicht damit insbesondere dem Ungeübteren die Aufnahme guter Echosequenzen.

Dobutamin-Belastungsechokardiographie

Von den pharmakologischen Belastungstests ist die Dobutaminbelastung die gebräuchlichste Belastungsform. Dobutamin ist ein Katecholamin mit primär β1-mimetischer

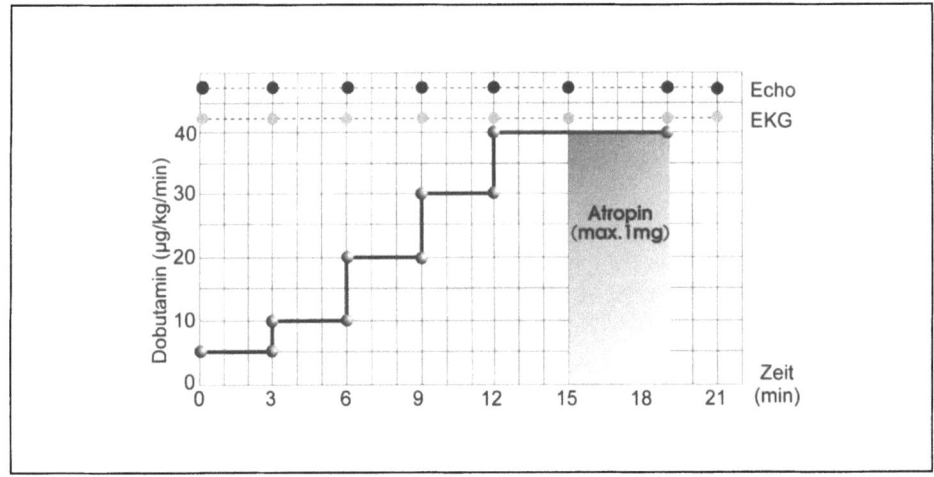

Abb. 1. Schematische Darstellung des Dobutaminbelastungsprotokolls. Stufenweise Steigerung der Dobutamin-dosis alle drei Minuten bis auf eine Maximaldosis von 40 µg/kg/min. Zusätzliche fraktionierte Gabe von bis zu 1 mg Atropin falls erforderlich. Es findet eine kontinuierliche elektrokardiographische und echokardiographische Überwachung statt

Wirkung, die den Sauerstoffverbrauch des Myokards über eine Erhöhung von Herzfrequenz und Kontraktilität steigert. Gewöhnlich werden Belastungsprotokolle genutzt, bei denen eine anfängliche Dosis von 5 µg/kg Körpergewicht/min als Infusion gegeben alle drei Minuten bis auf eine maximale Dosis von 30, 40 oder 50 µg/kg Körpergewicht/min gesteigert wird (Abb. 1). Obwohl eine 3-minütige Dauer auf jeder Infusionsstufe in Frage gestellt wurde (33), ist dies weiterhin die gebräuchlichste Vorgehensweise. Eine zusätzliche Atropingabe kann die Herzfrequenz weiter steigern und scheint damit die Sensitivität der Dobutamin-Belastungsechokardiograpie zu steigern, ohne die Spezifität zu vermindern. Den größten Nutzen scheint die zusätzliche Atropingabe bei Patienten zu haben, die unter Betablockertherapie stehen (8).

Die hämodynamischen Auswirkungen der Dobutamin-Belastungsechokardiographie unterscheiden sich erheblich von denen der physikalischen Belastungsechokardiographie. Obwohl die Herzfrequenz ähnlich ansteigen kann wie bei der physikalischen Belastung kommt es unter Dobutamingabe zu wesentlich geringeren Blutdruckanstiegen. Das Dobutamin-Belastungsechoprotokoll sieht eine fortlaufende Echoaufzeichnung, mindestens aber eine sehr engmaschige echokardiographische Darstellung vor, um neue Wandbewegungsstörungen frühzeitig zu erfassen.

Insgesamt hat sich die Dobutaminbelastung als sicheres Verfahren mit niedriger Komplikationsrate erwiesen (17). Die Gabe von Dobutamin kann allerdings mit einer Reihe von Nebenwirkungen einhergehen. Zu diesen zählen Unruhe des Patienten, Ängstlichkeit sowie Palpitationen, gelegentlich entwickeln die Patienten auch Luftnot. Zu den seltenen Komplikationen gehören ventrikuläre Tachykardien, Kammerflimmern und Myokardinfarkte. Als Antagonist kann ein kurzwirksamer Betarezeptorenblocker bei Auftreten von unerwünschten Nebenwirkungen gegeben werden. Eine für die Dobutaminbelastung typische und einzigartige Nebenwirkung ist die Entwicklung von paradoxen Hypotensionen. Diese Nebenwirkung wurde in bis zu 20 % der Fälle beschrieben (14). Der Blutdruckabfall kann verschiedene Ursachen haben, die von vasovagalen Reaktionen über eine dynamische Ausflußobstruktion bis hin zu progredientem Linksherzversagen unter Ischämie reichen. Ein systolischer Blutdruckabfall von mehr als 20 mm Hg gilt als zusätzliches Abbruchkriterium

Tabelle 2. Diagnostische Genauigkeit der Dobutamin-Belastungsechokardiographie zur Erkennung einer koronaren Herzkrankheit

Autor	Patientenzahl	Streß	Sensitivität	Spezifität
Sawada (1991)	103	30 µg/kg/min	95 %	77 %
Marcowitz (1992)	141	30 µg/kg/min	96 %	66 %
Marwick (1993)	217	40 µg/kg/min	72 %	83 %
Hoffmann (1993)	66	40 µg/kg/min+ atr.	79 %	83 %
Previtali (1993)	80	40 µg/kg/min	79 %	83 %
Beleslin (1994)	136	40 µg/kg/min	82 %	77 %

Definition einer koronaren Herzkrankheit: ≥ 50% Durchmesserstenose

zu den bereits bei den physikalischen Belastungstests genannten Kriterien. Ein weiterer Nachteil der Dobutamin-Belastung ist die lange Untersuchungsdauer, die sich aus der ca 15–20 minütigen Belastungsdauer und zusätzlicher Vor- und Nachbereitung ergibt. Die Dobutamin-Belastungsechokardiographie wurde in verschiedensten Studien als Methode mit hoher diagnostischer Genauigkeit in der Erkennung einer koronaren Herzkrankheit beschrieben. Sensitivitäten von 72 % bis 95 % und Spezifitäten von 62 % bis 97 % sind aus der Literatur bekannt (4, 9, 13, 16, 26, 30; Tabelle 2). Erwähnung finden sollte, daß die Dobutaminbelastung außer mit der transthorakalen Echokardiographie auch mit transösophagealer Echokardiographie kombiniert werden kann. Dieses Vorgehen ist bei Patienten mit schlechter transthorakaler Echoqualität von Interesse (19). Bei der Interpretation von Dobutamin-Streßechokardiogrammen wirkt es sich prinzipiell erschwerend aus, daß deutliche interindividuelle wie auch intraindividuelle, d.h. segmentale, Unterschiede in der Reaktion auf die Dobutaminbelastung bestehen (3, 5).

Dipyridamol Streßechokardiographie

Mit der Gabe hoher Dosen von Dipyridamol lassen sich bei Patienten mit koronarer Herzkrankheit ebenfalls echokardiographisch erkennbare Wandbewegungsstörungen induzie-

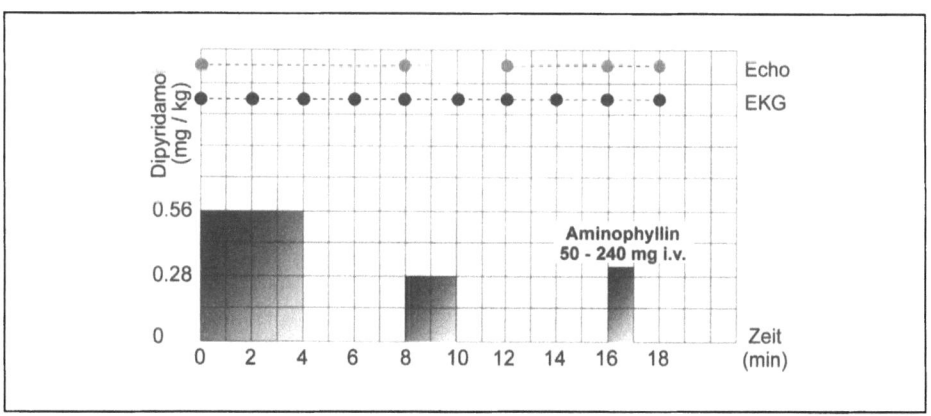

Abb. 2. Schematische Darstellung des Dipyridamolbelastungsprotokolls. Es wird zunächst ein Dipyridamolbolus von 0,84 mg/kg Körpergewicht über 4 min gegeben, dem eine Beobachtungsphase von 4 min folgt. Evtl. folgt ein kleinerer Dipyridamolbolus über 2 min. Theophyllin kann als Antagonist gegeben werden. Es findet eine kontinuierliche elektrokardiographische und echokardiographische Überwachung statt.

Tabelle 3. Diagnostische Genauigkeit der Dipyridamol-Belastungsechokardiographie

Autor	Patienten-zahl	KHK Definition	Streß	Sensitivität	Spezifität
Picano (1986)	93	≥ 70 % DS	Dipyr. 0.84 mg/kg	74 %	100 %
Picano (1993)	130	≥ 50 % DS	Dipyr. 0.84 mg/kg+atr.	87 %	94 %
Beleslin (1994)	136	≥ 50 % DS	Dipyr. 0.84 mg/kg	74 %	94 %
Previtali (1993)	80	≥ 50 % DS	Dipyr. 0.84 mg/kg	60 %	96 %
Dagianti (1993)	60	≥ 50 % DS	Dipyr. 0.84 mg/kg	52 %	97 %

DS: Durchmesserstenose

ren. Dipyridamol verursacht eine Vasodilatation durch Erhöhung des endogenen Adenosins. Die Ischämiereaktion ist am ehesten Resultat eines koronaren Steal-Phänomens. Als Folge der Dipyridamolgabe werden normale Gefäßsegmente weitgestellt, während die stenosierten Gefäßsegmente die Fähigkeit zur Weitstellung verloren haben. Dadurch kommt es zu einer Flußumverteilung zu Ungunsten der stenosierten Gefäße. Das gebräuchliche Belastungsprotokoll sieht eine Dipyridamol-Gabe von 0,84 mg/kg Körpergewicht vor, wobei ein größerer Bolus von 0,56 mg/kg über 4 min gegeben wird, sich eine Beobachtungsphase von 4 min anschließt und bei unauffälligem Befund ein kleinerer Bolus von 0,28 mg/kg, über 2 min gegeben, nachfolgt (Abb. 2). Die diagnostische Genauigkeit der Belastungsechokardiographie unter alleiniger Dipyridamolbelastung ist in einigen Studien als enttäuschend niedrig beschrieben worden. Die zusätzliche Gabe von Atropin, Dobutamin oder die Kombination mit physikalischer Belastung wurde daher vorgeschlagen, um die diagnostische Genauigkeit zu erhöhen (21). Als Antagonist für das Dipyridamol steht Theophyllin zur Verfügung. Die Dipyridamol-Belastungsechokardiographie ist als sehr sicheres Verfahren beschrieben worden (22). Schwerwiegende Nebenwirkungen unter Gabe von Dipyridamol sind selten. Häufiger auftretende Nebenwirkungen von geringerer Bedeutung sind leichte Dyspnoe und Übelkeit. Nicht eingesetzt werden sollte die Dipyridamolbelastung bei Patienten mit symptomatischer zerebrovaskulärer Erkrankung oder bei Patienten mit Bronchospasmus. Patienten, die Theophyllinpräparate erhalten, sind mit Dipyridamol oder Adenosin nicht untersuchbar, weil das Theophyllin die Wirkung inhibiert. Die diagnostische Genauigkeit in der Erkennung einer koronaren Herzkrankheit ist durch eine nur mäßige Sensitivität (52–87 %) bei guter Spezifität (94–100 %) gekennzeichnet (3, 7, 20, 21, 26; Tabelle 3). In Vergleichstests zwischen Dipyridamol- und Dobutamin-Belastungsechokardiographie ergab sich für die Dipyridamol-Belastungsechokardiographie eine geringere Sensitivität (4, 7, 26).

Arbutamin/Adenosin

Über das Dobutamin und Dipyridamol hinaus sind weitere Substanzen zur pharmakologischen Belastung genutzt worden. Hierbei sei zum einen das Arbutamin genannt, das ähnlich dem Dobutamin als Katecholamin über eine Steigerung von Herzfrequenz, Blutdruck und Inotropie eine Ischämie initiieren kann. Das Adenosin ist ein Vasodilatator und entspricht in seiner Wirkungscharakteristik ziemlich genau dem Dipyridamol, aus dem es im Körper gebildet wird.

Streßechokardiographie bei transösophagealer Vorhofstimulation

Für Patienten, die bei einem physikalischen Belastungstest keine ausreichende Ausbelastung erreichen, stellt normalerweise die pharmakologische Belastung eine gute Alternative dar. Die Vorhofstimulation hat als Belastungsform ebenfalls Interesse gefunden. Sie kann als direkte, invasive Vorhofstimulation oder wesentlich gebräuchlicher als transösophageale Vorhofstimulation durchgeführt werden. Kombiniert wurde die transösophageale Vorhofstimulationsbelastung sowohl mit der transthorakalen Echokardiographie als auch mit der transösophagealen Echokardiographie (11, 12). Die Akzeptanz dieser Methode ist geringer als für die pharmakologische Belastung bedingt durch die mit der Stimulation im Ösophagus einhergehenden Mißempfindungen. Eine Ischämie wird allein durch Erhöhung der Herzfrequenz initiiert, während der Blutdruck und die Kontraktilität nicht ansteigen. Gewöhnlicherweise wird die Vorhofstimulation mit einer Frequenz, die ca. 20 Schläge über der Herzgrundfrequenz liegt, begonnen und anschließend alle 2 Minuten um 20 Schläge/min gesteigert, bis 85 % der altersentsprechend maximalen Herzfrequenz erreicht werden. Gelegentlich tritt ein AV-Block Typ Wenckebach auf, den man durch intravenöse Gabe von Atropin zu durchbrechen versuchen kann. Der Vorteil der Methode ist, daß man die Belastung sofort unterbrechen kann, sollte es zu einer unerwünschten Nebenreaktion kommen. Als Sensitivität wurden für die Methode Werte von 83% bis 93% angegeben und als Spezifität 76 % bis 100 % (11, 12).

Regionale Beurteilung von Wandbewegungsstörungen

Verglichen mit dem Belastungs-EKG bietet die Belastungs-Echokardiographie nicht nur den Vorteil größerer diagnostischer Genauigkeit, man erreicht darüberhinaus eine wesentlich größere Genauigkeit in der Lokalisation einer Ischämie. Die genaue Kenntnis des ischämischen Ventrikelareals erlaubt aber einen Rückschluß auf das verengte Koronargefäß. Vier echokardiographische Blickwinkel werden normalerweise genutzt, um die Funktion aller Regionen des linken Ventrikels zu beurteilen:

▶ die parasternale lange Achse,
▶ die parasternale kurze Achse,
▶ der apikale Vier-Kammerblick und
▶ der apikale Zwei-Kammerblick.

Wandbewegungsstörungen der Vorderwand, des Septums und des Apex werden gewöhnlich einer den Ramus interventrikularis anterior betreffenden koronaren Herzkrankheit zugeordnet, während das inferiore Septum und die Hinterwand der rechten Kranzarterie und die inferolaterale Wand dem Ramus circumflexus zugeordnet werden. Üblicherweise wird der linke Ventrikel entsprechend dem 16-Segment-Modell der American Society of Echocardiography (1) aufgeteilt. Jedes der 16 Segmente ist dem Perfusionsgebiet einer Koro-

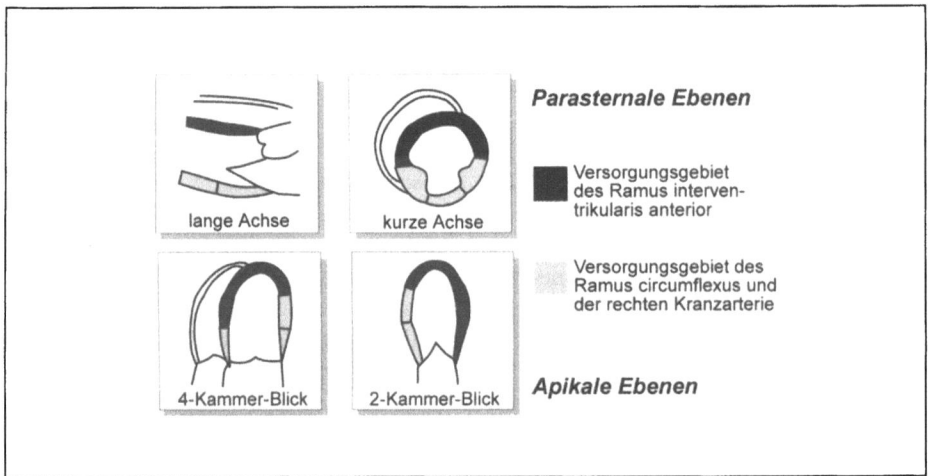

Abb. 3. Die Beziehung zwischen den Koronarperfusionsterritorien und den 16 linksventrikulären Wandsegmenten im Ventrikelmodel der American Society of echocardiogaphy. Linkswärtige Schraffierung = LAD Koronarperfusionsterritorium, rechtswärtige Schraffierung = RCA/RCX Koronarperfusionsterritorium

nararterie zugeordnet und erlaubt so eine Bestimmung des verengten Koronargefäßes (Abb. 3). Aufgrund von Überschneidungen zwischen den Perfusionsgebieten der rechten Kranzarterie und des Ramus circumflexus werden diese allerdings häufig zusammengefaßt.

Interpretation von Streßechokardiogrammen/ Klassifikation von Wandbewegung

Die Interpretation von Streßechokardiogrammen ist eine der komplexesten Aufgaben, denen sich der mit der Echokardiographie beschäftigende Arzt stellen muß. In die Beurteilung der regionalen Kontraktilität geht sowohl die Wanddickenzunahme als auch die Endokardexkursion ein. Die Kontraktilität jedes Wandsegmentes wird als normokinetisch, hypokinetisch, akinetisch oder dyskinetisch bewertet. Unter Belastung wird die Wandbewegung in der Regel eher hyperkinetisch. Gewöhnlich wird die Kontraktilität zunächst unter Ruhebedingung beurteilt und dann für die Belastungssituation eine entsprechende Bewertung vorgenommen. Die Digitalisierung von Streßechokardiogrammen erlaubt die Gegenüberstellung von Ruhe- und Belastungszyklen zur besseren Erkennung neuer Wandbewegungsstörungen. Dabei kann ein Kontraktionsablauf als fortlaufende Bildschleife dargestellt werden. Auf diese Weise können subtile neue Wandbewegungsstörungen erfaßt werden. Als Zeichen einer induzierten Ischämie bzw. als pathologisch gilt eine sich in mindestens einem der 16 Segmente einstellende neue Wandbewegungsstörung bzw. bei vorbestehenden Wandbewegungsstörungen eine sich in mindestens einem Segment gegenüber dem Ruhebefund verschlechternde Kontraktilität.

Die Beurteilung von Streßechokardiogrammen sollte nur durch Ärzte mit erheblicher Erfahrung in der regionalen Beurteilung von linksventrikulärer Ventrikelfunktion erfolgen. Es sollte betont werden, daß die in der Literatur angegebenen diagnostischen Genauigkeiten nur bei optimalem Training des das Streßecho durchführenden wie auch des befundenden Personals erreicht werden können.

Picano et al. (23) berichteten erhebliche Unterschiede in der Interpretation von Belastungs-Echokardiogrammen zwischen in der Bewertung von Streßechokardiogrammen erfahrenen und unerfahrenen Ärzten. Es ergaben sich daraus signifikante Unterschiede in der diagnostischen Genauigkeit. Picano et al. zogen die Konsequenz, eine Anlernphase von 100 Streßechokardiogrammen zu empfehlen, während derer mit einem Arzt zusammengearbeitet wird, der viel Erfahrung in der Interpretation von Streßechokardiogrammen hat. Die Komplexität und Subjektivität bei der Interpretation von Streßechokardiogrammen wurde durch das Ergebnis einer Multizenterstudie deutlich, das die Interpretation von 150 Dobutamin-Streßechokardiogrammen durch 5 erfahrene Zentren miteinander verglich (10). Es ergab sich in dieser Studie eine nur mäßige Übereinstimmung bzgl. der Bewertung eines Streßechokardiogramms als pathologisch oder normal mit einer Übereinstimmung von mindestens vier der fünf bewertenden Zentren bei 74 % der Untersuchungen und einem mittleren Kappa-Wert zwischen den fünf Zentren von nur 0,37. In der Analyse der Ursachen für die mäßige Übereinstimmung zwischen verschiedenen Untersuchern in der Befundung von Streßechokardiogrammen waren eine mäßige Bildqualität sowie eine nicht sehr ausgeprägte neue Wandbewegungsstörung die führenden Ursachen.

Verschiedene methodische Veränderungen sind verfolgt worden, um Bildqualität und Analyse von Streßechokardiogrammen zu verbessern. Hierzu gehört die Anwendung von Echokontrastmitteln zur Verbesserung der Endokarderkennung (24) und der Einsatz von Verfahren zur farbkodierten Endokardbewegungsanalyse (18). In jüngster Zeit setzt sich zunehmend die Akquisitionstechnik Second Harmonic Imaging durch, die gerade bei Patienten mit ungünstigem Signal-Rausch-Verhältnis in der traditionellen 2-D-Echokardiographie artefaktarme Echosequenzen mit deutlich verbesserter Endokarderkennung ermöglicht.

Literatur

1. American Society of Echocardiography Committee on Standards, Subcommittee on Quantification of Two Dimensional Echocardiograms. Recommendations for the left ventricle by two dimensional echocardiography (1989) J Am Soc Echocardiogr 2: 358–67
2. Armstrong WF, O'Donnell J, Ryan T, et al. (1987) Effect of prior myocardial infarction and extent and location of coronary disease on accuracy of exercise echocardiography. J Am Coll Cardiol 10: 531–538
3. Bach DS, Muller DWM, Gros BJ, Armstrong WF (1994) False positive dobutamine stress echocardiograms: characterization of clinical, echocardiographic and angiographic findings. J Am Coll Cardiol 24: 928–33
4. Beleslin BD, Ostojic M, Stepanovic J, et al. (1994) Stress echocardiography in the detection of myocardial ischemia. Head-to-head comparison of exercise, dobutamine and dipyridamole tests. Circulation 90: 1168–76
5. Carstensen S, Ali SM, Stensgaard-Hansen FV, Toft J, Haunso S, Kelbaek H, Saunamaki K (1995) Dobutamine-atropine stress echocardiography in asymptomatic healty individuals. Circulation 92: 3453–3463
6. Crouse LJ, Harbrecht JJ, Vacek JL, et al. (1991) Exercise echocardiography as a screening test for coronary artery disease and correlation with coronary angiography. Am J Cardiol 67: 1213–1218
7. Dagianti A, Penco M, Agati L, et al. (1995) Stress echocardiography: comparison of exercise, diypridamole and dobutamine in detecting and predicting the extent of coronary artery disease. J Am Coll Cardiol 26: 18
8. Fioretti PM, Poldermans D, Salustri A, et al. (1994) Atropine increases the accuracy of dobutamine stress echocardiography in patients taking beta-blockers. Eur Heart J 15: 355

9. Hoffmann R, Lethen H, Kleinhans E, et al. (1993) Comparative evaluation of bicycle and dobutamine stress echocardiography with perfusion scintigraphy and bicycle electrocardiogram for identification of coronary artery disease. Am J Cardiol 72: 555

10. Hoffmann R, Lethen H, Marwick T, Arnese M, Fioretti P, Pingitore A, Picano E, Buck T, Erbel R, Flachskampf FA, Hanrath P (1996) Analysis of interinstitutional observer agreement in the interpretation of dobutamine stress echocardiograms. J Am Coll Cardiol 27: 330–6

11. Iliceto S, Sorino M, D'Ambrosio G, et al. (1985) Detection of coronary artery disease by two-dimensional echocardiography and transesophageal atrial pacing. J Am Coll Cardiol 5: 1188–1197

12. Lambertz H, Kreis A, Trümper H, Hanrath P (1990) Simultaneous transesophageal atrial pacing and transesophageal two-dimensional echocardiography: a new method of stress echocardiography. J Am Coll Cardiol 16: 1143–1153

13. Marcovitz PA, Armstrong WF (1992) Accuracy of dobutamine stress echocardiography in detecting coronary artery disease. Am J Cardiol 69: 1269

14. Marcovitz PA, Bach DS, Mathias W, et al. (1993) Paradoxic hypotension during dobutamine stress echocardiography: Clinical and diagnostic implications. J Am Coll Cardiol 21: 1080–1086

15. Marwick TH, Nemec JJ, Pashkow FJ, et al. (1992) Accuracy and limitations of exercise echocardiography in a routine clinical setting. J Am Coll Cardiol 19: 74

16. Marwick TH, D'Hondt AM, Baudhuin T, et al. (1993) Optimal use of dobutamine stress for the detection and evaluation of coronary artery disease: combination with echocardiography or scintigraphy, or both? J Am Coll Cardiol 22: 159

17. Mertes H, Sawada SG, Ryan T, et al. (1993) Symptoms, adverse effects, and complications associated with dobutamine stress echocardiography: experience in 1118 patients. Circulation 88: 15–19

18. Mor-Avi V, Vignon P, Koch R, Weinert L, Garcia MJ, Spencer KT, Lang RM (1997) Segmental analysis of color kinesis images. Circulation 95: 2082–97

19. Panza JA, Laurienzo JM, Curiel RV, et al. (1994) Transesophageal dobutamine stress echocardiography for evaluation of patients with coronary artery disease. J Am Coll Cardiol 24: 1260–1267

20. Picano E, Lattanzi F, Masini M, et al. (1986) High dose dipyridamole echocardiography test in effort angina pectoris. J Am Coll Cardiol 8: 848

21. Picano E, Pingitore A, Conti U, et al. (1993) Enhanced sensitivity for detection of coronary artery disease by addition of atropine to dipyridamole echocardiography. Eur Heart J 14: 1216

22. Picano E, Marini C, Pirelli S, et al. (1992) Safety of intravenous high-dose dipyridamole echocardiography. Am J Cardiol 70: 252–258

23. Picano E, Lattanzi F, Orlandini A, Marini C, L'Abbate A (1991) Stress Echocardiography and the human factor: the importance of being expert. J Am Coll Cardiol 17: 666–9

24. Porter TR, Xie F, Kricsfeld A, Chiou A, Dabestani A (1994) Improved endocardial border resolution during dobutamine stress echocardioggraphy with intravenous dextrose albumin. J Am Coll Cardiol 23: 1440–3

25. Presti CF, Armstrong WF, Feigenbaum H (1988) Comparison of echocardiography at peak exercise and after bicycle exercise in evaluation of patients with known or suspected coronary artery disease. J Am Soc Echocardiogr 1: 119–126

26. Previtali M, Lanzarini L, Fetiveau R, et al. (1993) Comparison of dobutamine stress echocardiography, dipyridamole stress echocardiography and exercise stress testing for diagnosis of coronary artery disease. Am J Cardiol 72: 865

27. Quinones MA, Veroni MS, Haichin RM, et al. (1992) Exercise echocardiography versus 201 TL single-photon emission computed tomography in evaluation of coronary artery disease. Circulation 85: 1026–31

28. Roger VL, Pellikka PA, Oh JK, et al. (1995) Stress echocardiography. Part I. Exercise echocardiography: Techniques, implementation, clinical applications, and correlations. Mayo Clin Proc 70: 5–15

29. Ryan T, Segar DS, Sawada SF, et al. (1993) Detection of coronary artery disease with upright bicycle exercise echocardiography. J Am Soc Echocardiogr 6: 186–197

30. Sawada SG, Segar DS, Ryan T, et al. (1991) Echocardiographic detection of coronary artery disease during dobutamine infusion. Circulation 83: 1605

31. Tennant R, Wiggers CJ (1935) The effect of coronary occlusion on myocardial contraction. Am J Physiol 112: 351–361

32. Wann LS, Faris JV, Childress RH, et al. (1979) Exercise cross-sectional echocardiography in ischemic heart disease. Circulation 60: 1300–1308

33. Weissman NJ, Nidorf SM, Guerrero JL, Weyman AE, Picard MH (1995). Optimal stage duration in dobutamine stress echocardiography. J Am Coll Cardiol 25: 605–9

Anschrift des Verfassers:
Dr. med. Rainer Hoffmann
Medizinische Klinik I, Klinikum RWTH Aachen
Pauwelsstraße
52057 Aachen

Streßechokardiographische Normalwerte der globalen und regionalen linksventrikulären Funktion

J. Gehring*, U. Nixdorff**

 * Klinik Höhenried für Herz- und Kreislaufkrankheiten der LVA Obb., Bernried
** II. Medizinische Klinik und Poliklinik, Universität Mainz

Das Ziel der Streßechokardiographie ist die Erkennung von ischämischem Myokard, dessen Lokalisation und Ausdehnung sowie die Erfassung einer ischämiebedingten Einschränkung oder/und vitalitätsbedingten Verbesserung der globalen linksventrikulären Funktion. Die Beurteilung der Wandkinetik erfolgte bisher überwiegend qualitativ und setzt eine beträchtliche Untersuchererfahrung voraus (27). Hierin ist zwar im Vergleich zu den quantitativen nuklearmedizinischen Verfahren ein Nachteil zu sehen, andererseits hat sich die qualitative Beurteilung als ausreichend verläßlich und in der Praxis als schneller durchführbar erwiesen (9, 21, 39). Es ist aber zu erwarten, daß mit der weiteren Verbesserung der Bildauflösung, der digitalen Bildverarbeitung und der automatischen Konturerkennung die quantitative Beurteilung der linksventrikulären Funktion auch in der Streßechokardiographie Einzug halten wird.

Unabdingbare Voraussetzung für die routinemäßige Einführung quantitativer Auswerteverfahren sind Referenznormwerte für die jeweilige Belastungsmethode. Die bisher publizierten Studienergebnisse variieren allerdings zum Teil erheblich in Bezug auf Untersuchungsprotokolle, Meß- und Auswertemethodik sowie den Trainingszustand der untersuchten Probanden (10, 20, 36, 49). Deshalb müssen bei einer vergleichenden Betrachtung die zugrundeliegenden unterschiedlichen physiologischen Gegebenheiten berücksichtigt werden. Während die dynamische, z.B. fahrradergometrische Belastung den Vorteil einer physiologischen, mit der Belastungselektrokardiographie korrelierbaren und zu ihr komplementären Methode bietet, ist sie andererseits mit dem Nachteil geringerer Bildqualität infolge von Bewegungs- und Atmungsartefakten belastet. Die pharmakologischen Belastungsverfahren hingegen erleichtern die Aufnahme guter Bildsequenzen und sind auch bei körperlich nicht ausbelastbaren Patienten und – zusammen mit der TEE – bei schlechten transthorakalen Schallbedingungen anwendbar.

Normalwerte der dynamischen Streßechokardiographie

Physiologische Vorbemerkungen

Der vermehrte Sauerstoffbedarf der Skelettmuskulatur unter körperlicher Belastung wird zum einen durch Steigerung der Durchblutung, zum anderen durch eine vermehrte Sauerstoffausschöpfung gedeckt. Die hierfür erforderliche Vasodilatation wird durch metabolische (z.B. Adenosin, EDRF) aber auch nervale Einflüsse verursacht. Letztere verstärken auch den venösen Rückfluß, der zusätzlich noch durch die bewegungsbedingte rhythmische Muskelanspannung erhöht wird (31). Die Reaktion der Herzens auf isotone Belastung ist komplex: die Herzfrequenz und der systolische Blutdruck steigen proportional zur Belastung an, während sich der diastolische Blutdruck in der Regel nicht verändert. Ferner steigt dp/dt an. Die entscheidenden Determinanten der kardialen Anpassungsreaktionen sind somit Herzfrequenz, Kontraktilität sowie Vor- und Nachlast. Infolge des erhöhten Sympatikotonus nimmt das systolische Volumen kontinuierlich ab während Auswurffraktion und Schlagarbeit zunehmen (15, 28).

Unterschiedlich und zum Teil kontrovers sind die Angaben über die Veränderungen des enddiastolischen Volumens unter Belastung. Tierexperimentell wurde in der Mehrzahl der Untersuchungen ein unverändertes bzw. nur leicht erhöhtes enddiastolisches Volumen gemessen. Hieraus wurde geschlossen, daß der Frequenzanstieg die entscheidende Determinante des Anstiegs des Herzminutenvolumens darstellt (43, 48). Andererseits konnte gezeigt werden, daß bei einem elektrostimulatorisch-bedingten Frequenzanstieg das Herzminutenvolumen infolge der Abnahme des Schlagvolumens weniger anstieg als bei der physiologischen Belastung (33). Der physiologische Anstieg des Herzminutenvolumens ist somit zwar überwiegend auf einen Frequenzanstieg aber auch auf das leicht ansteigende Schlagvolumen zurückzuführen.

Die kardiovaskuläre Anpassung an eine physiologische Belastung beim Menschen wurde zunächst auf der Basis der Sauerstoffaufnahme untersucht. Mehrere Studien zeigten, daß die Steigerung des Herzminutenvolumens auch stark von der Körperposition abhängig ist. Während es bei der fahrradergometrischen Belastung im Sitzen bereits unter leichter Belastung zu einem Anstieg des Schlagvolumens und daran anschließend zu einer Plateaubildung kommt mit einer weiteren Steigerung unter extremer Belastung, zeigt das Schlagvolumen bei Probanden im Liegen nur einen geringen bzw. fehlenden Anstieg unter Belastung. Ferner weisen trainierte Probanden bei geringerem Frequenzanstieg ein deutlich höheres Schlagvolumen auf (5, 13).

Nach wie vor ist der Einfluß des Frank-Starling-Mechanismus auf die Steigerung des Herzminutenvolumens umstritten. Während der oben beschriebene geringe oder fehlende Anstieg des enddiastolischen Volumens unter Belastung einen relevanten Einfluß des Frank-Starling-Mechanismus auszuschließen scheint (31) gibt es vor allem bei trainierten Probanden Hinweise, daß auch im Liegen das Schlagvolumen infolge Zunahme des enddiastolischen Volumens deutlich ansteigt (6, 15).

Echokardiographische Methoden zur Bestimmung der globalen und regionalen Ventrikelfunktion unter Belastung

Zunächst ist zu bemerken, daß eine Vielzahl von unterschiedlichen Untersuchungsprotokollen, Meßmethoden und Probanden eine vergleichende Darstellung der Studien erschweren.

Von wesentlicher Bedeutung beim Vergleich der einzelnen Untersuchungsergebnisse sind: Alter und Trainingszustand der Probanden, Körperposition unter Belastung, Messung während oder nach maximaler Belastung sowie die aus M-Mode- bzw. 2-D-echokardiographischen Untersuchungen erhaltenen Meßgrößen.

Qualitative und semiquantitative Methoden

Die qualitative Beurteilung der 2-D-echokardiographischen Schnitte unter Belastung ist naturgemäß abhängig von der Echogenität, der Untersuchererfahrung und den bei der Beurteilung vorliegenden klinischen und echokardiographischen Daten. Hieraus ergibt sich eine beträchtliche Intra- und Interobserver-Variabilität (14), die sich im Vergleich zu nuklearmedizinischen Methoden als Nachteil erweist (11). Eine semiquantitative Beurteilung mittels eines Wandbewegungs-Scoreindex hat in letzter Zeit größere Akzeptanz erlangt, da er im Gegensatz zum bloßen „eyeballing" objektivierbare Vergleichsuntersuchungen ermöglicht. Der linke Ventrikel wird in 16 Segmente unterteilt, die in Abhängigkeit von ihrer Wandbewegung einen hierarchischen Score erhalten, der von normal-, hypokinetisch, akinetisch bis zu dyskinetisch angegeben wird. Aus dem Summenscore der bewertbaren Segmente und der Zahl der bewerteten Segmente wird ein Index gebildet, der das Ausmaß der Kontraktionsstörung wiedergibt, sodaß ausgehend von einem Index von 1 (normale Wandbewegung) höhere Indizes entsprechend stärkeren Wandbewegungsstörungen entsprechen (16).

Quantitative Methoden

Wenngleich sich die oben genannte qualitative und semiquantitative Methode in der Praxis für die Beurteilung regionaler Wandbewegungsstörungen weitgehend durchgesetzt hat, wird das Problem der Definition der globalen Ventrikelfunktion insbesondere der LV-Volumina hierdurch nicht gelöst. Deshalb wurden -ähnlich wie bei der linksventrikulären Angiographie- computergestützte Verfahren zur Berechnung der Volumina, Auswurffraktion und Druck-Volumenbeziehungen mittels Scheibchensummationsmethode eingeführt und validiert (9, 32, 41). Für die quantitative regionale Funktionsanalyse sind Radianten-, Centerline- oder Halbachsenmethoden herangezogen worden.

Die wesentlichen 2-D-echokardiographisch bestimmten Meßgrößen sind die systolischen und diastolischen Ventrikelflächen in der parasternalen kurzen Achse sowie dem apikalen 4- und 2-Kammerblick. Hieraus werden mono- oder biplan Volumina, Schlagvolumen und Auswurffraktion in Ruhe, während und nach Belastung bestimmt (Abb. 1 u. 2). Die monoplane Volumenbestimmung erfolgt in der Regel im apikalen 4-Kammerblick, die biplanen Volumenbestimmungen entweder aus den beiden apikalen Schnitten oder dem parasternalen Kurz-Achsenschnitt und dem apikalen 4-Kammerschnitt.

Voraussetzung für exakte gut reproduzierbare Messungen ist eine klare Endokarddarstellung. Prinzipiell ist zwar der biplanen Volumenbestimmung unter Belastung der Vorzug zu geben. Andererseits ist nicht immer eine technisch befriedigende Darstellung in 2 Ebenen zu erreichen, sodaß dann die monoplane Volumenbestimmung aus dem 4-Kammerblick zu empfehlen ist.

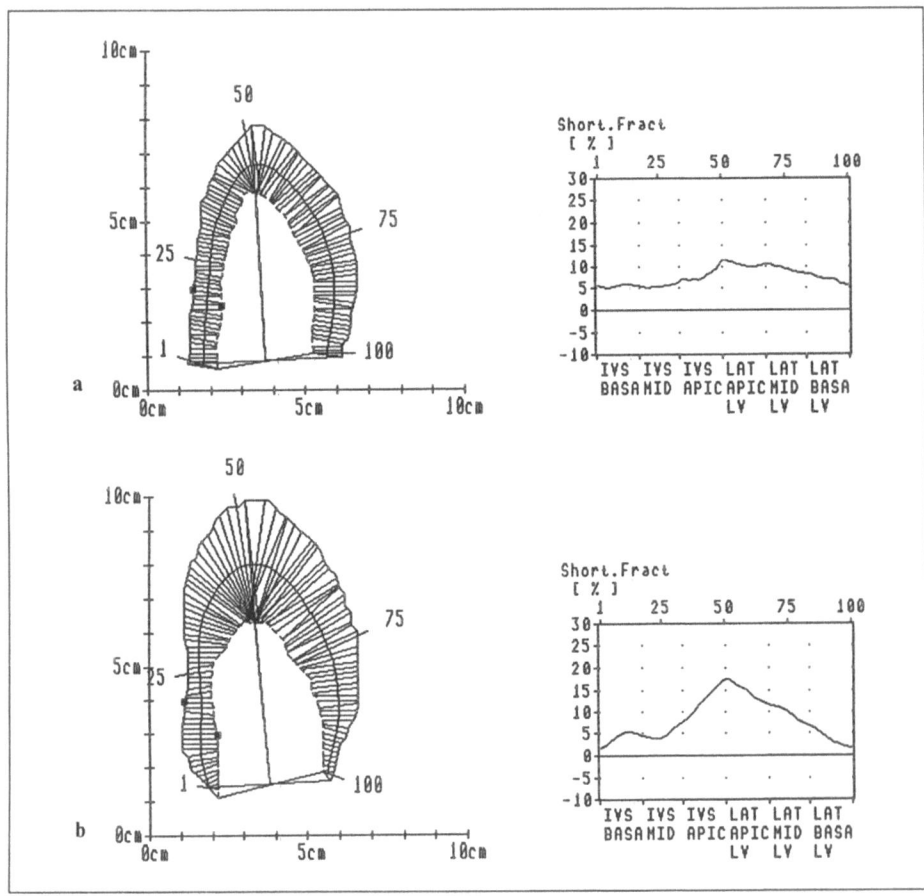

Abb. 1. Bestimmung der regionalen linksventrikulären Funktion in Ruhe (a) und unter maximaler Belastung (b) im Vierkammerblick (4-CH) nach der Centerline-Methode bei einem 27-jährigen Probanden. Angegeben werden die regionalen Verkürzungsfraktionen beginnend im basalen Septum (Nr. 1), über den apikalen Bereich (Nr. 50) bis zur basalen Lateralwand (Nr. 100)

Ein besonderes Problem bei den apikalen Schnitten ist die Längsachsenverkürzung infolge zu hoher und paraapikaler Anlotung. Die Reproduzierbarkeit der Meßmethode unter Belastung ist nach Untersuchungen von Zwehl et al.und Obermann et al. als gut zu bezeichnen. Nach Zwehl ist besonders der apikale 4-Kammerschnitt mit einer Interobserver-Variabilität von 2,8 % zuverlässig während die aus der parasternalen kurzen Achse gewonnen Werte um bis zu 8,3 % schwankten (49). Obermann et al. fanden für die unmittelbar nach maximaler Belastung gemessenen Werte eine Interobserver-Variabilität von 4 % für die Auswurffraktion und von 6 % für den Wandbewegungs-Score (23).

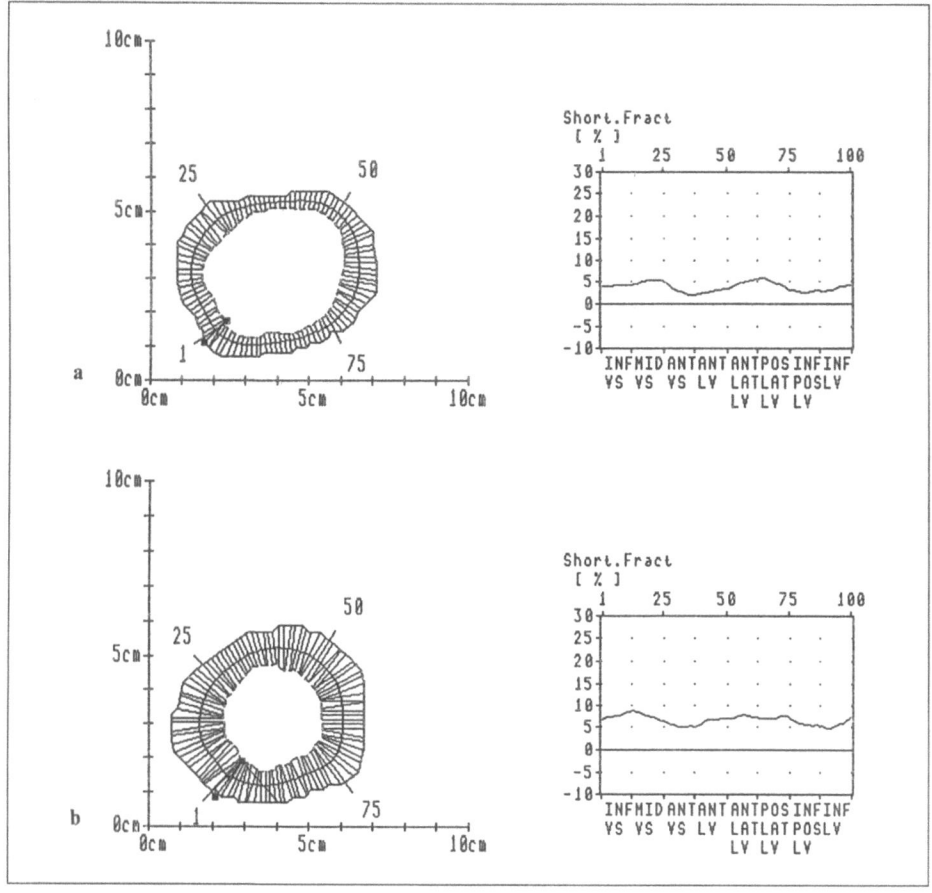

Abb. 2. Bestimmumg der regionalen linksventrikulären Funktion in Ruhe (a) und unter maximaler Belastung (b) in der parasternalen kurzen Achse (SAX) bei dem gleichen Probanden (s. Abb. 1)

Veränderungen der linksventrikulären Funktionsparameter unter Belastung

Linksventrikuläre Diameter

Während die M-Mode-Echokardiographie bei der Diagnostik der koronaren Herzkrankheit wegen der bekannten Einschränkungen in den Hintergrund getreten ist, findet diese Methode bei sportmedizinischen Belastungsuntersuchungen wegen ihres geringen apparativen Aufwandes immer noch Verwendung. Die M-Mode-echokardiographisch bestimmten endsystolischen Diameter zeigten in der Mehrzahl der Studien eine Abnahme unter Belastung (8, 24, 38) während die Ergebnisse bezüglich der enddiastolischen Diameter divergierten (7, 10, 45, 48).

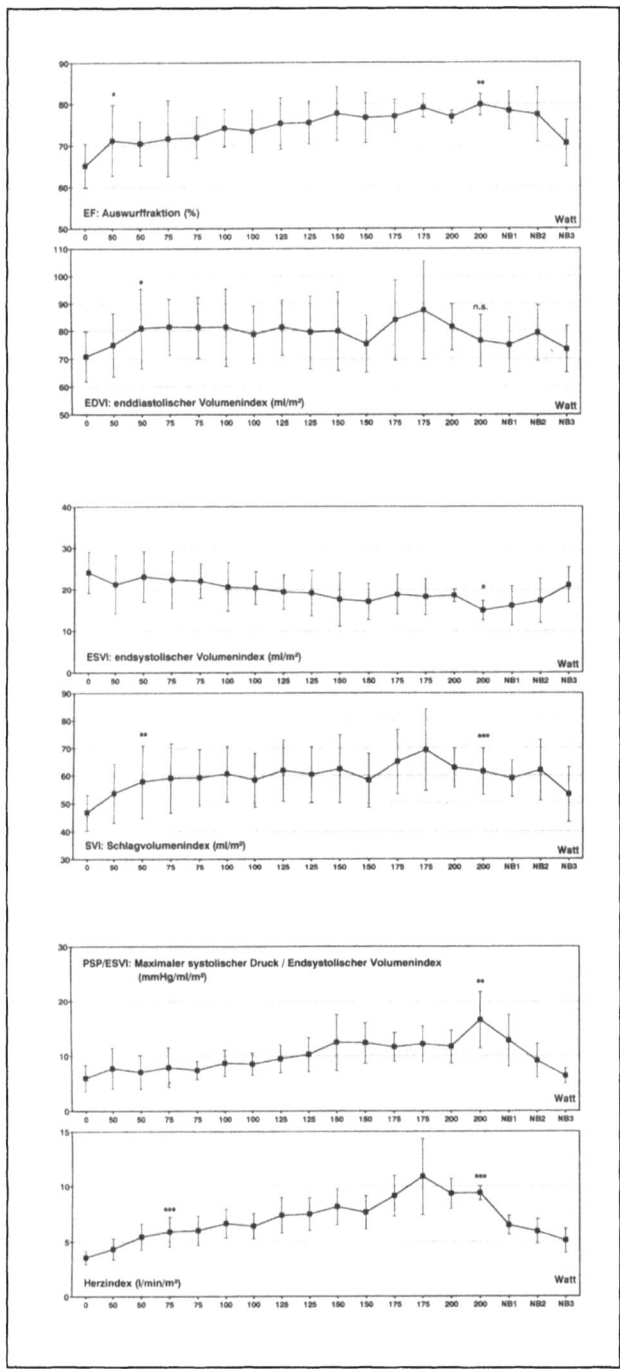

Abb. 3. Mittelwerte und Standardabweichungen der globalen LV-Funktionsparameter in Ruhe (Mittelwerte ± 1 SD), unter stufenweiser ergometrischer Belastung mit Messungen in der 1.–2. und 3.–4. min pro Wattstufe und in der 1.–2. min, 3.–4. min und der 5.–6. min nach Belastung (NB1, NB2, NB3) von 13 herzgesunden Probanden. Alle Probanden erreichten 150 W, 8 erreichten 175 W und 4 erreichten 200 W (Gehring et al., (10)).
* = p < 0,05, ** = p < 0,001, *** = p < 0,0001

Hieraus ist zu schließen, daß eindimensionale Meßmethoden wie die M-Mode-Echokardiographie zur Beschreibung der komplexen Volumenveränderungen des Herzens unter Belastung selbst bei gesunden Probanden bzw. Sportlern wenig geeignet sind.

Linksventrikuläre Volumina

Das linksventrikuläre endsystolische Volumen zeigt unabhängig von der Körperposition und dem Trainingszustand der Probanden sowohl monoplan als auch biplan eine signifikante Abnahme unter Belastung (Abb. 3) (10, 20, 36, 49). Auffallend niedrig fiel der systolische Volumenindex von 7ml/m^2 in der Studie von Mertes et al.(20) aus, der möglicherweise auf eine methodisch bedingte Unterschätzung bei monoplaner Auswertung zurückzuführen ist. Bezüglich des enddiastolischen Volumens kamen die Untersucher zu sehr unterschiedlichen Ergebnissen, die wohl auch durch den unterschiedlichen Trainingszustand der Probanden, unterschiedliche Belastungsmethoden und unterschiedliche Körperposition bei der Belastung bedingt waren und deshalb nur mit Vorbehalt vergleichbar sind (Tabelle 1).

Zusammenfassend kann gesagt werden, daß bei untrainierten Probanden unter Belastung im Liegen eine allenfalls geringe initiale Zunahme des enddiastolischen Volumens zu erwarten ist. Bei trainierten Probanden insbesondere bei Hochleistungssportlern wird das Herzminutenvolumen nicht nur durch Frequenzsteigerung sondern auch durch das Wirksamwerden des Frank-Starling-Mechanismus erhöht, wobei ein stärkerer initialer Anstieg im Sitzen zu erwarten ist.

Andere systolische Funktionsparameter

Die linksventrikuläre Auswurffraktion stieg in allen Studien um mindestens 10 % an (10, 36, 49), wobei auf höhere Werte für die monoplane im Gegensatz zur biplanen Volumenbestimmung hingewiesen werden sollte. Ferner lagen die Werte für die Ruhe-Auswurffraktion und das enddiastolische Volumen bei den Probanden im Liegen höher als in aufrechter Position (10). Der Quotient aus systolischem Blutdruck und endsystolischem Volumenindex, ein sensitiver Indikator der linksventrikulären systolischen Funktion (17), zeigte erst in den mittleren und höheren Belastungsstufen einen signifikanten Anstieg. Dieser Index (Emax) ist nach Ginzton besser als die Auswurffraktion geeignet, zwischen normaler und eingeschränkter Myokardfunktion unter Belastung zu unterscheiden und ist unabhängig von der Körperposition (12).

Zur linksventrikulären Funktion im Alter liegen keine echokardiographischen Untersuchungen vor. In nuklearmedizinischen Studien wurden bezüglich des enddiastolischen Volumens unter Belastung sowohl niedrigere als auch gleiche und auch höhere Steigerungsraten gefunden (2, 29, 30). Die Auswurffraktion stieg in allen Studien geringer an als bei jüngeren Probanden. Diese altersabhängigen Besonderheiten sind vermutlich auf ein verringertes Ansprechen des Herzens auf β-adrenerge Stimulation im Alter zurückzuführen.

Tabelle 1. Bisher publizierte 2-D-echokardiographische Normalwerte der globalen linksventrikulären Funktion in Ruhe und unter/nach maximaler körperlicher Belastung (Mittelwerte ± 1 SD) von untrainierten Probanden

Autor Jahr Probanden (n) Meßzeitpunkte Volumenbestimmung Körperposition	Zwehl et al. 1981 10 Ruhe – unter max. Belastung biplan (SAX, 4-CH) liegend		Gehring et al. 1992 13 Ruhe – alle 2 min. unter Bel. biplan (SAX, 4-CH) liegend		Mertes et al. 1991 50 Ruhe – unter max. Belastung monoplan (4-CH) halbsitzend		Schairer et al. 1991 6 Ruhe – nach max. Belastung M-Mode-Diameter sitzend		Schairer et al. 1992 15 Ruhe – unter max. Bel. M-Mode-Diameter sitzend	
Meßwerte MW ± 1 SD	Ruhe	Belastung	Ruhe	Belastung	Ruhe	Belastung	Ruhe	Belastung	Ruhe	Belastung
ESV (ml)	–	–	–	–	42,9 ± 13,3	13,5 ± 5,5	55 ± 17	26 ± 14	33 ± 11	16 ± 4
EDV (ml)	–	–	–	–	98,0 ± 24	89,0 ± 21	130 ± 16	98 ± 14	96 ± 20	92 ± 18
ESVI (ml/m²)	28,1 ± 5,6	20,8 ± 4,3	23,7 ± 3,7	18,2 ± 4,3	22,1 ± 6,9	7,1 ± 3,1	–	–	–	–
EDVI (ml/m²)	76,7 ± 15,7	75,4 ± 16,2	72,5 ± 8,2	84,8 ± 21,4	53,0 ± 12	45,0 ± 12	70 ± 10	52 ± 7	–	–
ESA (m²)	11,0 ± 0,6	8,8 ± 1,4	10,4 ± 2,2	7,7 ± 2,1	–	–	–	–	–	–
EDA (m²)	19,6 ± 3,4	19,4 ± 3,7	22,5 ± 2,1	23,5 ± 6,2	–	–	–	–	–	–
HI (l/min/m²)	–	–	3,6 ± 0,6	9,2 ± 2,3	–	–	2,6 ± 0,7	5,1 ± 1,3	–	–
EF (%)	63,4 ± 6,3	72,1 ± 5,7	66,4 ± 5,4	77,5 ± 5,2	59 ± 6	85 ± 4	57 ± 12	74 ± 12	66 ± 8	82 ± 3
SV (ml)	–	–	–	–	–	–	75 ± 17	71 ± 13	63 ± 15	76 ± 16
SVI (ml/m²)	–	–	48,7 ± 8,3	66,6 ± 5,4	–	–	40 ± 10	38 ± 6	–	–

ESV = endsystolisches Volumen, EDV = enddiastolisches Volumen, ESVI = endsystolischer Volumenindex, EDVI = enddiastolischer Volumenindex, ESA = endsystolische Fläche, EDA = enddiastolische Fläche, HI = Herzindex, EF = Auswurffraktion, SV = Schlagvolumen, SVI = Schlagvolumenindex

Regionale linksventrikuläre Wandbewegung

Die Erkennung einer regionalen linksventrikulären Wandbewegungsstörung unter Belastung ist neben der inadäquaten globalen linksventrikulären Funktion ein unmittelbarer Parameter der regionalen Myokardischämie. Voraussetzung für eine Objektivierung regionaler Wandbewegungsstörungen sind Normalwerte für die regionale Wandexkursion und Wandverdickung, die jedoch in der Literatur bisher selten beschrieben sind.

Mertes et al. untersuchten 50 herzgesunde Probanden fahrradergometrisch in halbsitzender Position in Ruhe und unter maximaler Belastung. Die linksventrikuläre Wandfunktion wurde monoplan aus dem 4-Kammerblick mittels unkorrigierter Radianten- und der Centerline-Methode bestimmt (Abb. 4). Die Radianten-Methode zeigte bis auf den apikalen Bereich wesentliche höhere Variationskoeffizienten als die Centerline-Methode (20). Zu ähnlichen Ergebnissen kamen Ginzton at al (11). Die Autoren kommen zu dem Schluß, daß mit den genannten Methoden eine Unterscheidung zwischen normaler und hypokinetischer Wandbewegung nicht ausreichend zuverlässig möglich ist.

Andere Autoren beschrieben bei 13 Probanden im apikalen 4-Kammerblick nach Längsachsenüberlagerung eine geringere Streubreite der Einzelwerte. Am geringsten ausgeprägt erschien die Wandexkursion im septalen Bereich (10). Diese Beobachtung wurde

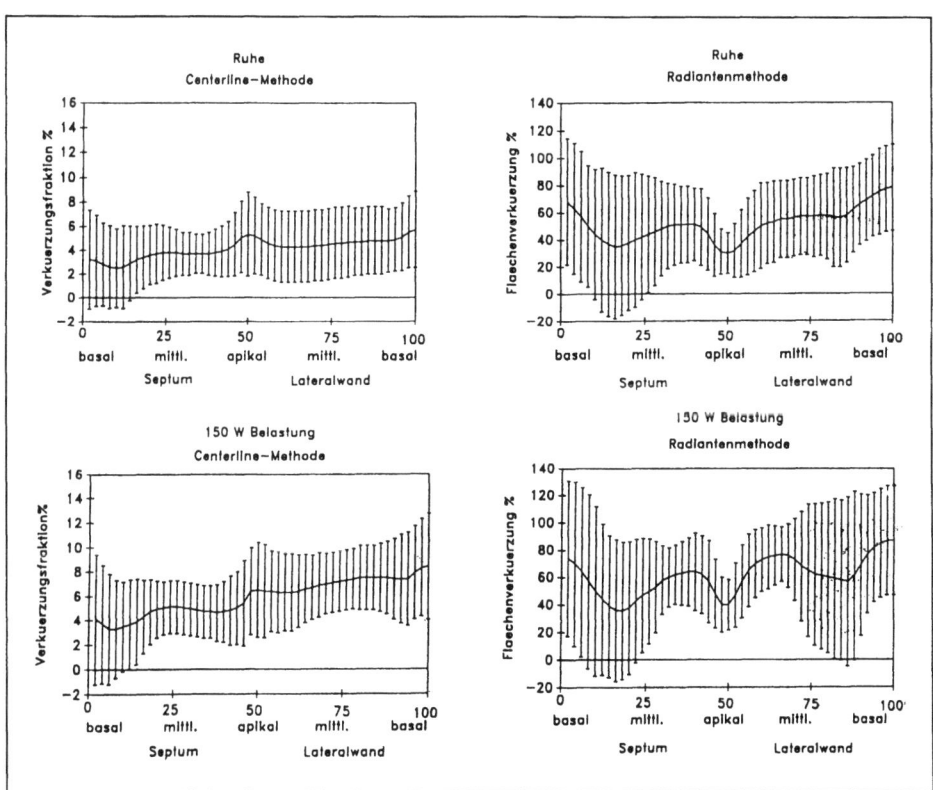

Abb. 4. Mittelwerte der mit der Centerline-Methode bestimmten Verkürzungsfraktion (links) und der Flächenverkürzung mit der Radiantenmethode (rechts) in Ruhe (oben) und unter Belastung (unten) mit Toleranzgrenzen. (Mertes et al., 20)

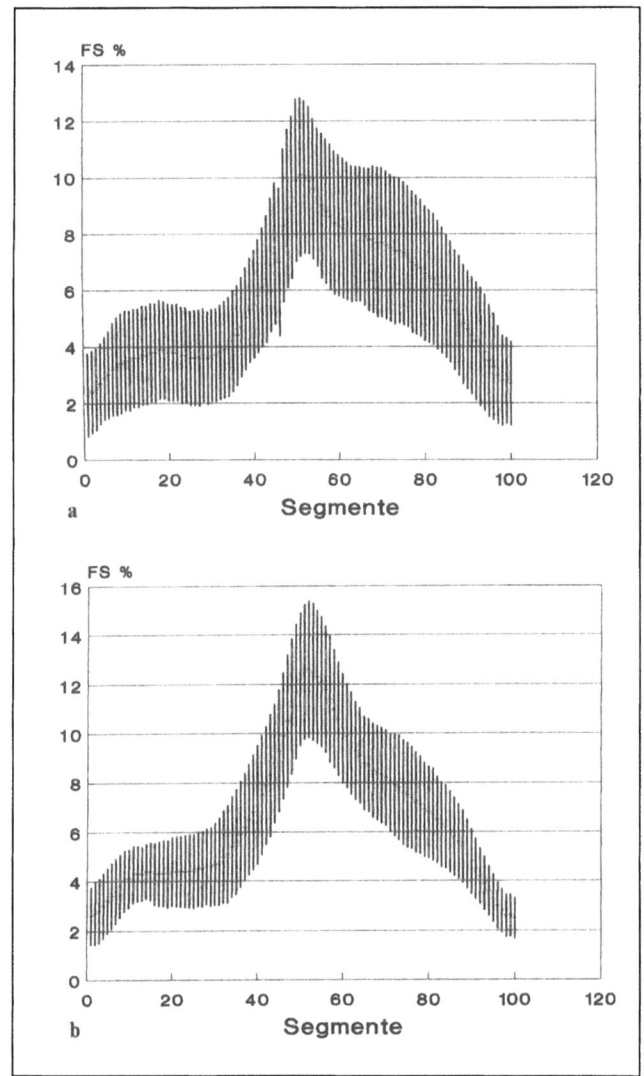

Abb. 5. Linksventrikuläre Wandbewegung (Centerline Methode) im apikalen Vierkammerblick (4-CH) in Ruhe (a) und unter maximaler Belastung (b) dargestellt durch die prozentuale Verkürzung von 100 Verbindungsachsen (Mittelwerte ± 1 SD, Gehring et al., (10))

auch durch die geringere Wandbewegung in der parasternalen kurzen Achse bestätigt (Abb. 5 u. 6). Unter maximaler Belastung nahm die Streubreite der Einzelwerte im 4-Kammerblick deutlich ab, bei deutlichem Anstieg der regionalen Diameterverkürzung (10). Die Achsenkorrektur verminderte somit zwar die Variationskoeffizienten der regionalen Diameterverkürzung, dieser Vorteil kann jedoch durch Vortäuschung abnormer Befunde relativiert werden. Andererseits können regionale Wandbewegunmgsstörungen bei Patienten mit KHK durch „floating" Methoden kaschiert werden.

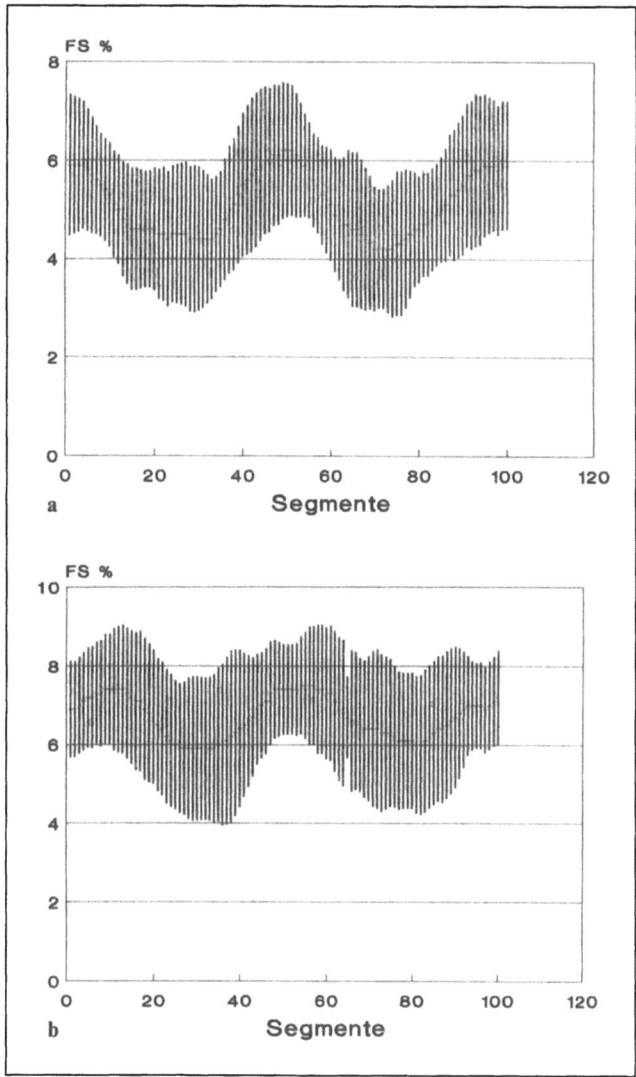

Abb. 6. Linksventrikuläre Wandbewegung (Centerline-Methode) in der parasternalen kurzen Achse (SAX) in Ruhe (a) und unter maximaler Belastung (b) dargestellt durch die prozentuale Verkürzung (Mittelwerte ± 1 SD) von 100 Verbindungsachsen (Gehring et al., (10))

Globale und regionale Ventrikelfunktion in der Erholungsphase

Bisher haben sich nur wenige Autoren mit der Untersuchung der Nach-Belastungsphase beschäftigt. Percy et al. fanden bei Ausdauersportlern unmittelbar nach Belastung ein erhöhtes Schlagvolumen vermutlich infolge eines noch erhöhten Sympatikotonus bei deutlich reduzierter Nachlast (24). Über ähnliche Ergebnisse berichteten Stein und Mitarbeiter (45). In einer weiteren Untersuchung an 13 herzgesunden Probanden hatten Herzfrequenz und Blutdruck in der 4. Minute die Ruhewerte annähernd wieder erreicht, während die Auswurffraktion, enddiastolisches, endsystolisches Volumen, Schlagvolumenindex und Herzindex sich noch nicht normalisiert hatten. Selbst nach 6 Minuten lag die Auswurffraktion im Mittel noch 5 % über den Ruheausgangswerten (10). Diese Beobachtung stimmt überein mit den radionuklid-ventrikulographischen Untersuchungen von Battler et al., die bei 8 Probanden 2-4 Minuten nach Belastung noch signifikant erhöhte Auswurffraktionen fanden (3).

Bei Patienten mit KHK kann ein Vergleich mit den Referenzwerten der Nach-Belastungsphase insbesondere bei technisch unbefriedigender Darstellbarkeit unter maximaler Belastung die Diagnose einer ischämisch bedingten Kontraktionsstörung erleichtern, da nach Ryan und anderen Autoren eine regionale Myokardischämie bei Mehrgefäßerkrankungen in der Erholungsphase bis zu vier Minuten persistieren kann, während sie sich bei einer Eingefäßerkrankung in der Regel bereits während der ersten Erholungsminute zurückbildet (34).

Normalwerte der Dobutamin-Streßechokardiographie

Die von Berthe und Mitarbeitern (4) im Jahre 1986 eingeführte und von anderen weiterentwickelte (25, 35, 40) Dobutamin-Streßechokardiographie stellt sich für die Ischämie- und seit kurzem auch für die Vitalitätsdiagnostik als wertvoll heraus. Trotz umfangreicher Arbeiten fehlten bisher Normal- respektive Referenzwerte, deren Erstellung Nixdorff et al. kürzlich vorgenommen haben (22). Das Probandenkollektiv bestand aus 14 klinisch gesunden Personen. Das mediane Alter betrug 25,1 Jahre, zehn waren Männer und vier Frauen. Die Untersuchung erfolgte nach dem international etablierten Protokoll. Neben dem Wandbewegungs-Scoreindex wurde die quantitative Analyse nach der Radianten- und Centerline-Methode durchgeführt.

Die Herzfrequenz wies ab der Titrationsstufe von 15 µg/kg/min einen signifikanten Anstieg auf, wobei insbesondere die Atropinapplikation zu einem ausgeprägten zusätzlich chronotropen Effekt führte (Abb. 7). Diese positive Chronotropie erklärt sich neben der positiven Inotropie (siehe globale linksventrikulare Funktionsanalyse) durch die vorwiegend β1-agonistische Wirkung (32). Atropin wirkt zusätzlich parasympatholytisch. Die vorliegenden Daten zeigen, daß nur die zusätzliche Atropinapplikation die üblicherweise geforderte submaximale Herzfrequenz [(220-Lebensjahre) x 0,85] (40) gewährleistet (19).

Der systolische und diastolische Blutdruck wurden durch die niedrigen und mittleren Dosierungen (10– 30 µg/kg/min) signifikant erhöht (α-1-adrenerge Wirkung), während die hohe Dosierung und Atropin keine weitere Steigerung erzielten (Abb. 7). Grund hierfür ist ein Baroreflexmechanismus durch das erhöhte Auswurfvolumen. Weiterhin führen entsprechende Wirkspiegel zur zusätzlichen Wirkung auf periphere β-2-Adrenozeptoren, die eine relative Vasodilatation zur Folge haben. Der Metabolit 3-o-Methyldobutamin besitzt eine α-1-adrenorezeptorisch antagonistische Wirkung, was ebenfalls den peripheren Widerstand potentiell senkt (32, 44). Zu einem absoluten Blutdruckabfall kam es allerdings bei keinem der Normalprobanden, wie er bei 20 % der Patienten beobachtet werden kann (18, 47).

Das ischämieinduzierende Doppelprodukt wird ebenfalls hochsignifikant ab 15 µg/kg/min gesteigert. Besonders ist dies unter der abschließenden Atropingabe der Fall

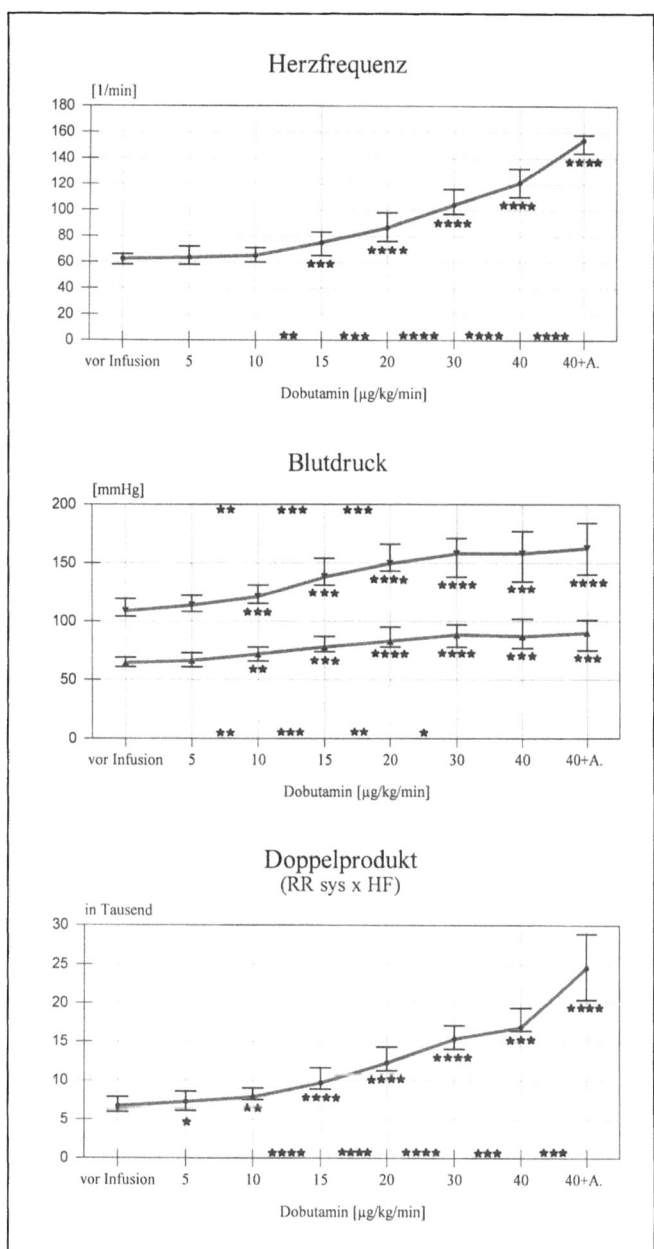

Abb. 7. Herzfrequenz (HF)-, Blutdruck (RR)-Verlauf und Verlauf des Doppelproduktes (DP) während Dobuta-mintitration in Medianwerten und Quartilen. A., Atropin. Signifikanzniveau: * $p < 0.05$, ** $p < 0.01$, *** $p < 0.001$, ***' $p < 0.0001$. Sterne (*) unterhalb der Meßwerte bezeichnen das Signifikanzniveau im Vergleich zum Aus-gangswert, solche am oberen und unteren Rand der Graphik im Vergleich zum Meßwert der vorausgegangenen Titrationsstufe

(Abb. 7). Allerdings ist eine signifikant positive Beeinflussung bereits bei der ersten und geringsten Dosierung von 5 µg/kg/min zu verzeichnen (Abb. 7).

Neben dem hieraus sich rechtfertigenden üblichen Dobutamin-Streßechokardiographie-Protokoll (1, 4, 18, 25, 46) sind diese Befunde für die Vitalitätsdiagnostik von Bedeutung, da eine gleichzeitige Ischämieinduktion durch ein ansteigendes Doppelprodukt prinzipiell unerwünscht ist. Die ideale Dosierung ist diesbezüglich noch nicht bekannt. Smart und Mitarbeiter konnten für 4 µg/kg/min vergleichsweise zu 12 µg/kg/min die höchste Sensitivität für den Vitalitätsnachweis feststellen (42).

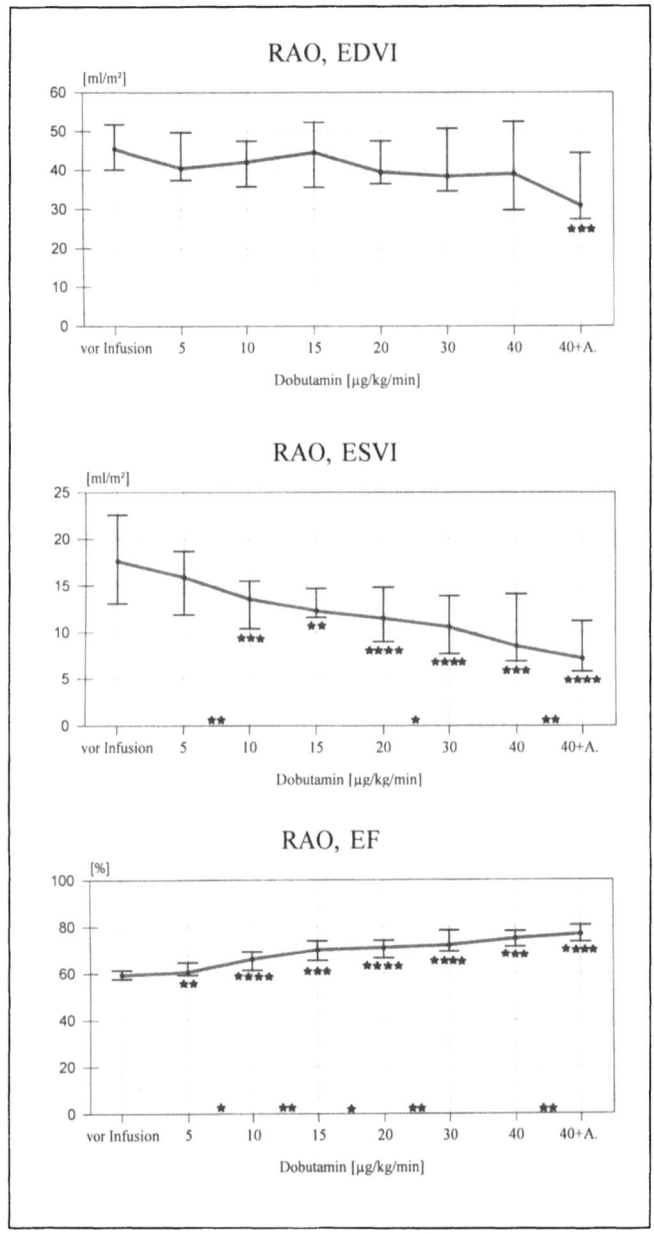

Abb. 8. Verlauf des enddiastolischen Volumenindex (EDVI) (oben), des endsystolischen Volumenindex (ESVI) (Mitte) und der Auswurffraktion (EF) (unten) in Medianwerten und Quartilen. A., Atropin. Signifikanzniveau: * p < 0.05, ** p < 0.01. *** p < 0.001, **** p < 0.0001. Sterne (*) unterhalb der Meßwerte bezeichnen das Signifikanzniveau im Vergleich zum Ausgangswert, solche am unteren Rand der Graphik im Vergleich zum Meßwert der vorausgegangenen Titrationsstufe

Linksventrikuläre Volumina

Durch die Dobutamininfusion läßt sich bei keiner der Titrationsstufen eine signifikante Beeinflussung des enddiastolischen Volumenindex nachweisen. Lediglich die zusätzliche Atropingabe führte zu einem gerade signifikanten Abfall dieses Parameters (Abb. 8). Im Unterschied hierzu stellen sich der endsystolische Volumenindex und die Auswurffraktion als diskriminatorische Variablen heraus (Abb. 8). Der sukzessive Abfall des endsystolischen Volumenindex und Anstieg der Auswurffraktion beginnen jeweils bei der Dosis von 10 µg/kg/min. Vergleichsweise zum endsystolischen Volumenindex weisen die Anstiege der Auswurffraktion auf jeder Dosisstufe ein höheres Signifikanzniveau auf, was zudem mit

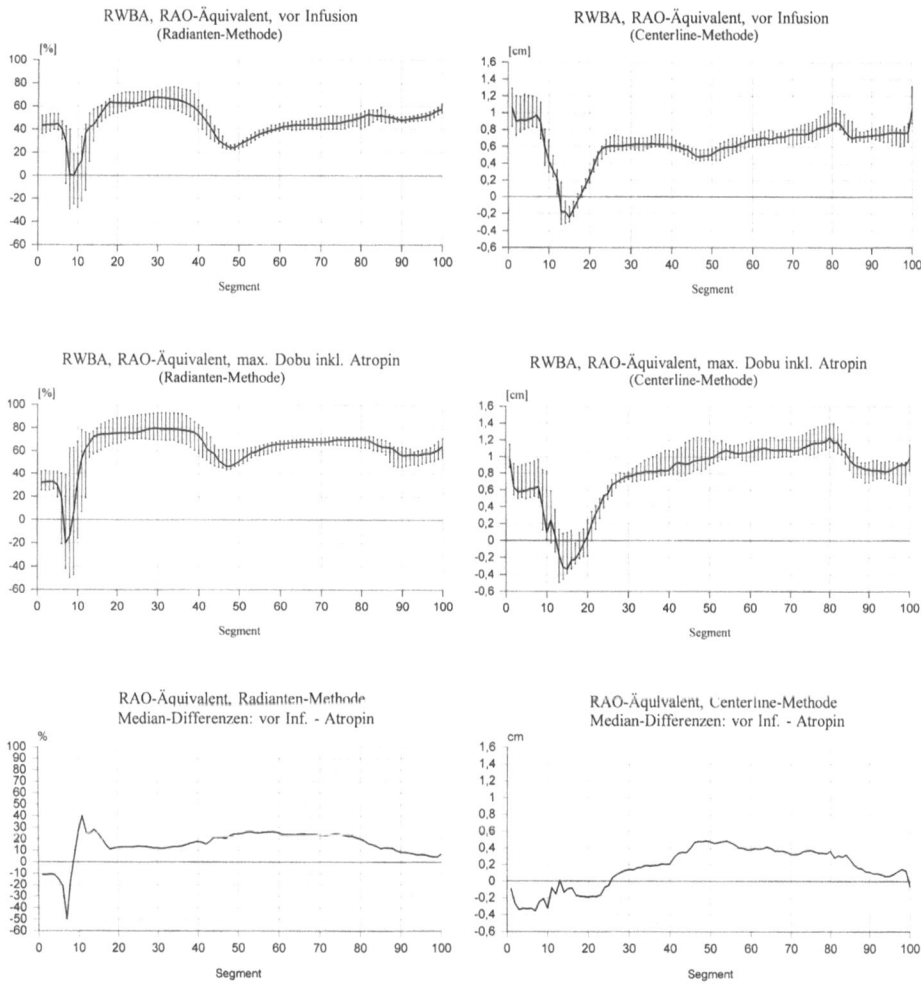

Abb. 9. Regionale Wandbewegungsanalyse (RWBA) nach der Radianten- (links) und Centerline-Methode (rechts). Darstellung der Verkürzungsfraktion (Ordinate) von 100 Radianten respektive Segmente der links-ventrikulären Zirkumferenz (Abzisse: von 1 = basales Septum über 50 = Apex nach 100 = basale Lateralwand) vor Infusion (oben), bei maximaler Dobutamininfusion (40 µg/kg/min) inklusive Atropinapplikation (0,5 mg bis 1,0 mg) (Mitte) und Darstellung der Mediandifferenzen der Verkürzungen (Wert bei Höchstdosis abzüglich des Wertes vor Infusion)

engeren und symmetrischeren Quartilenbereichen einhergeht. Die Wirkeffekte auf die linksventrikularen Volumina erklären sich zwanglos als Epiphänomen des inotropen Effekts (46).

Die Ergebnisse decken sich mit den Normalwerten der dynamischen Streßechokardiographie (10, 20, 49) und Normalwerten der Radionuklidventrikulographie (26). Wenngleich hier nur eine Altersgruppe untersucht wurde, so kann entsprechend Bauer und Mitarbeitern (2) davon ausgegangen werden, daß auch in verschiedenen Altersgruppen von 20–80 Jahren keine signifikanten Unterschiede der Herzfunktion unter Ruhe- und Belastung bestehen. Die gefundenen Normalwerte und Quartilen stellen somit Referenzwerte für die quantitative Dobutamin-Streßechokardiographie dar.

Quantitative Wandbewegungsanalyse

Die Ergebnisse der quantitativen Wandbewegungsanalyse werden in den Abbildungen 9 graphisch dargestellt. Es wird für beide Algorithmen (Radianten- und Centerline-Methode) deutlich, daß bereits vor inotroper Stimulation eine topographische Heterogenität der Kontraktion zugunsten der posterolateralen Wand besteht. Wenn auch unter der Stimulation eine zirkumferente Kontraktilitätszunahme im Vordergrund steht, so nimmt auch die genannte kontraktile Heterogenität zu.

Dies wird besonders durch die Centerline-Methode (Abb. 9) deutlich. Die Streubereiche sind im Gegensatz zu denen der dynamischen Streßechokardiographie (20) ausgesprochen gering. Die höhere Genauigkeit erklärt sich aus der standardisierten ruhenden Linksseitenlage, der fehlenden Tachypnoe mit geringerer Lungeninterposition zwischen Herz und Thorax und der besseren Schallkopfpositionierung. Die Heterogenität der Kontraktilität zugunsten der posterolateralen Wand und zuungunsten der Herzspitze als auch die besonders bei der Centerline-Methode auffallende Zunahme der Streuung im posterolateralen Bereich durch die bekannte laterale Auflösungsschwäche bei parallelem Verlauf von Herzstruktur und Schallstrahl unterstreicht die Bedeutung von Referenzwerten. Bach und Mitarbeiter (1) wiesen auf das Problem falsch positiver Dobutamin-Streßechokardiographie-Befunde im Bereich der inferioren und inferoposterioren Wand hin.

Literatur

1. Bach DS, Muller DWM, Gros BJ, Armstrong WF (1994) False positive dobutamine stress echocardiograms: characterization of clinical, echocardiographic and angiographic findings. J Am Coll Cardiol 24: 928–933
2. Bauer R, Busch U, van de Flierdt E, Stettmeier H, Raab W, Langhammer HR, Pabst HW (1988) Altersabhängigkeit der Herzfunktion bei Herzgesunden. Z Kardiol 77: 632–641
3. Battler A, Slutsky R, Pfisterer M, Ashburn W, Froelicher V (1980) Left ventricular ejection fraction changes during recovery from treadmill exercise. Clin Cardio. 3: 14–18
4. Berthe C, Piérard LA, Hiernaux M, Trotteur G, Lempereur P, Carlier J, Kulbertus HE (1986) Predicting the extent and location of coronary artery disease in acute myocardial infarction by echocardiography during dobutamine infusion. Am J Cardiol 58: 1167–1172
5. Bevegard S, Holmgren A, Jonson B (1963) Circulatory studies in well-trained athletes at rest and during heavy exercise with special response to stroke volume and the influence of body position. Acta physiol scand 57: 26–50
6. Braunwald E (1974) Regulation of the circulation. N Engl J Med 290: 1124
7. Crawford MH, White DH, Amon KW (1979) Echocardiographic evaluation of left ventricular size and performance during handgrip und supine and upright bicycle exercise. Circulation 59: 1188–1196
8. Di Bello V, Santoro G, Cini G, Pentimone F, Ginanni A, Romano MF, Giusti C (1987) Cardiovascular adjustments induced by training evaluated during semisupine isotonic exercise and recovery period: An echocardiographic study. Int J Sports Med 8: 407–414

9. Erbel R, Schweizer P, Henn G, Meyer J, Effert S (1982) Apikale zweidimensionale Echokardiographie. Dtsch med Wschr 107: 1872–1877

10. Gehring J, Heinbuch S, Poller W, Wellhausen C, Hofmann H, Mond C (1992) Echokardiographische Normalwerte der globalen und regionalen linksventrikulären Funktion unter Belastung. Abstract, Symposium Echokardiographische Diagnostik bei koronarer Herzkrankheit, Bernried

11. Ginzton LE, Conant R, Brizendine M (1984) Exercise subcostal two-dimensional echocardiography: A new method of segmental wall motion analysis. Am J Cardiol 53: 805–811

12. Ginzton LE, Laks M, Brizendine M (1984) Noninvasive measurement of the rest and exercise peak systolic pressure/endsystolic volume ratio: A sensitive two-dimensional echocardiographic indicator of left ventricular function. J Am Coll Cardiol 4: 509–516

13. Gorlin R, Cohen LS, Elliot WC, Klein MD, Lane FJ (1965) Effect of supine exercise on left ventricular volume and oxygen consumption in man. Circulation 32: 361

14. Hoffmann R, Lethen H, Marwick T, Arnese M, Fioretti P, Pingitore A, Picano E, Buck T, Erbel R, Flachskampf FA, Hanrath P (1996) Analysis of interinstitutional observer agreement in the interpretation of dobutamine stress echocardiograms. J Am Coll Cardiol 27: 330–6

15. Iskandrian AS, Hakki AH, DePase NL (1983) Evaluation of left ventricular function by radionuclide angiography during exercise in normal subjects and in patients with coronary heart disease. J Am Coll Cardiol 1: 1580

16. Kisslo JA, Robertson D, Gilbert BW, von Ramm O, Behar VS (1977) Comparison of real-time two-dimensional echocardiography and cineangiography in detecting left ventricular asynergy. Circulation 55: 134–141

17. Krayenbuehl HP (1985) Chapter 7: Myocardial function. Europ Heart J 6 (Suppl C): 33–39

18. Marcovitz PA, Bach DS, Mathias W, Shayna V, Armstrong WF (1993) Paradoxic hypotension during dobutamine stress echocardiography. Clinical and diagnostic implications. J Am Coll Cardiol 21: 1080–1086

19. McNeill AJ, Fioretti PM, El-Said E-S, Salustri A, Forster T, Roelandt JRTC (1992) Enhanced sensitivity for detection of coronary artery disease by addition of atropine to dobutamine stress echocardiography. Am J Cardiol 70: 41–46

20. Mertes H, Nixdorf U, Erbel R, Meyer J (1991) Normalwerte der globalen und regionalen Myokardfunktion für die Belastungsechokardiographie. Z Kardiol 80: 529–536

21. Nixdorff U, Mohr-Kahaly S, Wagner S, Meyer J (1997) Klinischer Stellenwert der Streßechokardiographie. Dt Ärztebl 94: A-1723–1728

22. Nixdorff U, Wagner S, Erbel R, Weitzel P, Mohr-Kahaly S, Meyer J (1995) Normalwerte für die Dobutamin-Streßechokardiographie. Dtsch med Wschr 120: 1761–1767

23. Oberman A, Fan P-H, Nanda NC, Lee JY, Huster WJ, Sulentic JA, Storey OF (1989) Reproducibility of two-dimensional exercise echocardiography. J Am Coll Cardiol (Vol 14) 4: 923–928

24. Percy RF, Conetta DA, Mille, AB (1990) Echocardiographic assessment of the left ventricle of endurance athlethes just before and after exercise. Am J Cardiol 65: 1140–1144

25. Pérez J, Waggoner AD, Dávila-Roman VG, Cardona H, Miller JG (1992) On-line quantification of ventricular function during dobutamine stress echocardiography. Eur Heart J 13: 1669–1676

26. Pfisterer ME, Battler A, Zaret L (1985) Range of normal values for left and right ventricular volumes at rest and during exercise as assessed by radionuclide angiography. Eur Heart J 6: 647–655

27. Picano E, Lattanzi F, Orlandini A, Marini C, L'Abbate A (1991) Stress echocardiography and the human factor: the importance of being expert. J Am Coll Cardiol 17: 666–669

28. Poliner LR, Dehmer GJ, Lewis SE, Parkey RW, Blomquist CG, Willerson JT (1980) Left ventricular performance in normal subjects: A comparison to the responses in the upright and supine positions. Circulation 62: 528–534

29. Port S, Cobb FR, Coleman RE, Jones RH (1980) Effect of age on the response of the left ventricular ejection fraction to exercise. N Engl J Med 303: 1133–1137

30. Rodeheffer RJ, Gerstenblith G, Becker LC, Fleg JL, Weisfeldt M L, Lakatta EG (1984) Exercise cardiac output is maintained with advancing age in healthy human subjects: cardiac dilatation and increased stroke volume compensate for a diminished heart rate. Circulation 69: 203–213

31. Ross J Jr, Gault JH, Mason DT (1966) Left ventricular performance during muscular exercise in patients with and without cardiac dysfunction. Circulation 43: 597

32. Ruffolo RR (1987) The pharmacology of dobutamine. Am J Med Sci 294: 244–248

33. Rushmer RF (ed) (1972) Structure and function of the cardiovascular system. Saunders Company, Philadelphia, 238

34. Ryan T, Vasey CG, Presti CF, O'Donnel JA, Feigenbaum H, Armstrong WF (1988) Exercise echocardiography: Detecting of coronary artery disease in Patients with normal left ventricular wall motion at rest. J Am Coll Cardiol 11: 993–999

35. Salustri A, Fioretti PM, Pozzoli MMA, McNeill AJ, Roelandt JRTC (1992) Dobutamine stress echocardiography. Its role in the diagnosis of coronary artery disease. Eur Heart J 13: 70–77

36. Schairer JR, Stein PD, Keteyian S, Fedel F, Ehrman J, Alam M, Henry JW, Shaw T (1992) Left ventricular response to submaximal exercise in endurance-trained athletes and sedentary adults. Am J Cardiol 70: 930–933

37. Schiller NB (1991) Two-dimensional echocardiographic determination of left ventricular volume, systolic function and mass. Summary and discussion of the 1989 recommendations of the American Society of Echocardiography. Circulation Vol 84 (Suppl I): 280–287

38. Schött D, Ong TS, Jaedicke W, Barmeyer J (1982) Echokardiographische Befunde unter dynamischer Belastung im Vergleich zur Hämodynamik bei Patienten mit koronarer Herzkrankheit. Herz-Kreislauf 4: 189

39. Schröder K, Völler H, Hansen B, Levenson B, Wilkenshoff U, Schröder R (1992) Streß-Echokardiographie als Routine-Untersuchung bei koronarer Herzkrankheit. Dtsch med Wschr 117: 1583–1588

40. Segar DS, Brown SE, Sawada SG, Ryan T, Feigenbaum H (1992) Dobutamine stress echocardiography: correlation with coronary lesion severity as determined by quantitative angiography. J Am Coll Cardiol 19: 1197–1202

41. Sheehan FH, Bolson EL, Dodge HT, Mathey DG, Schofer J, Woo H-W (1986) Advantages and applications of the centerline-method for characterizing regional ventricular function. Circulation 74: 293–305

42. Smart S, Sawada S, Ryan T, Segar D, Atherton L, Berkovitz K, Bourdillon PDV, Feigenbaum H (1993) Low-dose dobutamine echocardiography detects reversible dysfunction after thrombolytic therapy of acute myocardial infarction. Circulation 88: 405–415

43. Smulian H, Cuddy RP, Vincent WA, Kashemsant U, Eich RH (1965) Initial hemodynamic responses to mild exercise in trained dogs. J Appl Physiol 20: 437–442

44. Sonnenblick EH, Rrishman WH, LeJentel TH (1979) Dobutamine: a new synthetic cardioactive sympathetic amine. N Engl J Med 17: 17–22

45. Stein RA, Michielli D, Fox EL, Krasnow N (1978) Continuous ventricular dimensions in man during supine exercise and recovery. Am J Cardiol 41: 655–660

46. van Rugge FP, van der Wall EE, Bruschke AVG (1992) New development in pharmacologic stress imaging. Am Heart J 124: 468–485

47. Wagner S, Mohr-Kahaly S, Nixdorff U, Kölsch B, Menzel T, Wittlich N, Meinert R, Meyer J (1996) Prospektive Untersuchung zur subjektiven Beeinträchtigung durch die Dobutaminbelastu ngsechokardiographie – Auswirkung auf die diagnostische Sicherheit. Z Kardiol 85: 588–595

48. Wang Y, Marshall RJ, Shepherd JT (1960) Stroke volume in the dog during graded exercise. Circulat Res 8: 558–563

49. Zwehl W, Gueret P, Meerbaum S, Holt D, Corday E (1981) Quantitative two dimensional echocardiography during bicycle test in normal subjects. Am J Cardiol 47: 866–859

Für die Verfasser:
Dr. med. J. Gehring
Klinik Hohenried
Hohenried 30
82347 Bernried/Obb.

Streßechokardiographie nach akutem Myokardinfarkt – therapeutische Relevanz, prognostische Aussagen

K. Schröder

Reha Klinik Ahrenshoop

Durch die Einführung der Thrombolyse als Primärtherapie des akuten Myokardinfarktes ist es gelungen, sowohl die Früh- als auch die Spätmortalität und somit den natürlichen Verlauf dieser Erkrankung positiv zu beeinflußen (15, 25). Bei ca. 25 % aller Patienten aber gelingt eine Wiedereröffnung des Gefäßes nicht, ferner kommt es in 12–29 % der primär erfolgreichen Rekanalisationen im weiteren Verlauf zu einer Restenosierung (1, 15, 16). Nach erfolgreicher Reperfusion verbleibt aber andererseits eine meist signifikante Reststenose des Infarktgefäßes, welche die Erholung des Myokards beeinträchtigen kann (21). PTCA und Bypass-Operation sind nun als erfolgreiche Methoden zur Revaskularisierung von stenosierten Koronararterien auch bei Patienten nach akutem Myokardinfarkt und Thrombolyse weit verbreitet. In diesem Zusammenhang ist eines der Hauptziele der nichtinvasiven kardiologischen Diagnostik, Patienten zu erkennen, welche eine signifikante Reststenose nach thrombolytischer Therapie, bzw. eine ausgeprägte koronare Herzerkrankung haben. TIMI II hat gezeigt, daß eine Routine-Intervention bei allen Patienten nach Myokardinfarkt nicht notwendig ist (25). Es sollten nur solche Patienten zur invasiven Diagnostik gelangen, bei denen vorher eine funktionell signifikante Stenose nachgewiesen wurde, welche dann auch interventionell angegangen werden kann. Für das weitere Management dieser Patienten ist daher eine gründliche Risikostratifizierung notwendig.

Nur etwa 15–30 % aller Patienten mit einem erhöhtem Risiko, im ersten Jahr nach durchgemachtem Myokardinfarkt ein schweres kardiales Ereignis (Reinfarkt, plötzlicher Herztod) zu erleben, können durch klinische Parameter wie z.B. Herzinsuffizienz, Reischämien und/oder Rhythmusstörungen erkannt werden (14). Das Risiko der restlichen, unkomplizierten Patienten kann am besten mittels nichtinvasiver Verfahren, welche vor Entlassung aus dem Krankenhaus durchgeführt werden sollten, eingeschätzt werden.

Das Belastungs-EKG weist eine suboptimale Sensitivität und Spezifität auf, myokardiale Ischämien, besonders nach Myokardinfarkt, zu provozieren bzw. zu erkennen. Deshalb weichen Kardiologen immer häufiger auf nichtinvasive bildgebende Verfahren (Nuklearmedizin, Streßechokardiographie) aus. Es konnte gezeigt werden, daß die Streßechokardiographie eine sichere und genaue Methode zum Nachweis funktionell relevanter Koronarstenosen ist. Der Ischämienachweis basiert dabei auf der Tatsache, daß eine Ischämie (spontan oder provoziert) immer mit Störungen der systolischen Wandbewegung des Ventrikels einhergeht. Diese kann mit der Echokardiographie bei ca. 90 % aller Patienten dargestellt werden (15). Ein entscheidender Vorteil der Echokardiographie gegenüber den nuklearmedizinischen Verfahren ist die Tatsache, daß mit einer Untersuchung die Beurteilung der linksventrikuläre Funktion, eine Vitalitätsdiagnostik sowie provozierbare Ischämien nachgewiesen werden können. Alle diese Parameter stellen unabhängige Faktoren zur prognostischen Evaluierung dar, deren Aussagekraft sich noch durch Kombination steigern läßt.

Streß-Modalitäten

Es werden zwei Hauptgruppen der Streßechokardiographie unterschieden:

▶ aktive Streßechokardiographie (Fahrradergometer, Laufband)
▶ passive Belastungsuntersuchungen (für Patienten, die nicht körperlich belastbar sind).

Bei den passiven Verfahren unterscheidet man noch zwei Untergruppen:

▶ pharmakologische Provokation mittels Dobutamin bzw. Arbutamin oder Dipyridamol bzw. Adenosin
▶ elektrische Stimulation mit einer transnasal eingeführten atrialen Stimulationssonde (16).

Um zu ermitteln, welche der Streß-echokardiographischen Verfahren am besten dazu geeignet ist, funktionell relevante Koronarstenosen und damit gefährdetes Myokard nach Infarkt und Thrombolyse zu erkennen, führten wir insgesamt 325 Untersuchungen an 121 konsekutiven Patienten während der ersten 10 Tage nach akutem Infarkt durch: davon wurden 83 mittels submaximaler dynamischer Fahrradergometrie, 69 durch atriale Stimulation, 121 mit Dipyridamol- und 52 mit Dobutamin-Infusionen belastet (22). Die Verfahren wurden im Hinblick auf ihre Übereinstimmung mit der quantitativen Koronarangiographie, der Durchführbarkeit, Auswertbarkeit sowie der Nebenwirkungen miteinander verglichen. Es konnte in dieser Studie gezeigt werden, daß die *submaximale Belastung* (0,33–1,0 Watt/kg KG) nicht ausreicht, um Ischämien zu provozieren (Sensitivität 51 %). Sowohl die pharmakologischen Tests als auch die Vorhofstimulation zeigen dagegen eine gute diagnostische Genauigkeit mit einer Sensitivität zwischen 76 % – 79 % (Tabelle 1). Aber auch diese drei Modalitäten haben ihre Probleme: Die atriale Stimulation wird insgesamt nicht gut toleriert (48 % nicht durchführbar), der Dobutamin-Test ist aufgrund von Extrasystolen in 6 % der Fälle nicht beurteilbar und weist mehr Nebenwirkungen (Rhythmusstörungen) auf als Dipyridamol. Die Sensitivität, eine Ein-Gefäß-Erkrankung zu erkennen ist aber bei Dipyridamol deutlich niedriger als bei Dobutamin (57 % vs. 71 %).

Die dynamische, maximale, symptomlimitierte Belastung ist hingegen mit den pharmakologischen Belastungsverfahren bezüglich der diagnostischen Genauigkeit absolut vergleichbar. Darüberhinaus liefert dieser Test wichtige Informationen über die körperliche Belastbarkeit des Patienten und hat weniger Nebenwirkungen. Aus Sicherheitsgründen wird aber von allen kardiologischen Gesellschaften immer noch die submaximale Belastung kurzfristig nach Myokardinfarkt empfohlen (1). Da aber die submaximale Belastung eine

Tabelle 1. Diagnostische Genauigkeit der unterschiedlichen Streß-Modalitäten im direkten Vergleich bei 121 Patienten nach unkompliziertem Myokard-Infarkt

	Sensivität (%)	Spezifität (%)	Pos. prädiktiver Wert (%)
Belastung	51	89	94
Vorhofstimulation	79	71	92
Dipyridamol	77	84	94
Dobutamin	76	89	93

sehr gute Spezifität bzw. positiven prädiktiven Wert bezüglich der Erkennung von Residual-stenosen hat (89 % bzw. 94 %), sollte diesem Test zunächst der Vorzug gegeben werden. Nur bei einem negativen bzw. nicht beurteilbaren Test sollte dann auf die pharmakologi-schen Tests zurückgegriffen werden. Hierbei ist dem Dobutamin-Atropin Test der Vorzug zu geben (bessere Spezifität bei Ein-Gefäß-KHK, Vitalitätsdiagnostik, 22).

Linksventrikuläre Funktion und Vitalitätsdiagnostik

Die GISSI-Studiendaten konnten zeigen, daß das Verhältnis von Mortalität zu linksventri-kulärer Funktion einen hyperbolischen Verlauf aufweist (24). Liegt die EF unter 30 %, so führt eine weitere Verschlechterung um 10 % (von 30 % auf 20 %) zu einer signifikanten Steigerung der 6-Monatsmortalität von 8 % auf 16 %. Im flachen Teil der Kurve dagegen führt eine Abnahme um 10 % (von 60 % auf 50 %) nur zu einer Mortalitätszunahme von 1,0 % auf 1,5 %.

Die nichtinvasive Beurteilung der linksventrikulären Funktion mittels der Echokardio-graphie liefert also wichtige prognostische Daten. Dies gilt besonders für den Patienten nach Myokardinfarkt. Da Segmente mit einer Asynergie in Ruhe noch vitales Gewebe enthalten können („stunned myocardium"), besteht die Möglichkeit einer spontanen bzw. durch Revaskularisation mittels PTCA- und/oder ACB-OP-bedingten Funktionsverbesserung. Betrachtet man die GISSI-Daten, wird die Erkennung von vitalem Gewebe besonders bei deutlich funktionsgestörten Herzen wichtig, denn dort könnte eine kleine Steigerung der EF zu einer deutlichen Verbesserung der Prognose führen.

Mehrere Studien haben zeigen können, daß die pharmakologischen Streßverfahren, in einer niedrigen Dosis verabreicht, in der Lage sind, die sog. „kontraktile Reserve" des asy-nergen Myokards zu aktivieren, und somit vitales Gewebe zu demaskieren. Dies gilt sowohl für das Dobutamin (19) als auch für das Dipyridamol (17). Der prognostische Stellenwert dieser Verfahren muß aber noch in großen Studien mit einer langen Nachbeobachtungszeit verifiziert werden. Die momentane Datenlage erscheint aber sehr vielversprechend, beson-ders was die Vorhersagemöglichkeit einer Verbesserung der ventrikulären Funktion nach Revaskularisation betrifft (s. a. Kapitel Nixdorff).

Risikostratifizierung

Daß die nichtinvasiven Funktionstests, das Belastungs-EKG und die Myokard-Szintigra-phie in der Lage sind, die Prognose nach akutem Myokardinfarkt mit einem prädiktiven Wert von 80–90 % vorherzusagen, ist durch eine Vielzahl von Studien belegt. Beide Ver-fahren bedienen sich dabei aber unterschiedlicher Endpunkte: während die Zeit bis zum Auftreten einer Ischämie für das kontinuierlich registrierte EKG die wichtigste Rolle spielt, ist die regionale Ausdehnung der Ischämie zum Zeitpunkt der maximalen Belastung der entscheidende prognostische Marker bei den nuklearmedizinischen Verfahren. Die Streßechokardiographie andererseits benutzt sowohl die zeitlichen als auch die räumlichen Endpunkte. Diese Fähigkeit der Streßechokardiographie ist in der Literatur für alle Verfahren (dynamisch (2, 6, 20), Vorhofstimulation (9, 10), Dobutamin (3, 12, 13) als auch Dipyridamol (4, 5)) in mehr als 1.000 Patienten gut belegt. Wichtig bei der Beurteilung einer Methode in Bezug auf die der Risikostratifizierung ist es, auf die Endpunkte zu achten. Einige Arbeiten betrachten alle Endpunkte („harte und weiche", also kardialen Tod, Reinfarkt sowie Angina pectoris und Revaskularisation) zusammen, was aus statistischer Sicht zwar Sinn macht, klinisch aber eine sehr viel geringere Aussagekraft hat, als die isolierte Betrachtung der „harten" Endpunkte alleine.

> Betrachtet man also nur die „harten" Endpunkte in all diesen Studien, so kommt man zu folgendem Resultat: Während eines Beobachtungszeitraums bis zu 36 Monaten erleiden von den Patienten mit einem pathologischen Test 28 % einen kardialen Tod und 13 % einen Reinfarkt. Dieses Risiko wird auf 7 % bzw. 6 % bei negativen Tests reduziert (p < 0,01 bzw. 0,05, Abb. 1).

In der EPIC- (Echo Persantine International Cooperative) -Studie wurde zusätzlich zur provozierbaren Ischämie noch die globale Ruhefunktion (EF) zur Prognoseabschätzung hinzugenommen (Tabelle 2). Während ein negatives Dipyridamol Streßecho bei einer nur gering eingeschränkten EF ein Risiko bezüglich des kardialen Todes von nur 2 % innerhalb des ersten Jahres hat, steigt dieser Wert auf 11 % im Falle eines pathologischen Tests bei einer reduzierten EF. Ignoriert man die EF so kommt es lediglich zu einer Steigerung von 2 % auf knapp 8 % (18).

Man sollte nicht vergessen, daß Risiko nicht mit Schicksal gleichzusetzen ist. Der natürliche Verlauf der Patienten kann durch aktive und teilweise auch aggressive Revaskulari-

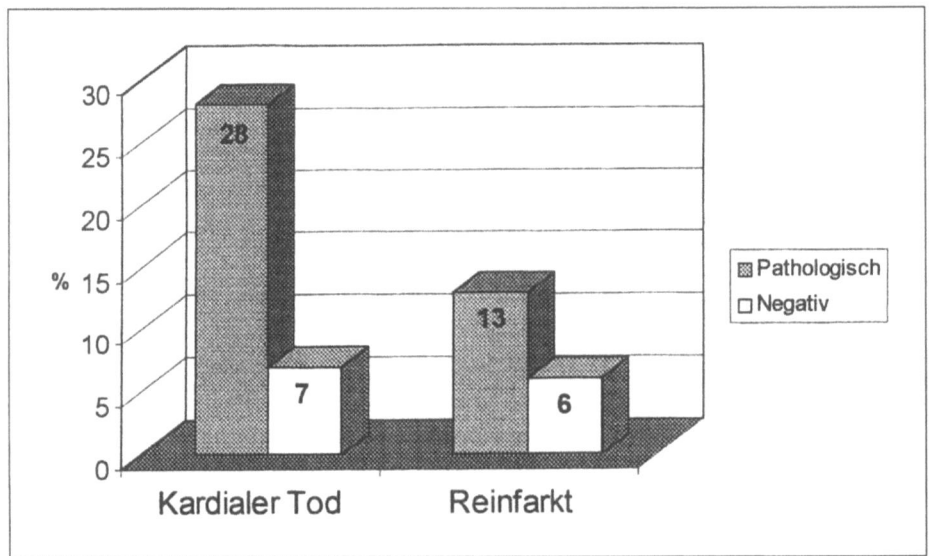

Abb. 1. Meta-Analyse diverser Studien (2–6, 9, 10, 12, 13, 20) bezüglich der prognostischen Aussagekraft, ein hartes kardiales Ereignis zu erleiden

Tabelle 2. Daten der EPIC-Studie (18) bezüglich der Ein-Jahres-Mortalität in Abhängigkeit von der Pumpfunktion (ausgedrückt durch den Wandbewegungsindex: WMSi) und dem Ergebnis des Streß-Tests

WMSi	Dipyridamol	Jährliche Todesrate (%)
< 1,6	Neg	2
> 1,6	Neg	3
< 1,6	Pos	5
> 1,6	Pos	11

sation positiv beeinflußt werden. Das Risiko, an einem kardialen Ereignis zu versterben, kann bei Patienten mit einem pathologischen Streßecho durch aktive Intervention um den Faktor 11 reduziert werden. Anderseits ist das Risiko aber 3 mal höher, wenn Interventionen bei Patienten mit einem negativen Test durchgeführt werden (18).

Praktische Empfehlungen

In Anbetracht der gespannten finanziellen und personaltechnischen Situation in den meisten Krankenhäusern ist eine stufenförmige Risikostratifizierung des Infarkt-Patienten notwendig. Nicht jeder Patient profitiert von dem gesamten diagnostischen sowie therapeutischen Potential einer modernen Institution. Im folgenden Abschnitt soll ein Vorgehen dargestellt werden, welches bereits in einigen Krankenhäusern täglich zum Eisatz kommt und von einer Vielzahl von Kardiologen wie Picano (16) empfohlen wird (Abb. 2).

In der Gruppe von Patienten mit kompliziertem Verlauf (Rhythmusstörungen, mechanische bzw. ischämische Komplikationen) reichen bereits diese klinischen Daten aus, um ihre schlechte Prognose abzuschätzen. Weitere nichtinvasive Verfahren sind überflüssig.

Da die meisten Patienten aber einen unkomplizierten Verlauf haben, reichen klinische Fakten nicht aus. In diesen Fällen ist die Einschätzung sowohl der regionalen als auch der globalen linksventrikulären Pumpfunktion mittels 2-D-Echokardiographie der nächste diagnostische Schritt. Darüber hinaus liefert die Echokardiographie wichtige Daten bezüglich kardialer Dimensionen, Klappenfehler, Ergußbildung und des hämodynamischen Status.

Liegt eine reduzierte Pumpfunktion vor, so haben diese Patienten ein erhöhtes Risiko. In dieser Gruppe ist die Erkennung von vitalem Myokard im Infarktbereich mittels niedrig dosiertem pharmakologischem Streß-Test zur weiteren Therapieplanung sehr wichtig. Patienten mit reaktivierbarer Funktion (Vitalitätsnachweis) haben ein insgesamt niedrigeres Risiko und scheinen eher von einer Revaskularisation zu profitieren, als solche mit einer persistierenden Dysfunktion.

Bei Patienten mit einer normalen bis leicht reduzierten Ruhefunktion, sollte nach Möglichkeit ein Belastungs-EKG als einfache und preiswerte Methode durchgeführt werden. Obwohl das EKG weniger sensitiv ist als die Streßechokardiographie, hat ein eindeutig negativer Test bei maximaler Belastung einen sehr guten negativen prädiktiven Wert. Die Kombination erhaltene Pumpfunktion und negatives Belastungs-EKG identifiziert die große Gruppe von unkomplizierten Patienten mit einer jährlichen Todesrate von 1–2 % (7). Andererseits sind bei Patienten mit einem eindeutig pathologischen EKG ebenfalls keine weiteren Untersuchungen nötig um zu erkennen, daß sie ein erhöhtes Risiko haben.

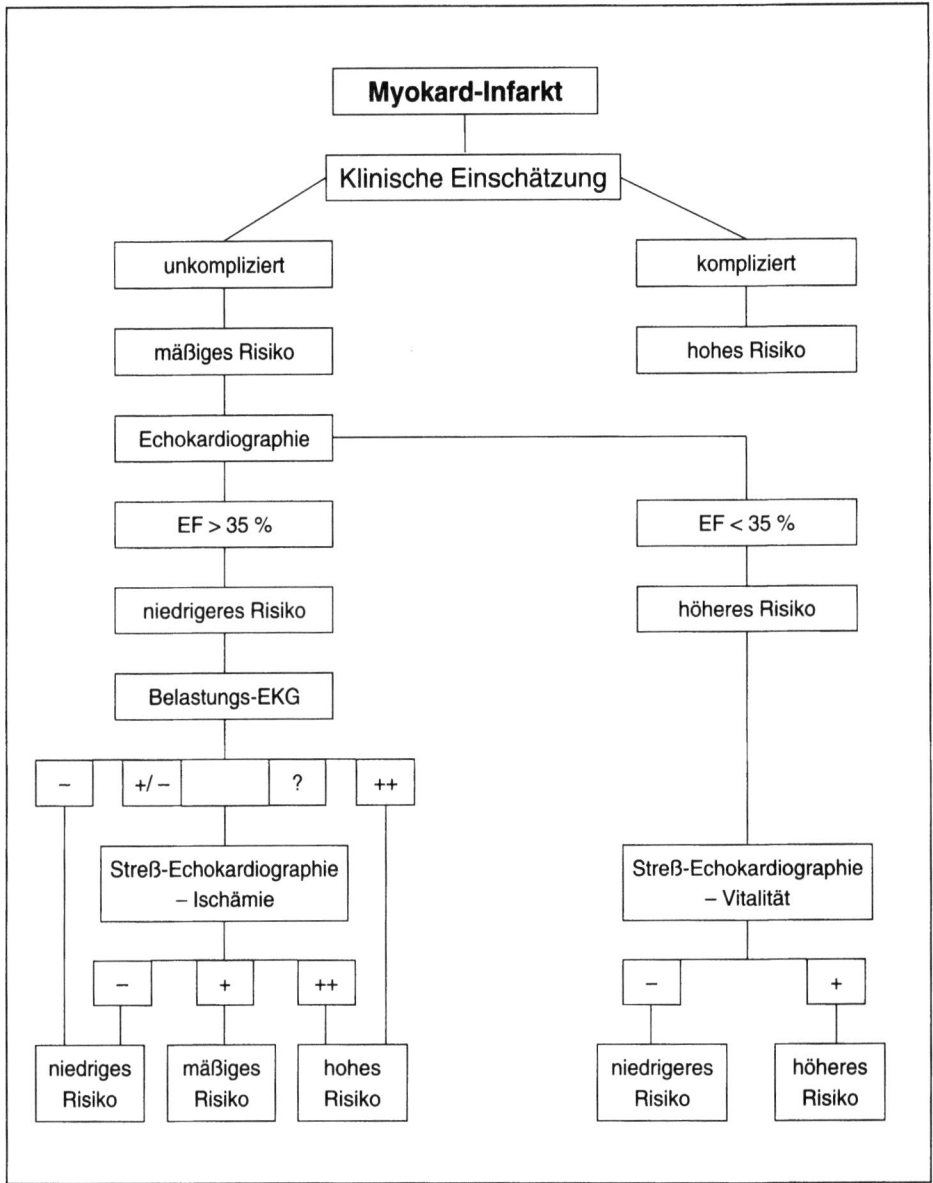

Abb. 2. Risikostratifizierung nach Myokardinfarkt durch nichtinvasive Diagnostik. − = negativ; +/− = fraglich pathologisch; ? = nicht auswertbar; + = pathologisch

Für die große Gruppe von Patienten mit einem nicht aussagekräftigen EKG, sollte die Streßechokardiographie als nächster Schritt durchgeführt werden. Die Kombination aus Ruhe-Pumpfunktion mit provozierbarer Ischämie kann in dieser Gruppe ein jährliches Risiko zwischen 2 % (normale Pumpfunktion, negativer Test) und 11 % (schlechte Pumpfunktion, pathologischer Test) differenzieren.

Ein negativer Test hat also einen hervorragenden negativen prädiktiven Wert. Ein pathologisches Resultat sollte aber weiter untersucht werden, denn das kardiale Risiko des Patienten nimmt exponentiell mit dem Ausmaß der Ischämie zu und der Dauer der Belastung ab.

Die prognostische Aussagekraft jeder dieser Schritte (Bestimmung der Ruhefunktion, Vitalitätsdiagnostik, Ischämienachweis) wurde bereits in der Zeit vor der Streßechokardiographie durch andere Modalitäten (RNV, Thallium-Szintigraphie, Belastungs-EKG) verifiziert. Die Echokardiographie ist aber als erste Untersuchungstechnik in der Lage, alle drei Schritte während einer Untersuchung zu kombinieren. Darüber hinaus ist sie an praktisch jedem Ort, also auch auf der Intensivstation, schnell und preiswert durchführbar.

Zum Schluß sei nochmals darauf hingewiesen, daß die Streßechokardiographie nur die funktionellen Auswirkungen von Stenosen widerspiegelt; sie kann natürlich keine Aussage über Ereignisse machen, welche unabhängig von dem Stenosegrad zu einem akuten koronaren Syndrom führen können (Plaquerupturen, Thrombenbildung, 8).

Diese Infarktregion enspricht dann in den seltensten Fällen der „Area at risk", wie sie mit dem Streßecho identifiziert wurde (23). Die Auswirkung des Ereignisses andererseits hängt aber stark von der Ruhefunktion sowie von dem Koronarstatus ab. Hier liefert die Echokardiographie wichtige prognostische Informationen.

Literatur

1. ACC/AHA Task Force Report (1990) Guidelines for the early management of patients with acute myocardial infarction. JACC 16: 249–292
2. Applegate RJ, Dell'italia LJ, Crawford MH (1987) Usefulness of two-dimensional echocardiography during low-level exercise testing early after uncomplicated acute myocardial infarction. Am J Cardiol 60: 10–14
3. Berthe C, Pierard LA, Hiernaux M, Trotteur G, Lempereur P, Carlier J, Kulbertus HE (1986) Predicting the extent and location of coronary artery disease in acute myocardial infarction by echocardiography during Dobutamine infusion. Am J Cardiol 58: 1167–1172
4. Bolognese L, Sarsso G, Aralda D, Bongo A, Rossi L, Rossi P (1989) High dose Dipyridamole echocardiography early after uncomplicated acute myocardial infarction: Correlation with exercise testing and coronary angiography. J Am Cardiol 14: 357–363
5. Bolognese L, Sarsso G, Bongo A, Rossi L, Aralda D, Piccinino C, Rossi P (1991) Dipyridamole echocardiography test. A new tool for detecting jeopardized myocardium after thrombolytic therapy. Circulation 84: 1100–1106
6. Crawford MH (1991) Risk stratification after myocardial infarction with exercise and doppler echocardiography. Circulation 84: I-163 – I-166
7. Fioretti P, Brower RW, Simoons ML (1986) Relative value of clinical variables, bicycle ergometry, rest radionuclide ventriculography and 24-hour ambulatory electrocardiographic monitoring at discharge to predict 1 year survival after myocardial infarction. J Am Coll Cardiol 8: 409
8. Fuster V, Badimon L, Badimon JJ, Chesebro JH (1992) The pathogenesis of coronary artery disease and the acute coronary syndromes. N Engl J Med 326: 242–250
9. Iliceto S, D'Ambrosio G, Sorino M, Papa A, Amico A, Ricci A, Rizzon P (1986) Comparison of postexercise and transesophageal atrial pacing two-dimensional echocardiography for detection of coronary artery disease. Am J Cardiol 57: 547–553
10. Iliceto S, D'Ambrosio G, Lopriore V, Ricci A, Papa A, Amico A, Chiddo A, Rizzon P (1986) Atrial pacing in the detection and evaluation of coronary artery disease. Euro Heart J 7: 59–67
11. Juneau M, Colles P, Théroux P, DeGuise P, Pelletier G, Lam J, Waters D (1992) Symptom-limited versus low level exercise testing before hospital discharge after myocardial infarction. JACC 20: 927–933
12. Mannering D, Cripps T, Leech G, Mehta N, Valantine H, Gilmour S, Bennet ED (1988) The Dobutamine stress test as an alternative to exercise testing after acute myocardial infarction. Br Heart J 59: 521–526

13. Mertes H, Sawada SG, Ryan T, Segar DS, Kovacs R, Feigenbaum H (1992) Symptoms, side effects and complications during Dobutamine stress echocardiography: Experience in 1043 examinations. Circulation 86: I-126
14. O'Rourke RA (1991) Risk stratification after myocardial infarction. Clinical overview. Circulation 84: I-177–I-181
15. Picano E (1992) Quantitative analysis of wall motion. In: Picano E (ed) Stress echocardiography. Springer, Berlin, pp 83–88
16. Picano E (1992) Stress Echocardiography: Instruction for use. In: Picano E (ed) Stress echocardiography. Springer, Berlin, pp 59–73
17. Picano E, Marzullo P, Gigli G (1992) Identification of viable myocardium by dipyridamole-induced improvement in regional left ventricular function assessed by echocardiography in myocardial infarction and comparison with thallium scintigraphy test. Am J Cardiol 70: 703–710
18. Picano E, Landi P, Bolognese on behalf of the EPIC study group (1993) Prognostic value of dipyridamole-echocardiography early after uncomplicated myocardial infarction: a large scale multicenter trial. Am J Med 11: 608–618
19. Piérard LA De Landsheere CM, Berthe C, Rigo P, Kulbertus (1994) Identification of viable myocardium by echocardiography during dobutamine infusion in patients with myocardial infarction after thrombolytic therapy: comparison with positron emission tomography. J Am Coll Cardiol 15: 1012–1031
20. Quintana M, Lindavall K, Ryden L, BrolundF (1995) Prognostic value of predischarge exercise stress echocardiography after acute myocardial infarction. Am J Cardiol 76: 1115–1121
21. Segar DS, Brown SE, Sawada SG, Ryan T, Feigenbaum H (1992) Dobutamine stress echocardiography: Correlation with coronary lesion severity as determined by quantitative angiography. J Am Coll Cardiol 19: 1197–202
22. Schröder K, Völler H, Dingerkus H, Münzberg H, Dissmann R, Linderer T, Schultheiss H-P (1996) Comparison of the diagnostic potential of four echocardiographic stress tests shortly after acute myocardial infarction: submaximal exercise, transoesophageal atrial pacing, dipyridamole, and dobutamine-atropine. Am J Cardiol 77: 909–914
23. Varga A, Picano E, Cortigiani L on behalf of the EPIC-EDIC study group (1996) Is stress echocardiography capable to predict the site of future myocardial infarction? A large scale multicenter study. J Am Coll Cardiol 28: 45–51
24. Volpi A, De Vita C, Franzosi MG, The ad hoc Working Group of the Gruppo Italiano per lo studio della sopravvivenza nell'infar to miocardico (GISSI)-2 data base (1994) Determinants of 6-month mortality in survivors of myocardial infarction after thrombolysis: results of the GISSI-2 data base. Circulation 88: 416–429
25. Williams DO, Braunwald E, Knatterud G, Babb J, Bresnahan J, Greenberg MA, Raizner A, Wassermann A, Robertson T, Ross R, and TIMI Investigators (1992) One-year results of the thrombolysis in myocardial infarction investigation (TIMI) phase II trial. Circulation 85: 533–542

Anschrift des Verfassers:
Dr. Klaus Schröder, F.E.S.C.
Reha Klinik Ahrenshoop
Dorfstr. 55
18348 Ahrenshoop

Methoden zur Erkennung vitalen Myokards

U. Nixdorff

Johannes Gutenberg-Universitätsklinikum, II. Medizinische Klinik und Poliklinik, Mainz

Einleitung

Erkenntnisse erster experimenteller Arbeiten aus dem 17. Jahrhundert (15), die die Aus-wirkungen eines Herzkranzarterien-Verschlußes studierten, galten bis in die 80er Jahre unseres Jahrhunderts (11): Das Resultat eines Myokardinfarktes galt als ausschließlich nekrotisches Herzmuskelgewebe (8). Mit dem Aufkommen effizienter Reperfusionsstrate-gien (Thrombolyse (27), PTCA (32)) wurde erreicht, daß das Myokard innerhalb der „area at risk" vor der Nekrotisierung bewahrt werden kann. Als Paradigmenwechsel (11, 47) wurde erkannt, daß in der akuten und subakuten Postinfarktsituation – funktionell einer Nekrose gleich – nicht kontrahierende Myokardanteile der „area at risk" vorkommen, die aber sehr wohl Vitalität im Sinne einer „Lähmung" („stunning") (11) oder/und – aus der Zoologie entlehnt – einem „Winterschlaf" („hibernation") (47) bewahren. Zur langfristi-gen Verbesserung der linksventrikulären Funktion durch Revaskularisationsmaßnahmen und damit verbundenen Prognoseabsicherung besteht diagnostischer Handlungsbedarf.

Serielle zweidimensionale Echokardiographie zum Nachweis von „stunning"

Die thrombolytische Therapie hat sich als Methode etabliert, um eine Reperfusion in den frühen Stadien des akuten Myokardinfarktes zu erreichen (24, 27). Zahlreiche Studien haben die Verbesserung der linksventrikulären Funktion zeigen können (41). Zunehmend wird die zweidimensionale Echokardiographie herangezogen, dies nicht nur wegen bekannter Vorzüge wie Nichtinvasivität, Anwendbarkeit unmittelbar am Bettrand und niedrige Kosten, sondern auch aufgrund differenzierter Aussagen zum Ausmaß vital ge-bliebenen Myokards im Bereich der „area at risk".

Der eingetretene Myokardinfarkt wird in der Regel durch eine Verdünnung der ent-sprechenden Myokardwand im endsystolischen Bild festgestellt. Eine erfolgreiche throm-bolytische Therapie wird in der Verlaufuntersuchung durch eine Zunahme der Myokard-verdickung des reperfundierten Myokardbettes dokumentiert. Die korrekte Festlegung der endokardialen und epikardialen Abgrenzung kann allerdings schwierig sein, besonders in den apikalen Projektionen, die häufig die höchste Qualität bei Patienten mit koronarer Herzkrankheit aufweisen. Deswegen wird in den meisten Studien der Herzwandverdickung die Wandbewegung als brauchbarer funktioneller Parameter vorgezogen. Der Vergleich der

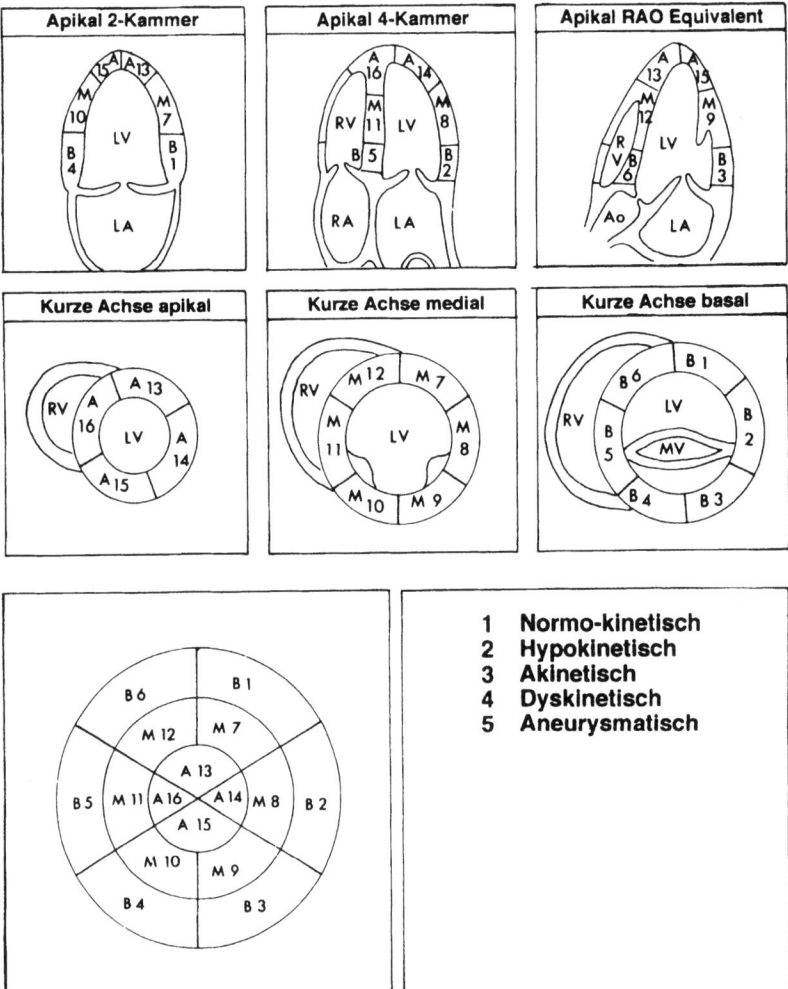

Abb. 1. Score-Index der regionalen Wandbewegungsstörung entsprechend den Empfehlungen der Amerikanischen Gesellschaft für Echokardiographie (47). Definierten ventrikulären Myokardsegmenten werden Kontraktilitäts-Scores zugeordnet, summiert und durch die Anzahl darstellbarer Segmente dividiert.

enddiastolischen und endsystolischen Endokardsilhouetten in der „cineloop"-Technik erbringt das qualitative Ausmaß der regionalen Wandbewegungsstörung (Normo-, Hypo-, A- oder Dyskinesie) in einem semiquantitativen Score-System (51), das von der Amerikanischen Gesellschaft für Echokardiographie empfohlen wird. Die verschiedenen Kontraktilitäts-Scores werden jedem einzelnen von insgesamt 16 Segmenten des linken Ventrikels (Abb. 1) zugeordnet, aufsummiert und durch die darstellbaren Segmente dividiert, um einen Score-Index zu erhalten. Je größer er wird, um so ausgeprägter sind die Wandbewegungsstörungen. Im Rahmen wissenschaftlicher Fragestellungen sind mehr quantitative Algorithmen notwendig. Hohe Akzeptanz hat die fixe Radiantenmethode. In der graphischen Darstellung der Wandbewegung werden pathologische Daten in Beziehung zu einem Referenzsystem normaler Werte (n = 21 gesunde Probanden) gesetzt. Die Abbildung 2a und b

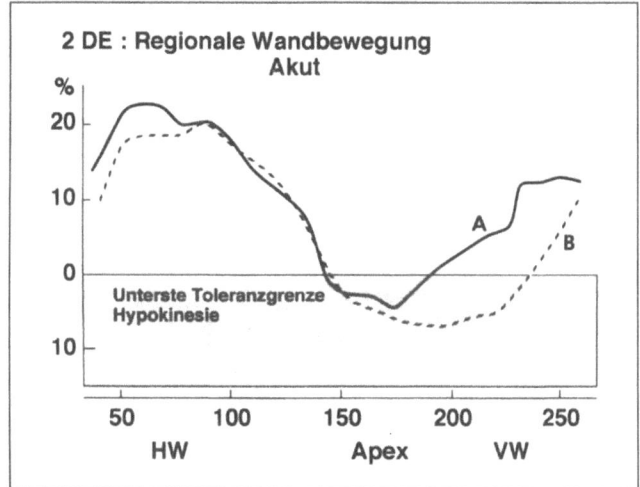

a

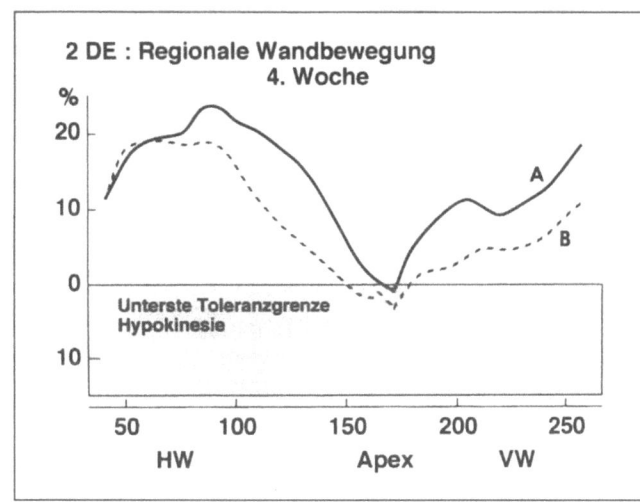

b

Abb. 2a und b. Regionale Wandbewegungsanalyse nach der fixen Radiantenmethode für Patienten mit akutem Vorderwandinfarkt und früher (Gruppe A) respektive später (Gruppe B) thrombolytischer Reperfusionstherapie. Jeder mittlere Verkürzungswert eines Radianten der Studienpopulation wird mit dem entsprechenden Normalwert subtrahiert und somit in Bezug zu einer Nullinie als unterste Toleranzgrenze gesetzt. Die Abszisse entspricht der topographischen Zirkumferenz des linken Ventrikels: links die Hinterwand, mittelständig die Herzspitze und rechts die Vorderwand. HW = Hinterwand; VW = Vorderwand.

stellen Wandbewegungsdiagramme dar mit den Ergebnissen einer von uns durchgeführten Thrombolysestudie (20) an 206 konsekutiven Patienten mit akutem Vorderwandinfarkt und Streptokinasebehandlung. Es wurden serielle zweidimensionale Echokardiogramme in standardisierten Zeitintervallen durchgeführt und 2 Gruppen verglichen: Gruppe A mit einer angiographisch erwiesenen Reperfusionszeit unter 3,5 Stunden und eine Gruppe B, die dieses Zeitfenster überschritt (Gruppe B). In der akuten Situation wird deutlich, daß die späte Reperfusion zu ausgedehnteren Wandbwegungsstörungen, d.h. zu einer größeren Infarkt-

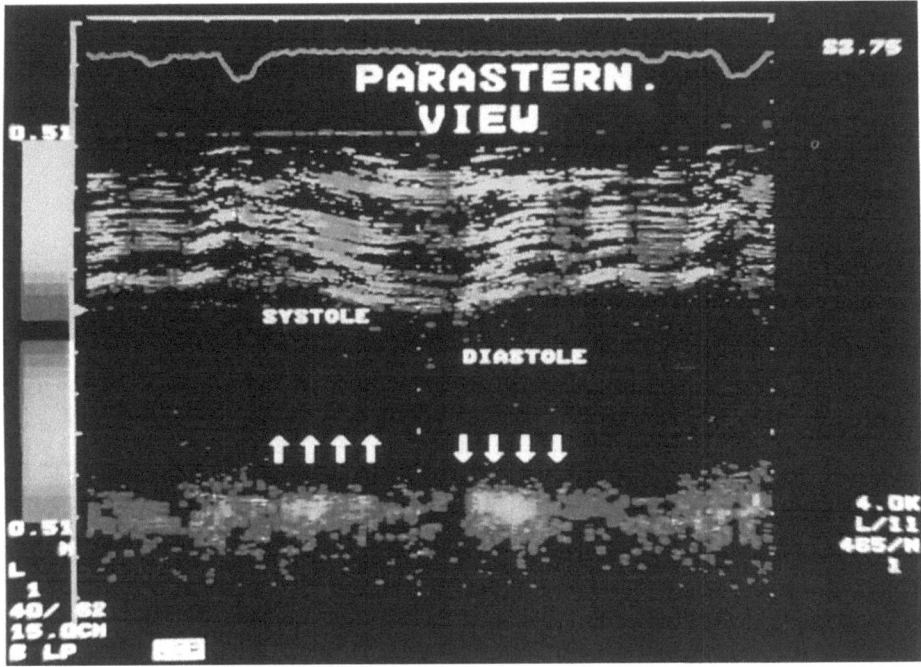

Abb. 3. M-Mode Gewebe-Doppler-Echokardiogramm. Beachte Geschwindigkeitsskala am linken Bildrand (der erfaßte Bereich wurde auf sehr langsame Geschwindigkeiten eingestellt): Gelb-Rot-Farbtöne repräsentieren Myo-kardbewegungen zum Schallkopf hin, Grün-Blau-Töne vom Schallkopf weg. M-Mode aus der parasternalen Anlo-tung auf Höhe der Sehnenfäden: Oben anteroseptales, unten posterolaterales Myokard. Die konventionelle Schwarz-Weiß-Echokardiographie hätte durch die Feststellung einer posterolateralen Akinesie eine Infarktnekrose suggerieren können. Der Gewebe-Doppler zeigt eindeutige, wenn auch langsame Myokardgeschwindigkeiten sowohl in der Systole als auch Diastole als Hinweis noch bestehender Gewebevitalität. Es kommen sogar physiologische transmurale Geschwindigkeitsgradienten mit höheren Geschwindigkeiten subendokardial im Vergleich zu subepikardial (35) zur Darstellung (aus 21).

größe führt. Weiterhin liegt die betreffende Kurve tiefer unterhalb der Toleranzgrenze, was auf eine zeitabhängige Wellenfront der Ischämie vom Subendokardium zum Subepikar-dium hinweist (48). Erst später in der vierten Woche zeigt sich eine Verbesserung der Wand-bewegung in beiden Gruppen. Die fehlende frühe regionale Funktionsverbesserung wird auch in anderen klinischen und experimentellen Untersuchungen (13) als prolongierte postischämische linksventrikuläre Dysfunktion in Sinne von „myocardial stunning" (11) diskutiert.

Die Veränderungen können sensitiver, wahrscheinlich auch spezifischer, durch trans-murale Myokardgeschwindigkeiten mittels der Gewebe-Doppler-Echokardiographie erfaßt werden (35). Sowohl die infarktassoziierte Ischämie als auch das „stunning" können durch die relativ ausgeprägteren Veränderungen der subendokardialen im Vergleich zu den sub-epikardialen Geschwindigkeiten (transmurale Myokardgeschwindigkeitsgradienten) früher erfaßt werden (37). Mit der konventionellen Echokardiographie nicht erkannte vitale Myo-kardareale lassen sich mit der Gewebe-Doppler-Echokardiographie erfassen (Abb. 3).

PTCA-induzierte Myokardischämie zum Nachweis von gerettetem Myokard

Neben der thrombolytischen Therapie des akuten Myokardinfarktes (24) ist auch die mechanische Rekanalisation (PTCA, Stent) heute ein akzeptiertes Verfahren (57). Infarktpatienten mit persistierenden Beschwerden müssen durch eine sofortige PTCA („rescue-PTCA") in 15–20 % der Fälle behandelt werden (32). Die Insufflation des Angioplastieballons wiederholt hierbei die pathophysiologischen Konsequenzen des vorausgegangenen Myokardinfarktes. Versorgungsabhängiges Myokard wird je nach erhalten gebliebener Vitalität ischämisch reagieren und sich somit als gerettetes Myokard demaskieren.

Dies wurde in einer von uns durchgeführten Studie (55) mittels zwei-dimensionaler Echokardiographie an 52 konsekutiven Patienten mit transmuralem Myokardinfarkt bei koronarer Eingefäßerkrankung während elektiver PTCA aufgezeigt. Es erfolgte eine Gruppeneinteilung nach dem akuten Reperfusionsregimen (mit respektive ohne Thrombolysetherapie). Die Gruppen waren seitens der epidemiologischen Daten vergleichbar. Abbildung 4 zeigt anschaulich die hohe Sensitivität des echokardiographischen Befundes, obgleich dieser Patient nur geringe Anteile geretteten Myokards aufwies. Die in der anteroseptalen Akinesie deutlich werdende Infarktzone weitete sich unter der Balloninsufflation im Bereich der infarktassoziierten Koronarstenose vorwiegend nach apikal aus. Gleichzei-

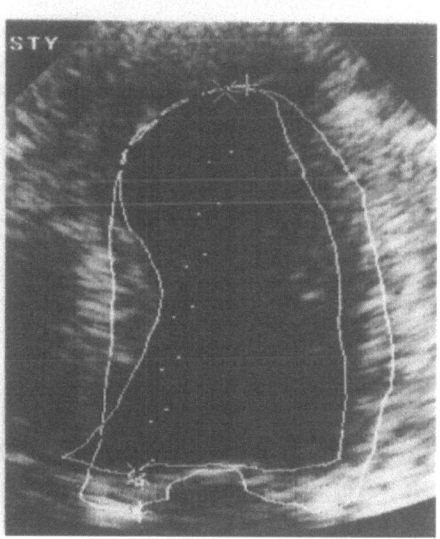

vor PTCA   **während PTCA**

Abb. 4. Beispiel einer echokardiographischen Monitorisierung im RAO-Äquivalenzschnitt während PTCA nach Myokardinfarkt und erfolgreicher thrombolytischer Therapie. Äußere Kontur: enddiastolisches Endokard; innere Kontur: endsystolisches Endokard. Vor Intervention der Stenose des RIVA (infarktassoziierte Koronararterie) anteroseptale Akinesie, während PTCA diskrete Ausweitung der Akinesie nach apikal und deutliche Demarkierung der Begrenzung der „area at risk", die sich somit als gerettetes Myokard demaskiert.

tig demarkierten sich die Randbereiche, i.e. die „lediglich" hypokinetischen Grenzareale reduzierten sich zugunsten der akinetischen Zone, die jetzt eindeutiger als „area at risk" identifiziert werden konnte. Nach Deflation des PTCA-Ballons regenerierten sich diese Veränderungen wieder. Die Verstärkung und Ausweitung der infarktbedingten Wandbewegungsstörung war bei Patienten ohne thrombolytische Therapie nur gering, während dies bei den Patienten mit thrombolytischer Therapie signifikant deutlicher imponierte. Ein Korrelat fanden diese Befunde durch die globalen linksventrikulären Parameter. Der endsystolische Volumenindex, der die höchsten prädiktiven Implikationen beinhaltet (62), nimmt im Sinne der Funktionseinschränkung nur in der Thrombolysegruppe signifikant zu. Dies wiederum stand im Einklang der Verschlechterung der Auswurffraktion.

Das Paradoxon des für den Patienten günstigen, da auf gerettetes Myokard hinweisenden, Ischämiebefundes wurde von der Autorengruppe um Swan und Ganz (61) mittels szintigraphischer Techniken bei Infarktpatienten mit Streptokinasetherapie bearbeitet. In einer Gruppe mit minimalem Ausmaß geretteten Myokard war der Blutflußbedarf klein und trotz höchstgradiger infarktassoziierter Koronarstenose wurde durch die Belastung keine Ischämie nachweisbar. Dem stand eine Gruppe mit wesentlich geringerer Reststenose gegenüber, bei der es wegen eines größeren Anteils an gerettetem Myokard zu ausgeprägteren belastungsinduzierten Ischämien kam. Die Verhältnisse sind also genau umgekehrt wie beim Patienten mit stabiler koronarer Herzkrankheit ohne Myokardinfarkt. Das quantitative Ausmaß geretteten Myokards stellt neben dem Stenosegrad den vordringlichen therapeutischen Aufforderungscharakter zur Revaskularisation dar. Wenn solche Information während PTCA gegeben wird, so sollte besondere Sorgfalt dieses gleichzeitig auch als gefährdet („jeopardized") anzusehenden Myokards geboten sein. Restenosen und insbesondere Reokklusionen, die bei 30 % der Patienten häufig auch ohne klinische Zeichen des Reinfarktes auftreten, können letztendlich das gerettete Myokard doch verlustig gehen lassen und das prognostisch ungünstige Remodelling initiieren (31). Die Erkennung einer PTCA-induzierten Ischämie durch präinterventionelle Diagnostika ist selbstverständlich noch erstrebenswerter, bleibt aber bisher unzufriedenstellend (61). Der extremste Ischämiereiz der PTCA als Quasi-Wiederholung des Infarktgeschehens scheint erforderlich, um neben der Nekrose vorhandenes, vitales, kontrahierendes und gerettetes Myokard auch geringeren Ausmaßes hinreichend nachzuweisen. Inwieweit unbefriedigende oder komplizierende Interventionsergebnisse, pektanginöse Beschwerden oder Ischämiezeichen vergleichsweise großzügigeren Maßnahmen (Re-PTCA, Stent, aortokoronare oder arteria mammaria interna-Bypassoperation) zugeführt werden sollten, muß von weiteren prospektiven Studien mit größerer Patientenanzahl abhängig gemacht werden.

Dobutamin-Echokardiographie zum Nachweis von „stunning" und „hibernation"

Das diagnostische Ziel des Nachweises myokardialer Vitalität trotz fehlender Kontraktion ist die prospektive Abgrenzung einer potenziell reversiblen von einer irreversiblen linksventrikulären Dysfunktion.

Therapeutisch wichtig ist die Differenzierung des vitalen Myokards in ein sogenanntes „stunning" (gelähmtes Myokard (11)) und „hibernation" (Myokard im Winterschlaf (47)).

Die erstgenannte Entität wurde zunächst experimentell (11) bekannt, ist aber mittlerweile auch klinisch etabliert (13). Nach dem Erstbeschreiber Braunwald (11) wird sie als prolongierte postischämische linksventrikuläre Dysfunktion definiert, die nach erfolgreicher Reperfusion ohne irreversiblen morphologischen Schaden einhergeht. Das Ausmaß und die Ausdauer von „stunning" ist abhängig von Dauer und Intensität der Ischämie (11). In letzter Konsequenz ist die genaue pathomorphologische Grundlage nicht bekannt. Auf zellulärer Ebene geben 5 Schlagworte die naheliegendsten Aspekte wieder: Anhäufung von Sauerstoffradikalen, Kalziumüberladung, elektromechanische Entkopplung, Verminderung energiereicher Phosphate und Übersäuerung (9). Im Prinzip bedarf „stunning" – welches in der akuten Situation die globale Hämodynamik nicht wesentlich beeinträchtigt – keiner Therapie, da es quasi im postinfarziellen Zeitrahmen von Tagen bis wenigen Wochen zu einer Erholung der Myokardfunktion kommt (53).

Rahimtoola (47) trennt hiervon des „hibernating myocardium" ab, wenn es auch bis dato eine vorwiegend klinische Beobachtung darstellt. Es handelt sich hierbei um ein chronisch unterperfundiertes Myokard mit gestörtem Metabolismus und Funktion mit potenzieller Reversibilität nach Wiederherstellung eines adäquaten Blutflußes. Im Gegensatz zur akuten „instabilen" Myokardischämie, die traditionell als ein Ungleichgewicht zwischen Energieangebot und -bedarf charakterisiert wird, kommt es beim „hibernation" zu einer „stabilen" „down"-Regulation. Bei einer gewissen Restdurchblutung stellt sich ein neuer Zustand mit reduzierter Durchblutung und Funktion ohne Entwicklung eines irreversiblen Schadens ein (53). Es liegen erste pathohistologische Daten (22) vor, daß der chronologische Übergang vom „short-term hibernation" in das „long-term hibernation" (53) mit einem irreversiblen Verlust und Desorganisation von Myofibrillen und erhöhten myokardialen Glykogengehalt und extrazellulären Kollagen einhergeht. Wenn auch die zeitlichen Abläufe und beeinflußenden Determinanten noch nicht genau bekannt sind und die o.g. pathophysiologischen Erklärungsmodelle sicherlich noch simplifizierend sind, so verbindet sich doch mit diesen Erkenntnissen der therapeutische Aufforderungscharakter revaskularisierender Maßnahmen.

In den 80er Jahren wurde experimentell gezeigt, daß Katecholamine wie Dopamin (19), Isoproterenol (10) oder Epinephrin (7) die Reversibilität einer postischämischen ventrikulären Dysfunktion nachweisen können. Piérard et al. (42) publizierten 1990 zum ersten Mal klinische Daten, die die Brauchbarkeit der niedrig dosierten (10 µg/kg/min) Dobutamin-Echokardiographie zum Nachweis vitalen Myokards nach thrombolytischer Therapie des akuten Myokardinfarktes belegten. Die Validisierung erfolgte anhand der Positronen-Emissionstomographie, die als Goldstandard der Vitalitätsdiagnostik gilt (Konkordanz der Methoden 79 %). Die positiv inotrope Wirkung des Dobutamins rekrutiert hierbei die erhaltene Kontraktionsreserve des metabolisch intakten Myokards und es kommt zu einer verbesserten Wandbewegung und -verdickung im Bereich der „area at risk". Die diagnostisch wichtige Steigerung der Energienutzung läßt die Laktatproduktion wieder ansteigen und die Kreatinphosphatkonzentration wird wieder reduziert (53). Nach der Arbeit von Piérard et al. (42) folgten weitere Studien (5, 16, 56) mit ähnlich ermutigenden Ergebnissen. Da diese Studien den Koronarstatus meist nicht berücksichtigten und in kurzen Zeitintervallen nach akutem Infarkt (2 (56) – 7 Tage (42)) vorgenommen wurden, muß das nachgewiesene vitale Myokard zu großen Teilen auf „stunning" zurückgeführt werden. Die Durchführung weiterer Studien zeigte auf, daß im Rahmen des üblichen Titrationsprotokolls der Dobutamin-Streßechokardiographie (bis 40 µg/kg/min; siehe Kapitel 10) die verbesserte Kontraktion unter der niedrigen Dosierung von einer Verschlechterung unter der höheren Dosierung gefolgt wird. Kürzlich erschienene Studien (1, 17) interpretierten diese biphasische Antwort als „hibernation". Die der verbesserten folgende verschlechterte Kontraktion entspricht einer Ischämiereaktion, ein Hinweis auf eine infarktassoziierte perfusionslimitierende Koronarstenose. Tatsächlich konnten erste Studien (1, 25) Sensitivitäten bis zu 94 % und Spezifitäten bis zu 80 % für diese echokardiographischen Befunde in Bezug auf den linksventrikulären Funktionsgewinn nach Revaskularisation finden.

Der üblichen akuteren Untersuchung innerhalb der Hospitalphase könnte die prolongierte Dobutamin-Echokardiographie (frühestens 3 Monate nach akutem Infarktereignis) überlegen sein, da sich zu diesem Zeitpunkt die Anteile des „stunning" bereits spontan erholt haben (11) und der Nachweis vitalen Myokards sich somit ausschließlich auf das therapeutisch bedürftige „hibernation" bezöge. In einer hierzu von uns initiierten Studie (32 Patienten nach transmuralem Myokardinfarkt; 38) wurden zur Vitalitätsdiagnostik die Dobutamin-Echokardiographie und eine simultane 99m-Technetium-MIBI-SPECT-Szintigraphie (52) durchgeführt und mit dem funktionellen Ergebnis 6 Monate nach Revaskularisation echokardiographisch verglichen. Zur Erhöhung der Sensitivität wurde für die niedrig-dosierte Dobutamin-Echokardiographie je nach niedrigsten Wandbewegungs-Scoreindex die Titrationsstufe von 5 oder 10 µg/kg/min herangezogen. Nach den von uns erstellten Normalwerten (40) beginnt die den Vitalitätsnachweis störende Ischämieinduktion bereits bei 5 µg/kg/min. Auch Smart et al. aus der Feigenbaum-Gruppe (56) konnten

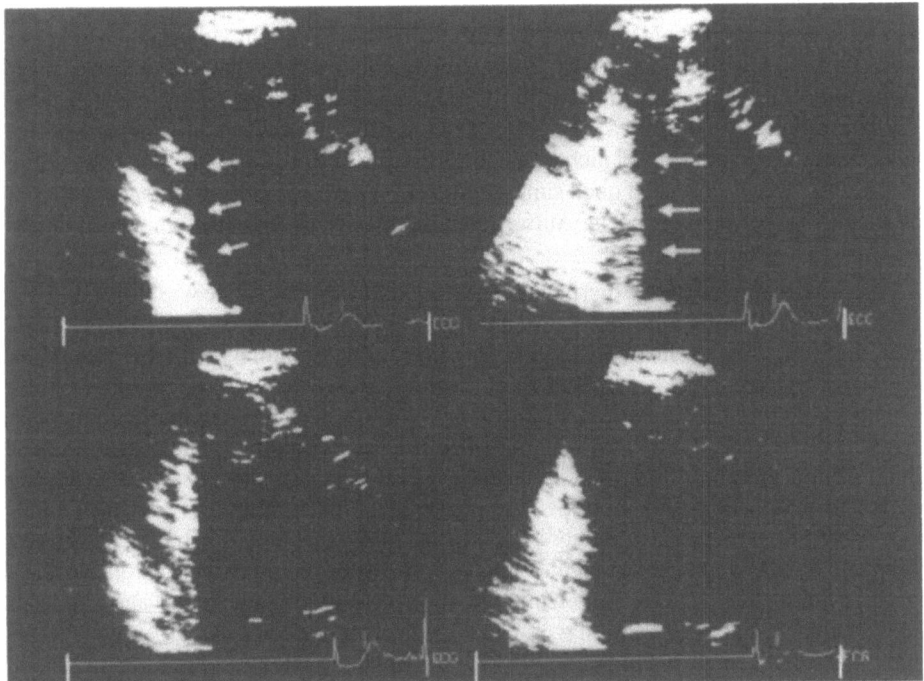

a

Abb. 5a-c. (a) Dobutamin-Echokardiographie im Zwei-Kammerblick zum Zeitpunkt der Systole (siehe synchronisierte EKG-Triggerung). Vor Stimulation zeigt sich eine inferiore Akinesie (rechts oben), die sich unter der Infusion von 10 µg/kg/min Dobutamin deutlich bessert (links oben), unter 20 und 40 µg/kg/min wieder verschlechtert (biphasische Antwort als Hinweis auf „hibernating myocardium"). **(b und c)** Die Gegenüberstellung der Positronen-Emissionstomographie (b) und der Thallium-201-SPECT-Szintigraphie (c) weist ein sog. „mismatch" auf, d.h. in der in beiden Techniken vergleichbaren kurzen Achse kommt es im Hinterwandbereich bei der Positronen-Emissions-tomographie zum Nachweis metabolischer Aktivität ohne Hinweis einer ausreichenden Perfusion in der Szintigraphie. Abb. 5b und c mit freundlicher Genehmigung des Verlages Urban & Schwarzenberg aus (34).

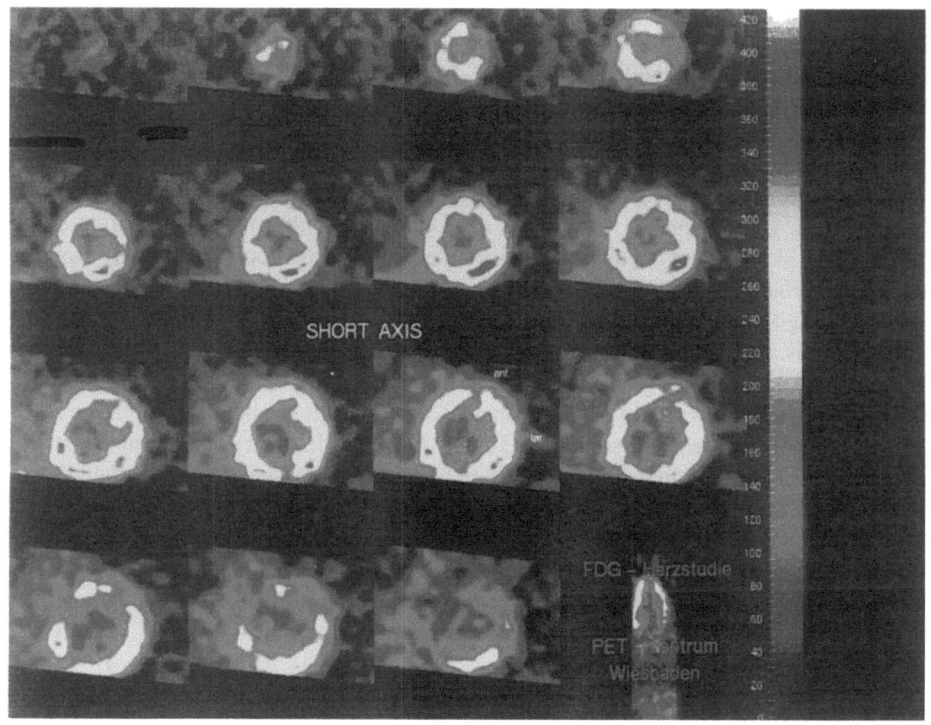

b

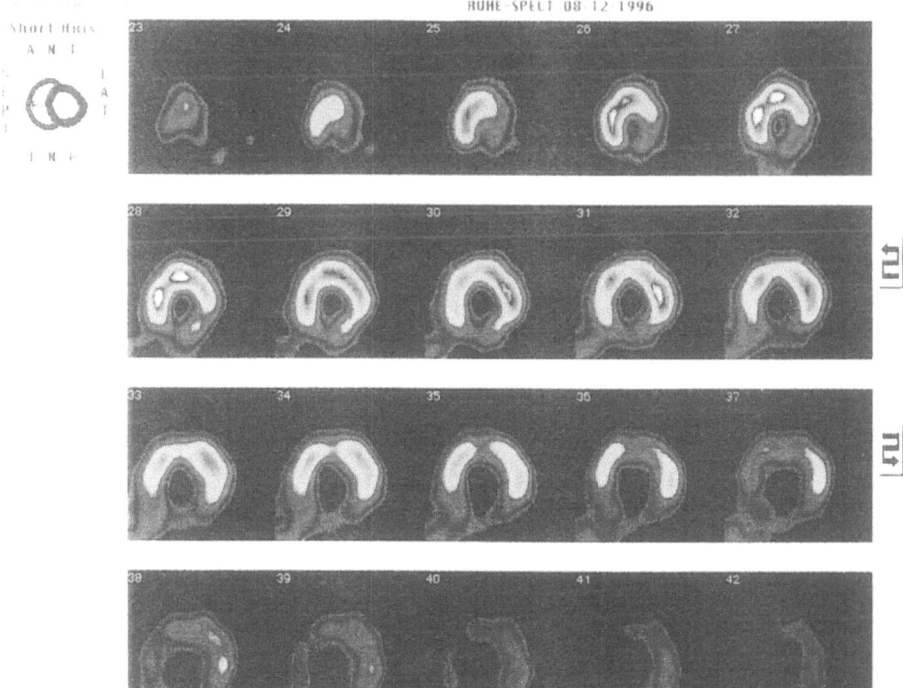

c

bei Dosisfindungs-Studien die höchste Sensitivität der Dobutamin-Echokardiographie für den Vitalitätsnachweis bei bereits 4 µg/kg/min finden. Die Gruppeneinteilung erfolgte nach dem Kriterium der echokardiographisch nachweisbaren Vitalität (Verbesserung des Wandbewegungs-Scoreindex um > 0,1 unter der niedrig dosierten Dobutamin-Titration). Die Gruppen A (vital) und B (avital) entsprachen den früh untersuchten Patienten (< 31 Tagen), Gruppen C (vital) und D (avital) den später untersuchten (> 3 Monate). Ein repräsentativer Fall aus der Gruppe mit Vitalität und späterer Untersuchung ist in den Abbildungen 5a-c dargestellt. Vor Beginn der Dobutamin-Echokardiographie zeigte sich ein inferiores akinetisches Myokard, das sich unter der Infusion von 10 µg/kg/min Dobutamin als Ausdruck der Vitalität deutlich besser kontrahierte. Bei den höheren Dosierungen (20 und 40 µg/kg/min) folgte eine erneute Verschlechterung, die als biphasische Antwort einen Hinweis auf „hibernating myocardium" gab (Abb. 5a). Die Gegenüberstellung der wenige Tage später erfolgten Positronen-Emissionstomographie und Thallium-201-SPECT-Szintigraphie wies ein sog. „mismatch" auf (infarktbezogene metabolische Aktivität bei eingeschränkter Perfusion; Abb. 5b und c). Diese Methode illustriert und bestätigt als Goldstandard der Vitalitätsdiagnostik das echokardiographische Studienergebnis dieses Patienten. Der Patient wies koronarangiographisch eine 95 %ige mediale RCA-Stenose und nebenbefundlich eine 80 %ige RIVA-Stenose auf. Nach Durchführung einer Bypassoperation resultierte eine signifikante Verbesserung der linksventrikulären Funktion. Ein eindeutiges, hochsignifikantes biphasisches Profil mit Kontraktionsverbesserung unter der niedrig dosierten Katecholamingabe (Wandbewegungs-Scoreindex: 1,4 → 1,1; p < 0.01;

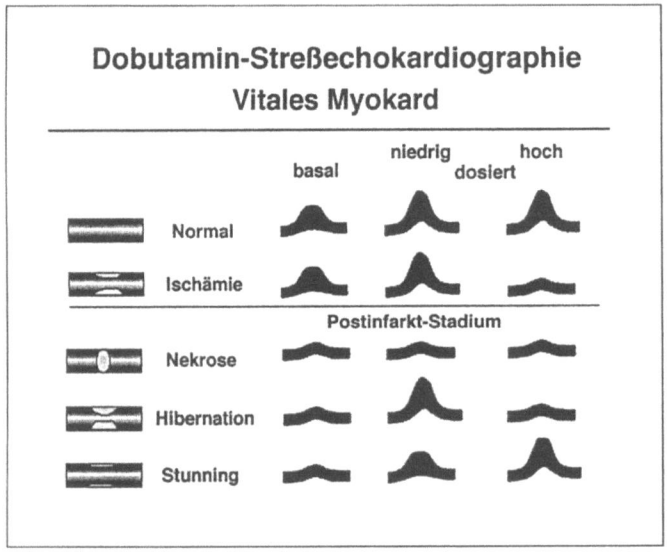

Abb. 6. Schema der verschiedenen Befundmöglichkeiten der Dobutamin-Echokardiographie. In der linken Spalte ist das Schema des Koronarstatus dargestellt. Rechts werden die Kontraktions- und Wandbewegungscharakteristika vor (basal) als auch während niedriger (5–10 µg/kg Körpergewicht/min) und hoher Dobutamindosierung (40 µg/kg Körpergewicht/min, ggf. zusätzlich maximal 1 mg Atropin) wiedergegeben. Zeilenweise ist die normale und ischämische Reaktion als auch die des postinfarziellen Myokards dargestellt. Zur Begriffsdefinition „hibernation" und „stunning" siehe Text. Mit freundlicher Genehmigung aus (36).

um 25 %) und anschließender Verschlechterung unter der hohen Dosierung (Wandbewegungs-Scoreindex: 1,1 → 1,4; p < 0.01; um 31 %) wurde nur in Gruppe C erreicht. Ein wichtiger Befund ist in diesem Zusammenhang, daß die Verlaufsuntersuchung nach einem halben Jahr nur in dieser Subgruppe eine signifikante linksventrikuläre Funktionsverbesserung im Vergleich zum Ausgangsbefund erbrachte. In der früher untersuchten ebenfalls „vitalen" Gruppe A zeigte sich eine ähnliche deutliche Verbesserung der Kontraktionsfunktion (Wandbewegungs-Scoreindex: 1,5 → 1,2; p < 0.01; um 22 %). Die konsekutive Verschlechterung unter der höheren Dobutamin-Dosierung war aber geringer und verfehlte gerade das Signifikanzniveau (Wandbewegungs-Scoreindex: 1,2 → 1,3; n.s.; um 10 %). Die Verlaufsuntersuchung erbrachte hier nur eine mäßige, nicht signifikante Erholungstendenz der linksventrikulären Funktion nach den Revaskularisierungsmaßnahmen.

Die monophasische Antwort scheint von der Dobutamin-Dosierung unabhängig zu sein (sogar weitere Kontraktionszunahme unter hoher Dosierung; Abb. 6). Wegen dem Spontanverlauf und der Abwesenheit revaskularisierungsbedürftiger Koronarstenosen ist dieser Befund in therapeutischer Hinsicht im wesentlichen irrelevant (53). Ein Teil der Literatur zu dem Thema ist in diesem Zusammenhang kritisch zu würdigen, da in den meisten Studien die Studienpatienten sehr früh nach Infarkt (bis zu 2 Tagen (56)) mittels Dobutamin-Echokardiographie untersucht wurden (5, 42, 56) und günstige Langzeitverläufe ungerechtfertigterweise als Therapieerfolg verbucht wurden. Im Gegensatz hierzu bleibt hibernierendes Myokard solange kontraktionsgestört, wie die perfusionslimitierende Infarktstenose das Gleichgewicht einer „down"-Regulierung bedingt (47, 53). Wahrscheinlich dürfte unser Studienprotokoll (Dobutamin-Echokardiographie 3 Monate nach Infarkt) im Grenzbereich von „short-term" vom „long-term hibernation" (53) gelegen haben. Nach bestem Wissen des Verfassers liegt derzeit nur eine Arbeit aus Köln (4) vor, die ebenfalls Untersuchungen nach einem längerem Zeitraum nach Infarkt (≥ 4 Monate) durchführte. Mittels der besseren Echogenität durch transösophageale Anlotung erbrachte die Dobutamin-Echokardiographie eine Sensitivität und Spezifität gemessen an der Positronen-Emissionstomographie von 77 und 94 %. Es ist davon auszugehen, daß unsere Daten des späteren Vitalitätsnachweises reversiblem hibernierendem Myokard entsprachen, da nach all unserer Erkenntnis (53) „stunning" hier nicht mehr vorgelegen haben dürfte, ein signifikantes biphasisches Profil vorlag als auch eine Kontraktionsverbesserung nach Revaskularisation zu verzeichnen war. Afridi et al. (1) waren die ersten, die die prädiktive Bedeutung einer biphasischen Antwort auf Dobutamin für einen PTCA-Erfolg dokumentieren konnten.

Trotz dieser Erklärungsversuche für hibernierendes Myokard und dessen Nachweisbarkeit (1, 17), kann von einer abschließenden pathophysiologischen Begründung der postinfarziellen Myokardzustände trotz therapeutisch größter Wichtigkeit nicht ausgegangen werden. Ein wichtiger experimenteller Meinungsführer (Schaper (52)) nimmt sogar einen ähnlichen Hintergrund von „stunning" und „hibernation" an. Es wurde zudem kritisch eingewendet (59), daß „hibernation" z.T. als repetitives „stunning" zu deuten sei. In therapeutischer Hinsicht muß dem allerdings entgegnet werden, daß dann per definitionem – in welcher Form auch immer (Belastung, Plaque-Ereignisse, Vasokonstriktion? (59)) – ebenfalls ischämie-provozierende Ereignisse vorausgehen müssen, die ebenfalls einer Revaskularisation bedürfen.

Um hohe Sensitivitäten und Spezifitäten zu erreichen, sollte mindestens eine akinetische Segmentstörung gefordert werden. Nur so ist eine potenzielle therapierelevante Funktionsstörung gegeben. Nach experimentellen Erkenntnissen (30) liegt bei einer Hypokinesie nur eine 20 %ige, in der Regel subendokardiale Nekrose der Transmuralität der Myokardwand vor, wie es auch aus den gewebe-Doppler-echokardiographischen Befunden (33) hervorgeht (Wellenfront-Phänomen nach Reimer et al. (48)). Auch wenn eine erkennbare Verdickung vorliegt, besteht immer vitales Myokard (18). Vitalitätsnachweis besteht in diesen Fällen bereits ohne Funktionsdiagnostik. Die kalkulierte mittlere Sensitivität der 8 bisher vorliegenden Studien zum Thema Dobutamin-Echokardiographie und ihrem prädiktiven Wert einer regionalen Funktionserholung nach Revaskularisation liegt bei 85 % (72 % – 97 % (18); 86 % im vorliegenden Material (38)); während die mittlere Spezifität bei 86 % (74 % – 96 % (18); 75 % im vorliegenden Material) liegt.

Vergleich zu nuklearmedizinischen Methoden

Die 99m-Technetium-MIBI-SPECT-Szintigraphie erbrachte in dem von uns (38) initiierten Protokoll mit späteren Untersuchungszeitpunkten während ausschließlich bestehenden hibernierenden Myokards (kein wesentliches „stunning" mehr) schlechtere Ergebnisse in Bezug auf die Voraussage einer therapiebezogenen Funktionsverbesserung als die Dobutamin-Echokardiographie. Neben der Positronen-Emissionstomographie (42, 52) wurden sowohl die 201-Thallium-Szintigraphie (25) und in letzter Zeit auch die 99m-Technetium-Szintigraphie (52) als mögliche Verfahren zum Ischämie- als auch Vitalitätsnachweis beschrieben.

Allerdings kann die Spezifität nuklearmedizinischer Methoden zum Vitalitätsnachweis auf bis zu 27 % zurückgehen (46). Arnese et al. (3) verglichen die Dobutamin-Echokardiographie und die 201-Thallium-Szintgraphie und fanden einen prädiktiven Wert für eine funktionelle Verbesserung nach Revaskularisation von 85 % versus 35 %. Die auch von uns (38) gefundenen schlechten Ergebnisse gelten trotz des Hintergrundes, daß gerade Technetium mit der längeren Halbwertszeit sowohl die Perfusion als auch Zellintegrität mißt (29) und Korrelationen zur Wandbewegung beschrieben wurden (49). Es bleibt zudem immer noch ein ungeregeltes Problem, wie echokardiographische und szintigraphische Befunde physiologisch fundiert verglichen werden sollten (29). In einer Übersicht der vorliegenden Vergleichsstudien von Dobutamin-Echokardiographie und szintigraphischen Methoden kommen Cornel et al. (18) und insbesondere auch Arnese et al. (3) aus dem Thoraxcentre in Rotterdam zu dem abschließenden Resumée, daß bei kontraktiler Reserve ersterer der höhere prädiktive Wert einer funktionellen Verbesserung zukommt.

Unsere Daten und die Literatur weisen auf der Grundlage pathophysiologischer Zusammenhänge in eine klinisch praktikable, diagnostische Richtung, um „stunning" von „hibernation" zu differenzieren. Der prädiktive Wert der biphasischen Antwort (1) gilt auch für den einfachen infarktunabhängigen Ischämienachweis (54). Es liegen bereits viele, aber seitens der Patientenanzahl kleinere Vitalitätsstudien vor, die aus wenigen meinungsbildenden Zentren publiziert werden (1, 5, 16, 25, 38). Die Inzidenz der Erholung der regionalen linksventrikulären Funktion variiert erheblich (22 % – 77 % (18); 41 % in unseren Daten (38)), so daß angenommen werden muß, daß die unterschiedlichen Einschlußkriterien der Studien zu einer Selektions-Bias geführt haben dürfte. Große kontrollierte Multizenterstudien sind zur routinemäßigen Durchsetzung der Methode zu fordern, bei denen z.B. auch Endpunkte wie ein reversibles Remodelling (endsystolisches Volumen) oder die kardiopulmonale Funktion berücksichtigt werden sollten. Mit der technischen Weiterentwicklung werden strikt quantitative Analyseverfahren (siehe Kapitel 11; 40) die Methode weiter objektivieren.

Alternative pharmakologische Methoden

Von der Arbeitsgruppe um Picano (60) wurde die Dipyridamol-Echokardiographie zur Vitalitätsdiagnostik vorgeschlagen. Ähnlich der Dobutamin-Echokardiographie wird ein Protokoll mit infra-niedrigen Dosierungen (0,56 mg/kg über 4 min; siehe Kapitel 10) favorisiert. Hierunter wird ebenfalls der Blutdruck und die Herzfrequenz nicht beeinflußt. Im Vergleich mit der niedrig-dosierten Dobutamin-Echokardiographie wurde eine Konkordanz der Ergebnisse in 93 % der Fälle dokumentiert (60). Die Sensitivitäten (76 % versus 78 %) und Spezifitäten (beide 94 %) hinsichtlich der funktionellen Erholung der linksventrikulären Performance waren vergleichbar. Derzeit wird ein neuartiges Kombinationsprotokoll von Dobutamin und Dipyridamol (VIDA (= Viability Identification with Dobutamine-Dipyridamol Administration)-Projekt) in einer europäischen Multizenterstudie unter der Leitung von Picano et al. evaluiert. Andererseits können die Befunde zum Dipyridamol noch nicht abschließend beurteilt werden, da sowohl ein schlüssiges pathophysiologisches Konzept fehlt als auch Studienergebnisse mit weniger überzeugenden Ergebnissen vorliegen (43).

Ähnlich dem Dobutamin wurde die Enoximone-Echokardiographie inauguriert (6). Die bisher nur vorläufigen Ergebnisse weisen zwar eine ähnliche Potenz des Vitalitätsnachweises im Vergleich zur Dobutamin-Echokardiographie auf, machen aber weitere und größere Studien vor der allgemeinen Einführung notwendig.

Ein altes Konzept aus den 80er Jahren, das bereits Rahimtoola (47) zur Definition einer rekrutierbaren linksventrikulären Funktion durch aortokoronare Bypassoperation bei chronischer koronarer Herzkrankheit verwendete, ist die diagnostische Perfusionsverbesserung durch kurzwirksame Nitrate. Wenn auch primär perfusionsszintigraphische Methoden der verbesserten „tracer"-Einlagerung zum Nachweis des hibernierenden Myokard beschrieben wurden (23), so folgten in letzter Zeit auch Berichte über die Nitrat-Echokardiographie. Im Vergleich zur Thallium-Szintigraphie wird eine Sensitität von 71 %, eine Spezifität von 86 % und ein positiv als auch negativer prädiktiver Wert von 83 und 75 % angegeben (44). Auch hier sind vor der endgültigen Einschätzung noch weitere Studien abzuwarten.

Integrität der mikrovaskulären Perfusion

Durch die Injektion von Kontrastmitteln in die revaskularisierte, infarktassoziierte Koronararterie läßt sich mittels echokardiographischer Myokardkontrastierung die Integrität der mikrovaskulären Perfusion vom „no reflow" differenzieren. Insgesamt läßt sich in einer Patientenpopulation mit TIMI III Fluss eine Häufigkeit von 20–25 % „no reflow" erwarten, wobei letztere Patienten einer eindeutigen Verschlechterung der regionalen und gesamten Myokardfunktion sowie auch ihrer Prognose entgegensehen (28). Integre mikrovaskuläre Perfusion nach erfolgreicher PTCA muß als conditio sine qua non für die Vitalität in wandbewegungsgestörten Myokardregionen aufgefaßt werden (2, 28). Seit Einführung lungengängiger Kontrastmittel erschienen erste Arbeiten zur nichtinvasiven Anwendung der myokardialen Kontrast-Echokardiographie für diese Fragestellung. Im Vergleich zur

Dobutamin-Echokardiographie wird die Sensitivität mit 100 % (!) versus 71 % angegeben (2, 26). Allerdings macht eine Spezifität von nur 46 % (versus 88 %) die Untersuchungsmethode noch wenig brauchbar für die klinische Routine. Die Kombination beider Verfahren erhöht offensichtlich den prädiktiven Wert einer Erholung der regionalen Dysfunktion nach Koronarrevaskularisation (2, 33), da die Aussage zur Kontraktionsreserve gezielt durch die Myokardperfusion ergänzt werden (hibernation). Sowohl die weitere Entwicklung der Kontrastmittel als auch die Berücksichtigung der Resonanzfrequenzen („second harmonic imaging"; 45) stehen hier erst am Anfang einer sicherlich wichtigen Entwicklung.

Zusammenfassung und Ausblick

Die hohe Auflösung und die digitalen Möglichkeiten der Bildverarbeitung gestatten heute ein erweitertes diagnostisches Spektrum der zweidimensionalen Echokardiographie in der Postinfarktphase, so daß auch Aussagen zur myokardialen Vitalität möglich werden. Damit geht sie den Weg der erweiterten therapeutischen Möglichkeiten (Thrombolyse, Akut-PTCA) des akuten Myokardinfarktes nicht nur mit, sondern erhellt auch die pathophysiologischen Hintergründe im klinischen Szenario. „Stunning" kann insbesondere nach erfolgreicher Reperfusionstherapie durch die regionale Wandbewegungsanalyse im Sinne einer langsamen funktionellen Erholung dokumentiert werden. Anders als bei der primären Myokardischämie kann während der PTCA mittels Nachweis ischämisch reagiblem und vitalem Myokard innerhalb der „area at risk" durch Reperfusionstherapie prognostisch günstiges gerettetes Myokard festgestellt werden, das als Risikostratifikation („salvaged myocardium" = „jeopar-dized myocardium") einer sorgfältigen Führung im Postinfarktverlauf bedarf.

Die nachweisbare Erholung der Myokardfunktion betrifft in Analogie zum „stunning" auch Zustände des hibernierenden Myokards, wobei sich hierbei der Nachweis als Therapieerfolg einer Revaskularisation verbuchen läßt. Hier ist durch die Dobutamin-Echokardiographie auch präinterventionell oder -operativ eine prädiktive Information zu erhalten. Daß dies auch zur Indikationsstellung insbesondere bei asymptomatischen Patienten mit eingeschränkter linksventrikulärer Funktion mehr genutzt werden sollte, ist auf der Grundlage der mittlerweile umfangreichen Literatur zu vertreten und anzustreben. Die neuesten Richtlinien (März 1997) „Klinische Anwendung der Echokardiographie" des American College of Cardiology in Kooperation mit der American Heart Association (14) beinhalten bereits die offizielle Empfehlung der Dobutamin-Echokardiographie zur Revaskularisations-Planung (sowohl im akut-subakuten Postinfarktverlauf als auch insbesondere bei der chronischen linksventrikulären Dysfunktion bei koronarer Herzkrankheit).

Literatur

1. Afridi I, Kleiman NS, Raizner AE, Zoghbi WA (1995) Dobutamine echocardiography in myocardial hibernation. Optimal dose and accuracy in predicting recovery of ventricular function after coronary angioplasty. Circulation 91: 663–670
2. Agati L, Voci P, Autore C, Luongo R, Testa G, Mallus MZ, Di Roma A, Fedele F, Dagianti A (1997) Combined use of dobutamine echocardiography and myocardial contrast echocardiography in predicting regional dysfunction recovery after coronary revascularization in patients with recent myocardial infarction. Eur Heart J 18: 771–779
3. Arnese M, Cornel JH, Salustri A, Maat APWM, Elhendy A, Reijs AEM, Ten Cate FJ, Keane D, Balk AHMM, Roelandt JRTC, Fioretti PM (1995) Prediction of improvement of regional left ventricular function after surgical revascularization: a comparison of low-dose dobutamine echo-cardiography with 201 Tl single-photon emission computed tomography. Circulation 91: 2748–2752
4. Baer FM, Voth E, La Rosée K, Schneider CA, Theissen P, Deutsch HJ, Schicha H, Erdmann E, Sechtem U (1996) Comparison of dobutamine transesophageal echocardiography and dobutamine magnetic resonance imaging for detection of residual myocardial viability. Am J Cardiol 78: 415–419
5. Barilla F, Gheorghiade M, Alam M, Khaja F, Goldstein S (1991) Low dose dobutamine in patients with acute myocardial infarction identifies viable but not contractile myocardium and predicts the magnitude of improvement in wall motion abnormalities in response to coronary revascularization. Am Heart J 122: 1522–1531
6. Baumgart D, Buck T, Leischik R, Oelert H, Farahati J, Reiners C, Erbel R (1994) Enoximone-echocardiography. Herz 19: 227–234
7. Becker LC, Levine JH, Di Paula AF, Guarnim T, Aversano T (1986) Reversal of dysfunction in postischemic stunned myocardium by epinephrine and postextrasystolic potentiation. J Am Coll Cardiol 7: 580–589
8. Blumgart HL, Gilligan DR, Schlesinger MJ (1941) Experimental studies on the effects of temporary occlusion of the coronary arteries. II. The production of myocardial infarction. Am Heart J 21: 374
9. Bolli R (1990) Mechanism of myocardial "stunning". Circulation 82: 723–738
10. Bolli R, Zhu WX, Myers ML, Hartley CJ, Roberts R (1985) Beta-adrenergic stimulation reverses postischemic myocardial dysfunction without producing subsequent functional deterioration. Am J Cardiol 56: 946–948
11. Braunwald E, Kloner RA (1982) The stunned myocardium: prolonged, postischemic ventricular dysfunction. Circulation 66: 1146–1147
12. Camarano G, Ragosta M, Gimple LW, Powers ER, Kaul S (1995) Identification of viable myocardium with contrast echocardiography in patients with poor left ventricular systolic function caused by recent or remote myocardial infarction. Am J Cardiol 75: 215–219
13. Charuzi Y, Beeder C, Marshall LA et al. (1984) Improvement in regional and global left ventricular function after intracoronary thrombolysis: Assessment with two-dimensional echo-cardiography. Am J Cardiol 53: 662–665
14. Cheitlin MD, Alpert JS, Armstrong WF, Aurigemma GP, Beller GA, Bierman FZ, Davidson TW, Davis JL, Douglas PS, Gillam LD, Lewis RP, Pearlman AS, Philbrick JT, Shah PM, Williams RG (1997) ACC/AHA guidelines for the clinical application of echocardiography: executive summary. A report of the American College of Cardiology/American Heart Association Task Force on Practice Guidelines (Committee on Clinical Application of Echocardiography). J Am Coll Cardiol 29: 862–879
15. Chirac P (1698) De Motu Cordis. Adverseria Analytica. 121
16. Cigarroa CG, de Filippi CR, Brickner ME, Alvarez LG, Wait MA, Grayburn PA (1993) Dobutamine stress echocardiography identifies hibernating myocardium and predicts recovery of left ventricular function after coronary revascularization. Circulation 88: 430–436
17. Chen C, Li L, Chen LL, Prada JV, Chen MH, Fallon JT, Weyman AE, Waters D, Gillam L (1995) Incremental doses of dobutamine induce a biphasic response in dysfunctional left ventricular regions subtending coronary stenoses. Circulation 92: 756–766
18. Cornel JH, Bax JJ, Fioretti PM (1996) Assessment of myocardial viability by dobutamine stress echocardiography. Curr Opin Cardiol 11: 621–626
19. Ellis SG, Wynne J, Braunwald E, Henschke CI, Sander T, Kloner RA (1984) Response of reperfusion-salvaged, stunned myocardium to inotropic stimulation. Am Heart J 107: 13–19
20. Erbel R, Pop T, Henrichs HJ et al. (1986) Percutaneous transluminal coronary angioplasty after thrombolytic therapy: A prospective controlled randomized trial. J Am Coll Cardiol 8: 485–495
21. Erbel R, Nesser HJ, Drozdz J (1995) Atlas of Tissue Doppler Echocardiography TDE, Steinkopff, Darmstadt
22. Flameng W, Suy R, Schwarz F et al. (1981) Ultrastructural correlates of left ventricular contraction abnormalities in patients with chronic ischaemic heart disease: determinants of reversible segmental asynergy postrevascularization surgery. Am Heart J 102: 846–857
23. Galli M, Marcassa C, Imparato A, Campini R, Orrego PS, Giannuzzi P (1994) Effects of nitroglycerin by technetium-99m sestamibi tomoscintigraphy on resting regional myocardial hypoperfusion in stable patients with healed myocardial infarction. Am J Cardiol 74: 843–848

24. GISSI-study group (1987) Long-term effects of intravenous thrombolysis in acute myocardial infarction: Final report of the GISSI study. Lancet ii: 871–874

25. Haque T, Furukawa T, Takahashi M, Kinoshita M (1995) Identification of hibernating myocardium by dobutamine stress echocardiography: comparison with thallium-201 reinjection imaging. Am Heart J 130: 553–563

26. Iliceto S, Galiuto L, Marchese A, Cavallari D, Colonna P, Biasco G, Rizzon P (1996) Anaylsis of microvascular integrity, contractile reserve, and myocardial viability after acute myocardial infarction by dobutamine echocardiography and myocardial contrast echocardiography. Am J Cardiol 77: 441–445

27. ISIS-II-collaborative group (1988) Randomized trial of intravenous streptokinase, oral aspirin, both, or neither among 17.187 cases of suspected acute myocardial infarction. Lancet ii: 349–360

28. Ito H, Iwakura K, Oh H, Masuyama T, Hori M, Higashino Y, Fujii K, Minamino T (1995) Temporal changes in myocardial perfusion patterns in patients with reperfused anterior wall myocardial infarction. Their relation to myocardial viability. Circulation 91: 650–662

29. Knapp WH (1995) Potential and limitation of myocardial perfusion scintigraphy for detection of viability. Nuc Med 34: 118–126

30. Lieberman AN, Weiss JL, Jugdutt BI, Becker LC, Bulkley BH, Garrison JG, Hutchins GM, Kallman CA, Weisfeldt ML (1981) Two-dimensional echocardiography and infarct size: relationship of regional wall motion and thickening to the extent of myocardial infarction in the dog. Circulation 65: 759–765

31. Meijer A, Verheugt FWA, van Eenige MJ, Werter CJPJ (1994) Left ventricular function at 3 months after successful thrombolysis. Impact of reocclusion without reinfarction on ejection fraction, regional function, and remodeling. Circulation 90: 1706–1714

32. Meyer J, Merx W, Schmitz H, Erbel R, Kiesslich T, Dörr R, Lambertz H, Bethge C, Krebs W, Bardos P, Minale C, Messmer B, Effert S (1982) Percutaneous transluminal coronary angioplasty immediately after intracoronary thrombolysis of transmural myocardial infarction. Circulation 66: 905–913

33. Meza MF, Kates MA, Barbee RW, Revall S, Perry B, Murgo JP, Cheirif J (1997) Combination of dobutamine and myocardial contrast echocardiography to differentiate postischemic from infarcted myocardium. J Am Coll Cardiol 29: 974–984

34. Nixdorff U (1997) Streßechokardiographie als neue Entwicklung der Echokardiographie In: Peter H-H, Pfreundschuh M, Philipp T, Schölmerich J, Schuster H-P, Sybrecht GW (Hrsg) Klinik der Gegenwart. Urban & Schwarzenberg, München, Wien, Baltimore, Juni 1997

35. Nixdorff U (1997) Gewebe-Doppler-Echokardiographie: Eine neue Ultraschalluntersuchung des Myokards. Herz 22: 221–226

36. Nixdorff U (1997) Klinischer Stellenwert der Streßechokardiographie. Dtsch Ärztebl. 94: A-1723–1728

37. Nixdorff U, Horstick G, Mohr-Kahaly S, Heimann A, Kempski O, Meyer J (1997) Tissue Doppler echocardiography: recognition of ischaemia and viability by transmural myocardial velocity gradients. Echocardiography 14: S80

38. Nixdorff U, Mohr-Kahaly S, Andreas J, Schmidseder F, Schmack I, Meyer J (1997) Timing of dobutamine echocardiography and biphasic response differentiate hibernating from stunning in post-MI patients. Echocardiography 14: S101

39. Nixdorff U, Mohr-Kahaly S, Kremer M, Rippin G, Meyer J (1997) Quantitative tissue Doppler echocardiography: physiologic nonuniformity of left ventricular transmural myocardial wall velocities and gradients. Echocardiography 14: 545–552

40. Nixdorff U, Wagner S, Erbel R, Weitzel P, Mohr-Kahaly S, Meyer J (1995) Normalwerte für die Dobutamin-Streßechokardiographie. Dtsch med Wschr 120: 1761–1767

41. Norris RM, White HD (1990) Left ventricular function as an end-point of thrombolytic therapy. Eur Heart J 11 (Suppl F): 5–9

42. Piérard LA, de Landsheere CM, Berthe C, Rigol P, Kulbertus HE (1990) Identification of viable myocardium by echocardiography during Dobutamine infusion in patients with myocardial infarction after thrombolytic therapy: comparison with position emmission tomography. J Am Coll Cardiol 15: 1021–1031

43. Poli A, Previtali M, Lanzarini L, Fetiveau R, Diotallevi P, Ferrario M, Mussini A, Specchia G, Montemartini C (1996) Comparison of dobutamine stress echocardiography with dipyridamol stress echocardiography for detection of viable myocardium after myocardial infarction treated with thrombosis. Heart 75: 240–246

44. Pontillo D, Capezzuto A, Achilli A, Guerra R, Carboni GP (1993) Nitrate echocardiography for the detection of viable myocardium after myocardial infarction: comparison with delayed thallium scintigraphy. G Ital Cardiol 23: 1187–1194

45. Porter TR, Li S, Kricsfeld D, Armbruster RW (1997) Detection of myocardial perfusion in multiple echocardiographic windows with one intravenous injection of microbubbles using transient response second harmonic imaging. J Am Coll Cardiol 29: 791–799

46. Qureshi U, Nagueh SF, Afridi I, Vaduganathan P, Blaustein A, Verani MS, Winters WL, Zoghbi WA (1997) Dobutamine echocardiography and quantitative rest-redistribution 201 Tl tomography in myocardial hibernation. Relation of contractile reserve to 201 Tl uptake and comparative prediction of recovery of function. Circulation 95: 626–635
47. Rahimtoola SH (1989) The hibernating myocardium. Am Heart J 117: 211–221
48. Reimer KA, Lowe JE, Rasmussen MM, Jennings RB (1977) The wavefront phenomenon of ischemic cell death. I Myocardial infarct size vs duration of coronary occlusion in dogs. Circulation 56: 786–794
49. Rocco TP, Dilsizian V, Strauss HW, Boucher CA (1989) Technetium-99m isonitrile myocardial uptake at rest: II. Relation to clinical markers of potential viability. J Am Coll Cardiol 14: 1678–1684
50. Schaper W (1991) „Hibernating myocardium". Zeit für einen Paradigmenwechsel (Editorial). Z Kardiol 80: 712–715
51. Schiller NB, Shah PM, Crawford M et al. (1989) Recommendations for quantitation of the left ventricle by two-dimensional echocardiography. J Am Soc Echo 2: 358–368
52. Schneider CA, Voth E, Theissen P, Wienhard K, Wagner R, Baer FM, Sechtem U, Schicha H (1994) Vitalitätsbeurteilung chronischer Myokardinfarkte durch 18F-Fluoro-D-Glukose-Positronen-Emissionstomographie und 99m Tc-MIBI-SPECT. Z Kardiol 83: 124–131
53. Schulz R, Heusch G (1995) Characterization of hibernating and stunned myocardium. Eur Heart J 16 (Suppl): 19–25
54. Senior R, Lahiri A (1995) Enhanced detection of myocardial ischemia by stress dobutamine echocardiography utilizing the "biphasic" response of wall thickening during low and high dose dobutamine infusion. J Am Coll Cardiol 26: 26–32
55. Simon HU, Nixdorff U, Erbel R, Rupprecht HJ, Treese N, Darius H, Meyer J (1996) „Myocardium at risk" nach akutem Myokardinfarkt: Entdeckung und Quantifizierung durch 2-dimensionale Echokardiographie während PTCA der infarkt-assozierten Stenose. Z Kardiol 85 (Suppl 5): 23
56. Smart SC, Sawada S, Ryan T, Segar D, Atherton L, Berkovitz K, Bourdillon PDV, Feigenbaum H (1993) Low dose dobutamine echocardiography detects reversible dysfunction after thrombolytic therapy of acute myocardial infarction. Circulation 88: 405–415
57. Topol EJ, Califf RM, George BS, and the Thrombolysis and Angioplasty in Myocardial Infarction Study Group (1987) A randomized trial of immediate versus delayed elective angioplasty after intravenous tissue plasminogen activator in acute myocardial infarction. N Engl J Med 317: 581–588
58. Topol EJ, Weissue JL, Brinker JA et al. (1985) Regional wall motion improvement after coronary thrombolysis with recombinant tissue plasminogen activator: Importance of coronary ngioplasty. J Am Coll Cardiol 6: 426–433
59. Vanoverschelde J-LJ, Wijns W, Depré C, Essamri B, Heyndrickx G, Borgers M, Bol A, Melin JA (1993) Mechanisms of chronic regional postischemic dysfunction in humans: new insights from the study of noninfarcted collateral dependent myocardium. Circulation 87: 1513–1523
60. Varga A, Ostojic M, Djordjevic-Dikic A, Sicari R, Pingitore A, Nedeljkovic I, Picano E (1996) Infra-low dipyridamol test. A novel dose regimen for selective assessment of myocardial viability by vasodilator stress echocardiography. Eur Heart J 17: 629–634
61. Weiss AT, Maddahi J, Shah PK, Lew AS, Swan HJC, Ganz W, Berman DS (1989) Exercise-induced ischemia in the streptokinase-reperfused myocardium: relationship to extent of salvaged myo-cardium and degree of residual coronary stenosis. Am Heart J 118: 9–16
62. White HD, Norris RM, Brown MA, Brandt PW, Whitlock RML, Wild CJ (1987) Left ventricular end-systolic volume as the major determinat of survival after recovery from myocardial infarction. Circulation 76: 44–51

Anschrift des Verfassers:
Dr. med. Uwe Nixdorff
Johannes Gutenberg-Universitätsklinikum
II. Medizinische Klinik und Poliklinik
Langenbeckstr. 1
D-55131 Mainz

Stellenwert der Streßechokardiographie in der kardiologischen Rehabilitation

G. Haug*, U. Kiwus**

 * Reha-Klinik Hochstaufen der BfA, Bayerisch Gmain
** Reha-Klinik Seehof der BfA, Berlin

Ziele und Aufgaben der Funktionsdiagnostik in der kardiologischen Rehabilitation

Funktionsdiagnostik in der kardiologischen Rehabilitation umfaßt prinzipiell die gleichen Zielsetzungen wie in der Akutkardiologie. Sie erfolgt zunächst zur Definition des subjektiven psychophysischen Leistungsvermögens und seiner Einschränkungen und zur Entscheidung über eine eventuell erforderliche invasive Diagnostik und Therapie (7). Sie bildet die rationelle Basis einer effizienten und sicheren Rehabilitation. Hierauf aufbauend stellt einer ihrer Schwerpunkte und speziellen Aufgaben jedoch die Beurteilung der Belastbarkeit dar.

Die Beurteilung der Belastbarkeit erfolgt zur Planung der individuell dosierten Bewegungstherapie und zur Einschätzung der mittelfristigen Belastbarkeit im täglichen Leben, im Beruf, in Sport und Freizeit sowie in der ambulanten Herzgruppe (1, 5, 10, 11, 14, 18, 19, 20, 23).

Zwischen subjektivem Leistungsvermögen und erhaltener objektiv feststellbarer Belastbarkeit können im Einzelfall erhebliche Unterschiede bestehen. Eines der Hauptanliegen funktionsdiagnostischer Untersuchungen in der kardiologischen Rehabilitation stellt somit die objektive Definition der Belastbarkeit dar.

Die Beurteilung von Parametern der rechts- bzw. linksventrikulären Funktion und der zentralen Hämodynamik sowie der Klappenfunktion und insbesondere die funktionelle Ischämiediagnostik erfuhren durch die Streß-(Doppler-)echokardiographie eine immense Bereicherung.

Dynamische Streßechokardiographie

Pathophysiologisch erfolgt die Ischämieprovokation bei der körperlichen Belastung über eine ausgeprägte Steigerung des myokardialen Sauerstoffverbrauchs durch Zunahme von Herzfrequenz, Blutdruck und Inotropie. Diese Methode, in Deutschland überwiegend in Form der Fahrradergometrie durchgeführt, bedient sich des standardisierten diagnostischen Belastungsprotokolls mit Beginn bei 25 bzw. 50 W, Steigerung alle 2 Minuten um 25 W bis zum Auftreten ischämischer Wandbewegungsstörungen bzw. – meist später einsetzend – der allgemein anerkannten Abbruchkriterien. Unbedingt anzustreben ist ein kontinuierliches Echomonitoring bis zur Peak-Belastung, um den Beginn dieser Ischämiekriterien erfassen und damit die Ischämieschwelle festlegen zu können.

Eine herausragende Bedeutung erlangt die dynamisch-ergometrische Streßechokardiographie im Rahmen der stationären und ambulanten Bewegungstherapie sowie der umfassenden sozialmedizinischen Beurteilung durch die Möglichkeit, die Ischämieschwelle und damit die ischämiefreie Belastbarkeit festlegen zu können.

Sie bedient sich der weltweit verbreitetsten, jedem Patient vertrauten, weitgehend standardisierten und auf die Belastungen des täglichen Lebens übertragbaren Methode der Fahrradergometrie. Sie erfaßt Ischämiekriterien innerhalb der sogenannten Ischämiekaskade nicht nur theoretisch, sondern in der täglichen Routine noch deutlich vor dem Auftreten ischämischer ST-Senkungen in Form von regionalen Relaxations- und vor allem

Tabelle 1. Indikationen zur Streßechokardiographie

Funktionelle Ischämie- und Vitalitätsdiagnostik bei koronarer Herzkrankheit in der kardiologischen Rehabilitation		
Invasive Diagnostik?	**Therapeutische Maßnahmen?**	**Belastbarkeit?**
• KHK-Primärdiagnostik Ischämie-Screening bei bekannter KHK	• Lokalisation	• Restischämie nach Ausschöpfen therapeutischer Maßnahmen
• Risikostratifikation nach Herzinfarkt / vor großen operativen Eingriffen	• Ausmaß • Vor PTCA/AC(V)B	• Ischämieschwelle mit/ohne antianginöse Medikation
• Belastungs-EKG unklar positiv ohne Beschwerden bei arterieller Hypertonie unter Digitalis u.a. nach PTCA	• Nach PTCA/AC(V)B • Periinfarzielle Ischämie • Insuffiziente Kollateralen nach Koronararterienverschluß ohne Narbe	• Ischämieinduzierte LV-/Klappendysfunktion • Prognoseabschätzung • Sozialmedizinisch-gutachterliche Fragestellungen
• negativ mit Beschwerden bei Schenkelblock bei WPW Schrittmacher-EKG	• „hibernating" / „stunning" / Narbe	
Funktionelle Diagnostik hämodynamischer Fluß-, Gradienten-, Druck- und Volumenparameter		
Perspektiven zu erweiterten Indikationen (überwiegend Streß-(Doppler-)echokardiographie)		
Transplantatvaskulopathie	Arterielle Hypertonie mit/ohne linksventrikuläre Hypertrophie	Aortenstenose I° – (II°)
	Nach Herztransplantation	Aortenklappenersatz
	Medikamententestung	Mitralstenose I° + II°
	Aorteninsuffizienz (OP?)	Mitralklappenersatz/-rekonstruktion/-valvuloplastie
	Aortenstenose mittleren – höheren Grades (OP?)	Hypertroph obstruktive Kardiomyopathie (HOCM)
	Herzinsuffizienz	Pulmonale Hypertonie
		Myokarditis-Folgen
		Herzinsuffizienz

Kontraktionsstörungen. Diese Tatsache trägt zur Sicherheit des Verfahrens bei und erlaubt eine präzise Beschreibung der Ischämieschwelle. Diese basiert dann auf einer das gesamte kardiovaskuläre System in alltagsnaher Form belastenden Untersuchung. Die ergometrische Streßechokardiographie deckt die meisten in der kardiologischen Rehabilitation vorkommenden Fragestellungen und Indikationen ab (siehe Tab. 1) und spielt daher mit etwa 96 % aller streßechokardiographischen Untersuchungen zahlenmäßig die größte Rolle.

Pharmakologische Streßechokardiographie

Im Unterschied zu den dynamisch-ergometrischen Methoden werden die pharmakologischen Verfahren in optimierter Linksseitenlage in Ruhe, das heißt ohne körperliche Belastung, durchgeführt.

Obwohl keine körperliche Belastung erfolgt, wurde auch mit den pharmakologischen Streßtests versucht, eine gewisse Graduierung der Ischämiereaktion herauszuarbeiten. Die Kriterien zur Einschätzung des Schweregrades einer Ischämiereaktion sind identisch mit denen der dynamischen Streßechokardiographie, ergänzt durch die für eine Ischämieinduktion benötigte pharmakologische Dosis (ischämieauslösende Dosis).

In Abhängigkeit vom Patientengut und der Indikationsstellung macht die Vitalitätsdiagnostik etwa 2 % aller Streßechokardiographie-Indikationen in der kardiologischen Rehabilitation aus. Die belastungsechokardiographische Alternative zur Objektivierung dieses myokardialen Funktionszustandes ist zwar wissenschaftlich noch nicht abschließend belegt (2, 8, 24), kann aber zur Beurteilung der Erfolgsaussichten für eine Bypass-Operation vor allem bei Rehabilitanden mit ausgeprägten funktionellen oder morphologischen myokardialen Strukturdefekten nach Myokardinfarkten, häufig auf dem Boden einer koronaren Mehrgefäßerkrankung, herangezogen werden (2, 8). Diese Fragestellung kommt zwar derzeit in einer kardiologischen Rehabilitationsklinik mit lediglich 2 von 1.000 Untersuchungen vergleichsweise selten vor, könnte aber in Zukunft größere Bedeutung erlangen. Etwa 1 % aller Rehabilitanden erhielt eine Dobutamin-Streßechokardiographie, weil sie in der ergometrischen Belastungsechokardiographie nicht submaximal belastbar waren. In etwa 2 % schloß eine Bewegungseinschränkung eine ergometrische Belastung aus, so daß die pharmakologische Streßechokardiographie die bessere Alternative darstellte.

Ein gewichtiger Nachteil dieser Methoden besteht darin, daß die Schwelle des Ischämiebeginns nicht in Bezug zu einer körperlichen Belastung gesetzt werden kann. Außerdem ist für klinische Entscheidungen und eine kompetente Beratung von Patienten das mit einem bestimmten Druck-Frequenz-Produkt einhergehende Belastungsniveau, auf dem ischämische Wandbewegungsstörungen auftreten, wichtiger als der alleinige Ischämienachweis (17, 24).

In allen Fällen einer unzureichenden körperlichen Belastbarkeit sowie zum Vitalitätsnachweis stellen die pharmakologischen Techniken jedoch, insbesondere mit Katecholaminen, auch in der kardiologischen Rehabilitation eine wertvolle Alternative zu den aktiven Techniken dar.

Indikationen zur Streßechokardiographie in der kardiologischen Rehabilitation

Funktionelle Ischämiediagnostik bei der koronaren Herzkrankheit: Ischämieschwelle und ischämiefreie Belastbarkeit

Eine ganze Palette etablierter Untersuchungsmethoden steht uns hierfür zur Verfügung. Methoden, die eine Ischämie innerhalb der sogenannten „Ischämiekaskade" frühzeitig und sensitiv nachweisen können, sind sehr aufwendig und stehen in einer Rehabilitationsklinik in aller Regel nicht zur Verfügung. Die gängigen nuklearkardiologischen Verfahren erfordern meist die Überweisung an eine nuklearmedizinisch und kardiologisch kompetente Einrichtung mit entsprechend anfallenden Fremdkosten. Sie gehen mit einer vor allem bei Wiederholungen nicht zu vernachlässigenden Strahlenexposition einher. Die Erkennung der Ischämieschwelle ist mit diesen Verfahren in der Regel nicht möglich. Die Einschwemmkatheteruntersuchung erbringt gerade in der Differentialdiagnostik ischämischer versus narbenbedingter LV-Dysfunktionen im Einzelfall keine eindeutigen Ergebnisse. Die subjektiven Beschwerden schließlich sind häufig unzuverlässig, das Belastungs-EKG und die ST-Langzeitanalyse ergeben nicht selten Diskrepanzen zu den Beschwerden des Patienten und objektiv nicht eindeutig einzuordnende Befunde.

Bei 446 unselektierten Patienten mit Diskrepanzen zwischen Beschwerden und Belastungs-EKG bzw. unklarem Belastungs-EKG-Befund analysierten wir die dynamischen Streßechokardiographie-Befunde im Vergleich zu den Thallium-Myokard-SPECT-Untersuchungen und Koronarangiographien (10, 11, 14, 16).

Aufnahmen ausreichender Beurteilungsqualität auf der Höhe der Belastung waren nicht zuletzt dank des seitlich kippbaren Halbsitzend-Ergometers in 95 % (423 von 446) zu gewinnen.

Wie diese große Auswertung zeigt, ist bei einem hohen Prozentsatz der Patienten der Beginn einer Ischämiereaktion festzustellen. Dadurch können Aussagen über die ischämiefreie Belastbarkeit mit und ohne antianginöse Medikation in stationärer und ambulanter Bewegungstherapie sowie für die vielfältigen Belastungen des täglichen Lebens in Beruf, Familie, Freizeit und Sport gemacht werden. Dies ist von großer praktischer Bedeutung bei der im klinischen Alltag überaus häufigen Situation schwer interpretierbarer Belastungs-EKG-Befunde. Die szintigraphische Abklärung erbrachte im Mittel bei 122 Watt einen zwar pathologischen Befund, jedoch ohne Information über die Ischämieschwelle. Bei immerhin 13 % der in unserer Studie untersuchten Patienten konnte nur durch die Streßechokardiographie der Beginn der Ischämiereaktion bei durchschnittlich 103 W, oft jedoch auf einem erheblich niedrigeren Belastungsniveau, erkannt werden! Der Unterschied in den Belastungslevels zwischen alternativem Ischämienachweis mittels SPECT und tatsächlicher Ischämieschwelle im Streßecho betrug im Einzelfall bis zu 100 W!

Die dynamisch-ergometrische Streßechokardiographie stellt nach unseren Ergebnissen eine wesentliche Bereicherung des funktionsdiagnostischen Spektrums der rehabilitativen Kardiologie dar, insbesondere in Fällen unklarer Belastungs-EKG-Befunde, bei der Objektivierung der ischämischen Relevanz einer Koronarstenose, vor allem aber bei der Objektivierung der Ischämieschwelle und damit der ischämiefreien Belastbarkeit. Sie ist in solchen Fällen von eminenter Bedeutung für eine individuell dosierte und damit sichere Bewegungstherapie und eine umfassende sozialmedizinische Beurteilung.

Funktionelle Diagnostik der Transplantatvaskulopathie bei herztransplantierten Rehabilitanden

Die Graftarteriosklerose macht einen erheblichen Anteil an der Langzeitmorbidität und -mortalität Herztransplantierter aus. In den meisten Transplantationszentren erfolgen daher Koronarangiographien in etwa jährlichem Abstand. Offensichtlich scheint es jedoch auch mit streßechokardiographischen, allen voran den pharmakologischen Techniken, möglich, auch bei dieser Fragestellung vergleichbar gute Resultate wie bei der Ischämiediagnostik nicht transplantierter KHK-Patienten zu erzielen (3, 4, 6, 9). Die verwandten Untersuchungsprotokolle unterscheiden sich prinzipiell nicht, allerdings kann in der Regel die angestrebte submaximale Ausbelastung bereits mit einer Dosis von 30 µg/kg KG/min erreicht werden. Eigene Untersuchungen konnten zeigen, daß herztransplantierte Patienten aber auch einer ergometrischen Streßechokardiographie zugeführt werden können.

Hinsichtlich der Echogenität bestehen keine wesentlichen Unterschiede, die erreichten Wattzahlen liegen jedoch meist niedriger als beim übrigen Patientengut. Lediglich das Untersuchungsprotokoll erfährt eine Anpassung an den Denervierungszustand des transplantierten Herzens. Frühpostoperativ können die Steigerungsstufen deutlich geringer gewählt werden (10–20 W) und die einzelne Stufendauer kann bis zu 4 min betragen. Spätpostoperativ läßt sich das Belastungsprotokoll dann häufig einem diagnostischen Standardprotokoll angleichen. In dieser Phase sind Steigerungsstufen von 25 W in 2- bis 3-minütigen Intervallen durchaus möglich, allerdings wählen wir aufgrund der kardialen Denervierung meist eine 4-5-minütige Dauer der ersten Laststufe.

Durch das prä- und postoperative muskuläre Defizit herztransplantierter Patienten läßt sich die gewünschte submaximale Ausbelastung während einer AHB-Maßnahme allerdings nicht immer erreichen. Da 20 bis 60 Tage nach Herztransplantation bei den derzeitigen Immunsuppressiva-Strategien eine Graftarteriosklerose eine Rarität darstellen würde, ist diese erste ergometrische Streßechokardiographie ohnehin nur als Basisuntersuchng zu verstehen, die einen normalen Befund erwarten läßt. Diese erste Streßechokardiographie kann dann im Vorfeld und vielleicht künftig als Ersatz der ersten Koronarangiographie nach etwa einem Jahr als Vergleich dienen. Der Verlauf ist so wesentlich besser zu beurteilen. Die Kontrolluntersuchung gelingt dann auch häufig bis zur submaximalen Ausbelastung, wobei sich diese am Patienten- und nicht am Organalter orientiert.

Zur reinen Abstoßungsdiagnostik spielt die Streßechokardiographie derzeit keine Rolle, da diese mittels Ruhe-Echokardiographie ausreichend durchgeführt werden kann. Hier sind allerdings interessante Perspektiven durch die neuen Gewebedopplertechniken zu erwarten.

Zur funktionellen Ischämiediagnostik bei Herztransplantierten eignet sich die ergometrische Streßechokardiographie prinzipiell ebenso wie die pharmakologische Streßechokardiographie. Ob die ergometrische Technik allerdings in der Lage ist, in gleicher Weise wie die Katecholamintechniken sowohl umschriebene Koronarstenosen als auch eine eher diffuse Koronarsklerose bei Transplantatvaskulopathie in ihrer funktionellen Ischämierelevanz zu erfassen, ist noch nicht abschließend zu beurteilen.

Funktionelle Diagnostik der Belastbarkeit nach Herzklappenersatz bzw. -rekonstruktion oder -intervention

Zur streß-(Doppler-)echokardiographischen Beurteilung nativer Herzklappen sowie biologischer und künstlicher Herzklappenprothesen sind bisher nur vereinzelte Studien durchgeführt worden. Interessante Perspektiven ergeben sich für die nichtinvasive Einschätzung

der Belastbarkeit von Patienten mit leicht- bis mittelgradigen nativen Herzklappensteno-
sen und solchen mit Herzklappenersatz bzw. rekonstruktiven Eingriffen.

Sind Patienten mit Herzklappenerkrankungen in ihrer Belastbarkeit nicht durch komplexe Arrhythmien oder zusätzliche Ischämieprobleme limitiert und besteht aufgrund
der übrigen kardiologischen Vorbefunde kein Zweifel an einer weitgehend normalen
Ventrikelfunktion (was aber bei Mitralvitien häufig nicht mehr der Fall ist), so scheint
eine Beratung hinsichtlich ihrer Belastbarkeit in Alltag und Beruf über einen streß-
(Doppler-)echokardiographisch gewonnenen Einblick in die Belastungshämodynamik
möglich (12, 13, 15, 22, 23).

Aortenstenosen, Z.n. Aortenklappenersatz

Interessante Zielgruppen für derartige Untersuchungen sind Patienten mit leichtgradigen
Aortenstenosen oder auch nach Aortenklappenersatz. Diese Patienten verfügen sehr oft über
eine normale Ventrikelfunktion und folglich ein gutes Leistungsvermögen. Die Untersuchung der Gradientendynamik unter Belastung kann die Schwelle erkennen lassen, ab
der sich funktionell eine mittelgradige Stenosekomponente einstellt. Dauerbelastungen
über diesem Level bergen prinzipiell die Gefahr, daß sich eine linksventrikuläre Hypertrophie entwickeln bzw. nicht zurückbilden kann. Diese Frage hätte beispielsweise Bedeutung
bei der Steuerung von Trainingsprogrammen in der stationären Bewegungstherapie und in
ambulanten Herzgruppen.

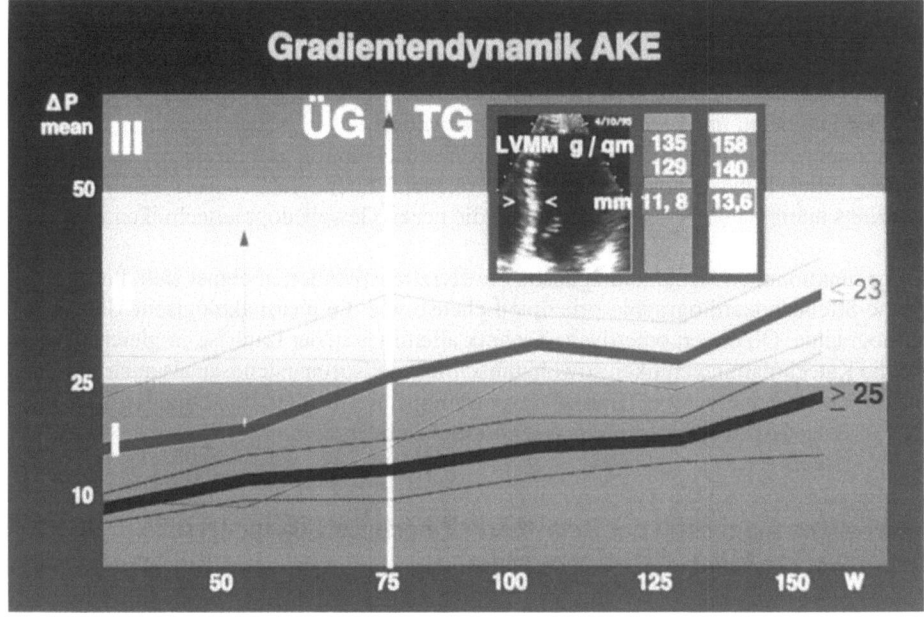

Abb. 1. Gradientendynamik nach mechanischem Aortenklappenersatz in Abhängigkeit von der Ergometerbela-
stung bei unterschiedlichen Ringgrößen

In eigenen Untersuchungen zur Gradientendynamik nach mechanischem Aortenklappenersatz war keine Abhängigkeit der mittleren transprothetischen Gradientendynamik von der Herzfrequenz erkennbar. Tatsächlich ließ sich mit steigender Belastung eine fast lineare Abhängigkeit der mittleren Gradienten von der Ringgröße nachweisen (Abb. 1). Patienten nach mechanischem Aortenklappenersatz mit Ringgrößen ≥ 25 mm entwickelten auch bei höherer körperlicher Belastung lediglich mittlere Gradienten < 25 mmHg und erreichten damit nicht den funktionellen Schweregrad II im Gegensatz zu Patienten mit Ringgrößen ≤ 23 mm, die im Einzelfall schon bei Belastungen des täglichen Lebens bis ≤ 75 Watt Gradienten des Schweregrades II und III aufwiesen.

Bei diesen Patienten fand sich > 3 Monate nach mechanischem Aortenklappenersatz ≤ 23 mm durchschnittlich eine größere Septumdicke (13,6 mm) und eine höhere linksventrikuläre Muskelmasse.

Exemplarisch mag dies das Beispiel einer jungen sportlichen Frau zeigen, die 1 Jahr nach AKE mit einer SJM-Prothese Größe 19 mm ohne jeglichen Anhalt für eine Klappendysfunktion schon bei Alltags-Herzfrequenzen und -Belastungen mittlere transprothetische Gradienten von über 60 mmHg entwickelte. Solche Gradienten, u.U. über mehrere Stunden des Tages wirksam, könnten eine plausible Erklärung für die Entwicklung einer präoperativ nicht vorhandenen linksventrikulären Hypertrophie (Septumdicke 14 mm, linksventrikuläre Muskelmasse 166 g/m^2) sein und in anderen Fällen eine mögliche Erklärung für die fehlende Rückbildung einer präoperativen linksventrikulären Hypertrophie darstellen (12, 13, 15). Tatsächlich orientieren wir uns im klinischen Alltag der kardiologischen Rehabilitation und der sozialmedizinischen Bewertung u.a. bereits an diesen Erkenntnissen.

> Die Belastbarkeit und Trainingsherzfrequenz von Patienten nach mechanischem AKE ≤ 23 mm sollte sowohl im Übungs- als auch im Trainingsgruppen-Niveau unter den o.g. Voraussetzungen aus der individuellen Gradientendynamik abgeleitet werden. Als Limit für Dauerbelastungen in Bewegungstherapie, Sport und Beruf sehen wir z.Zt. mittlere Gradienten von ≤ 25 mmHg an unter der wissenschaftlich noch weiter zu bestätigenden Annahme, daß längerfristige Belastungen oberhalb dieses Limits der Entwicklung bzw. Persistenz einer LV-Hypertrophhie und evtl. LV-Compliance-Störung Vorschub leisten.

Mitralstenosen, Zustand nach Mitralklappenersatz

Aufgrund der bisher veröffentlichten Literatur und eigener Studien bei Patienten > 3 Monate nach mechanischem Mitralklappenersatz (MKE) ist erkennbar, daß sich die Gradientendynamik unabhängig von der Ringgröße in Abhängigkeit von der Herzfreqenz mit großen interindividuellen Streubreiten entwickelt. Unter praktischen Gesichtspunkten war die Beobachtung von Bedeutung, daß mittlere Belastungsgradienten des mit erhöhten Kleinkreislaufdrucken einhergehenden funktionellen Schweregrades III ausschließlich jenseits einer Herzfrequenz von 100–105/min auftraten (Abb. 2; 12, 13, 22).

Diese und ähnliche Studien haben prinzipiell eine enorme Bedeutung als eine rationale Basis zur Steuerung rehabilitativer Trainingsprogramme in der stationären und ambulanten kardiologischen Bewegungstherapie, für die sozialmedizinische Begutachtung und ganz allgemein für die Beurteilung der Belastbarkeit dieser Patienten in Freizeit, Sport und Beruf. Die gewählte Schweregradeinteilung ist aus Abb. 3 ersichtlich, wobei aufgrund der

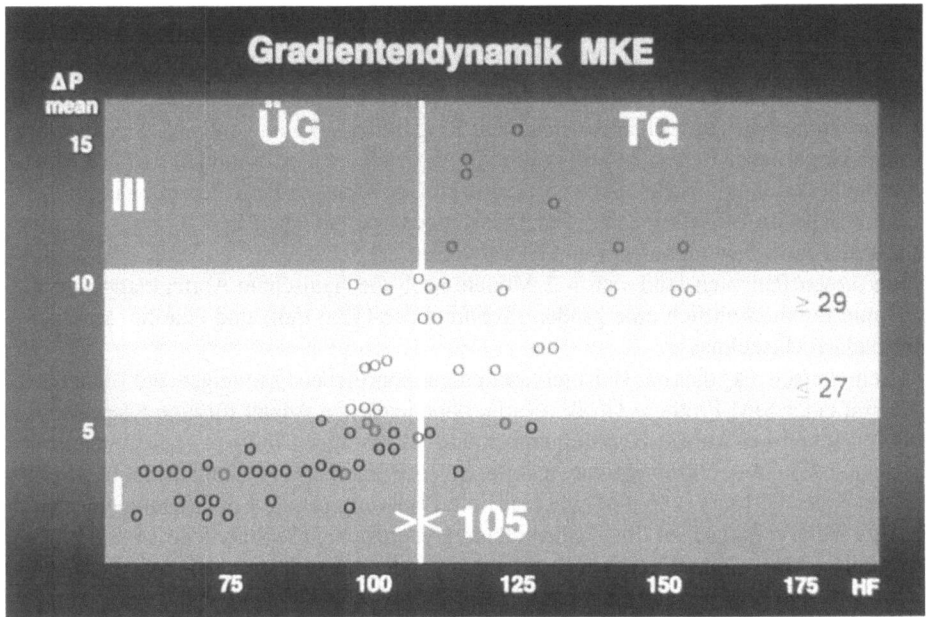

Abb. 2. Gradientendynamik nach mechanischem Mitralklappenersatz in Abhängigkeit von der Herzfrequenz

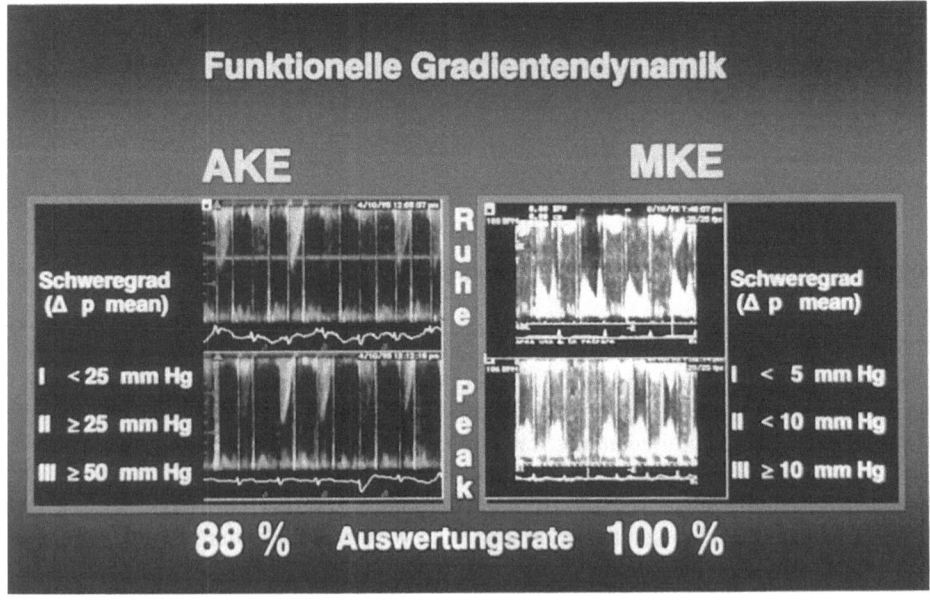

Abb. 3. Streß-(Doppler-)echokardiographische Schweregradeinteilung der belastungsinduzierten mittleren trans-prothetischen Gradientendynamik nach mechanischem Aorten- bzw. Mitralklappenersatz

systematischen Doppler-echokardiographischen Unterschätzung invasiv gewonnener hämodynamischer Gradienten um 2–3 mmHg bei Mitralstenosen ein funktioneller Schweregrad III schon ab > 10 mmHg und nicht erst ab 15 mmHg angenommen wurde.

Nach mechanischem MKE sollte unabhängig von der Ringgröße die Trainingspulsfrequenz aus der individuellen Gradientendynamik abgeleitet werden, bei allen Patienten, die unter den o.g. Voraussetzungen (> 3 Monate postoperativ, gute LV-Funktion) sich unter ihrer Medikation mit Herzfrequenzen von über 100–105/min belasten können, dürfen oder wollen, und die Belastungen von > 75 Watt, also mindestens das Trainingsgruppen-Niveau, erreichen können.

Erkrankungen des Myokards

Die streß-(Doppler-)echokardiographische Beurteilung der rechts- und linksventrikulären Funktion sowie der zentralen Hämodynamik stellt eine Herausforderung an diese neue Methode dar, hat sich jedoch aus methodischen und praktischen Gründen noch nicht in der täglichen Routine rehabilitativer kardiologischer Funktionsdiagnostik durchgesetzt (21, 25).

Quantitative Verfahren zur Bestimmung hämodynamischer Parameter scheitern in der klinischen Routine sehr häufig, da ihre Ergebnisse einer Vielzahl untersuchungsbedingter Schwankungen unterworfen sind. Ob die quasi on-line mögliche digitale Endokardgrenzen-Detektion mittels akustischer Quantifizierung, „Colour Kinesis" und „Tissue-Doppler-Imaging"-Verfahren hier künftig Vorteile bringt, muß die Zukunft zeigen.

Im Vergleich zum Belastungs-EKG stellt die dynamisch-ergometrische Belastungsechokardiographie jedoch eine deutliche Erweiterung des funktionsdiagnostischen Handwerkzeugs in der kardiologischen Rehabilitation dar. Die Objektivierung der Ischämieschwelle und damit der ischämiefreien Belastbarkeit gelingt jedoch nur über ein hohes Maß an persönlicher kumulativer und permanenter streßechokardiographischer Erfahrung des einzelnen Untersuchers.

Literatur

1. Blackburn GG, Sprecher DL, Apperson- Hansen C (1996) Gender Bias Restricts Cardiac Rehabilitation Entry For Women. Circulation 94: Suppl I-582
2. Cigarroa CG, DeFilippi CR, Brickner ME, Peters A, Alvarez LG, Grayburn (1993) Inotropic Contractile Reserve During Dobutamine Stress Echocardiography Predicts Recovery of Regional Left Ventricular Function After Coronary Revascularization. JACC 21: 384A
3. Cohn JM, Wilensky RL, O`Donnell JA, Bourdillon PDV, Dillon JC, Feigenbaum H (1996) Exercise Echocardiography, Angiography, and Intracoronary Ultrasound After Cardiac Transplantation. Am J Cardiol 77: 1216–1219
4. Collings CA, Pinto F, Valantine HA, Popylisen S, Puryear JV, Schnittger I (1994) Exercise Echocardiography in Heart Transplant Recipients: A Comparison with Angiography and Intracoronary Ultrasonography. J Heart Lung Transplant 13: 604–613
5. Crouse LJ, Harbrecht JJ, Vacek JL, Rosamond TL, Kramer PH (1991) Exercise Echocardiography as a Screening Test for Coronary Artery Disease and Correlation with Coronary Arteriography. Am J Cardiol 67: 1213–1218

6. Derumeaux G, Redonnet M, Mouton Schleifer D, Bessou JP, Cribier A, Saoudi N, Koning R, Soyer R, Letac B (1995) Dobutamine Stress Echocardiography in Orthotopic Heart Transplant Recipients. JACC 25: 1665–1672
7. Detrano R, Froelicher VF (1988) Exercise Testing: Uses and Limitations Considering Recent Studies. Progress Cardiovasc Dis XXXI: 173–204
8. Erdmann E, Kirsch C-M (1993) „Stunned" und „Hibernating Myocardium"-Diagnostik und klinische Implikationen. Z Kardiol 82 (Suppl 5): 143–147
9. Günther F, Schwammenthal E, Rahmel A, Lamp B, Kerber S, Deng M, Scheld HH, Breithardt G (1995) Erste Erfahrungen mit der Dobutamin-Belastungsechokardiographie bei herztransplantierten Patienten. Z Kardiol 84: 411–418
10. Haug G, Lang G, Tretter N, Berghoff A (1993) Stellenwert der Streßechokardiographie in der kardiologischen Rehabilitation. In: Gehring J, von Bibra H (Hrsg) Echokardiographische Diagnostik bei koronarer Herzkrankheit. Steinkopff, Darmstadt, S 133–146
11. Haug G, Lang G, Berghoff A (1994) Dynamische Streßechokardiographie in der kardiologischen Bewegungstherapie: Stellenwert zur Steuerung rehabilitativer Trainingsprogramme bei unklarem Belastungs-EKG. Wien med Wschr 144, Suppl 110, S 11
12. Haug G, Lang G, Berghoff A (1996) Stressdopplerechocardiography and gradient dynamics: new method to assess exercise capacity after valvular heart replacement. Int J Sports Med 17, Suppl 1 S 6
13. Haug G, Lang G, Berghoff A (1996) Stress Doppler Echocardiography and Individual Transprothetic Gradient Dynamics: New Tool for New Management after Aortic Valve Replacement (Vortrag und Abstract). 3rd International Echocardiography Today and Tomorow Symposium: Echocardiography in Clinical Decision Making, Ashford, Kent, Großbritannien
14. Haug G, Lang G, Berghoff A (1996) Cardiac Rehabilitation in the Elderly: Value of Dynamic Stress Echocardiography for Risk Stratification, Diagnostic Management and Training Programs (Vortrag und Abstract). 6th World Congress of Cardiac Rehabilitation, Buenos Aires, Argentinien
15. Haug G, Lang G, Berghoff A (1996) Exercise Capacity after Aortic Valve Replacement as a Challenge in Cardiac Rehabilitation: Dynamic Stress Echocardiographic Approach using Individual Transprothetic Gradient Dynamics (Vortrag und Abstract). 6th World Congress of Cardiac Rehabilitation, Buenos Aires, Argentinien
16. Haug G, Lang G, Berghoff A (1996) Stress Echocardiography versus Thallium SPECT: Evaluation of a New Technology Based on 6 Years of Experience in Cardiac Rehabilitation (Vortrag und Abstract). 6th World Congress of Cardiac Rehabilitation, Buenos Aires, Argentinien
17. Hoffmann R, Lethen H, Kleinhans E, Weiss M, Flachskampf FA, Hanrath P (1993) Comparative Evaluation of Bicycle and Dobutamine Stress Echocardiography with Perfusion Scintigraphy and Bicycle Electrocardiogram for Identification of Coronary Artery Disease. Am J Cardiol 72: 555–559
18. Huonker M, Halle M, Keul J (1996) Structural and Functional Adaptations of the Cardiovascular System by Training. Int J Sports Med 17: 164–172
19. Jeschke D (1996) Notwendige kardiologische Diagnostik bei Sporttreibenden. Dt Zeitschrift Sportmed 47: 138–143
20. Kavanagh T, Mertens DJ, Kennedy J (1996) Can Women Benefit From Cardiac Rehabilitation Programmes? Circulation 94: I-419
21. Kühl U, Schultheiß H-P (1996) Diagnostisches Vorgehen bei Verdacht auf Myokarditis. Dt Zeitschrift Sportmed 47: 153–161
22. Lang G, Haug G, Berghoff A (1996) Exercise Capacity after Mitral Valve Replacement as a Challenge in Cardiac Rehabilitation: Dynamic Stress Echocardiographic Approach using Individual Transprothetic Gradient Dynamics (Vortrag und Abstract) 6th World Congress of Cardiac Rehabilitation, Buenos Aires, Argentinien
23. Lang G, Haug G, Berghoff A (1996) Women in Cardiac Rehabilitation as a Diagnostic Challenge: Value of Dynamic Stress Echocardiography for Risk Stratification, Diagnostic Management and Training Programs (Vortrag und Abstract). 6th World Congress of Cardiac Rehabilitation, Buenos Aires, Argentinien
24. Schartl M, Beckmann S, Bocksch W (1994) Streßechokardiographie – eine Standortbestimmung. Z Kardiol 83: 531–547
25. Völler H, von Ameln H, Spielberg C, Schröder K, Uhrig A, Schröder R (1993) Hemodynamic Response to Exercise-induced Myocardial Ischemia Detected by Transmitral Filling Patterns Derived from Doppler Echocardiography. J Am Soc Echoc 6: 255–264

Für die Verfasser :
Dr. med. Günter Haug
Reha-Klinik Hochstaufen der BfA
AHB-Klinik
Herkommerstr. 2
83457 Bayerisch Gmain

Physikalische Grundlagen und Limitationen der Myokard-Kontrastechokardiographie

H. von Bibra

Clinical Physiology, University Hospital, Linköping

Das fließende Blut reflektiert nur sehr wenig Ultraschall. Es hat eine niedrige Echogenität und ist dementsprechend in der Echokardiographie echoarm, d.h. schwarz abgebildet. Echokontrastmittel sind Trägerlösungen mit Ultraschall reflektierenden Bestandteilen, zumeist kleinsten Luftbläschen. Ihre Wirkung zeigt sich als echogene Markierung des Blutstromes. Dies führt:

▶ zu einer echoreichen Abbildung der vaskulären und kardialen Lumina
▶ davon abgeleitet auch zu einer verbesserten Endokarderkennung sowie
▶ in schwächerem Maße zu einer echogeneren Abbildung des Myokards.

Offensichtlich verbessern die beiden ersten Effekte angiologische bzw. intrazerebrale neurologische Gefäßdarstellungen und für die Kardiologen die LV-Volumenbestimmung und Funktionsdiagnostik und werden derzeit insbesondere für Streßechountersuchungen bei Patienten mit ungenügender Endokarderkennung eingesetzt (37).

Myokardiale Perfusionsabbildung

Der dritte Effekt jedoch, die myokardiale Perfusionsabbildung mittels Ultraschall und Mikrobläschen als Tracer, wird einerseits als sinnvolle Alternative zur szintigraphischen Perfusionsdarstellung angekündigt und andererseits wegen physikalischer und technischer Probleme trotz entscheidender Verbesserungen sowohl der Ultraschall Imaging-Techniken als auch der produzierten Kontrastmittel zur zögerlich zur Kenntnis genommen. Die spezifische Kenntnis der physikalischen Grundlagen und Einschränkungen für die intramyokardiale Darstellung von Mikrobläschen im akustischen Feld verhilft jedoch ohne weiteres zur sachgerechten Beurteilung der Myokard-Kontrastechokardiographie als möglichem klinischen Werkzeug. In diesem Kapitel wird deshalb der Versuch unternommen, technische und physikalische Grundlagen unter dieser Zielsetzung zu vermitteln.

Intraarterielle Kontrastmittel

Die derzeitig verwendeten Echokontrastmittel enthalten als Reflektoren Mikrobläschen. Seit den grundlegenden Untersuchungen von Feinstein 1984 (5) hat sich die Sonikation verschiedener Trägersubstanzen zur Herstellung nicht standardisierter Mikrobläschen mit Durchmessern von ca. 4–10 µm eingeführt. Diese Mikrobläschen haben die Größe und die Fließeigenschaften von Erythrozyten. Die Sonikation von Röntgenkontrastmittel oder 5 %iger Albuminlösung ist als klinisch sicher einzustufen (18, 31) und findet derzeit vor allem in Herzkatheterlabors für intrakoronare und intraaortale Injektionen bzw. intraoperativ Anwendung (13, 19, 34). De fakto führt trotz aller technischer Weiterentwicklungen derzeit nur intraarterielle Kontrastmittelinjektion bei transthorakaler Beschallung zu reproduzierbarer und visuell eindeutig erkennbarer Abbildung myokardialer Perfusion.

Intravenöse Kontrastmittel

Für intravenöse Injektionen sind derzeit 3 industriell gefertigte Kontrastmittel kommerziell erhältlich: Levovist (25), Albunex (6) und Optison (28). Levovist besteht aus Galaktose-Makropartikeln mit speziellen Oberflächeneigenschaften zur physikalischen Bindung von Mikroluftbläschen, die jeweils vor der Injektion in Wasser suspendiert werden, so daß Dosis und Konzentration manipulierbar und reproduzierbar sind. Die mittlere Mikrobläschen-

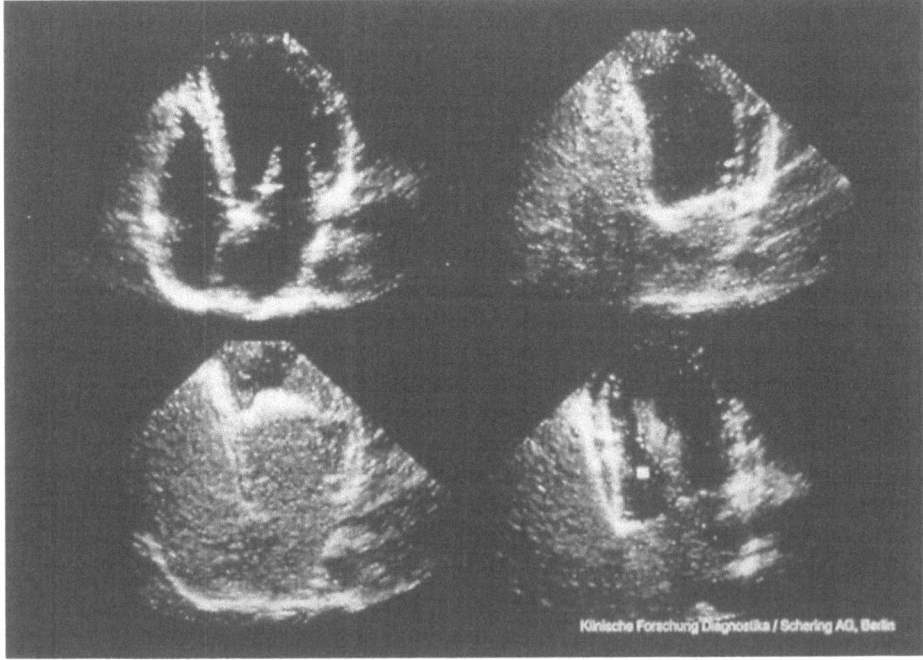

Abb. 1. Die Wirkung von SHU 508A nach i.v. Gabe: Im Vergleich zur Vierkammerschau vor Kontrastinjektion (oben links) zeigt sich die Mikrobläschen-Passage durch das rechte Herz als deutliche Kontrastierung (rechts oben), beginnend auch im linken Vorhof und deutlich schwächer im linken Ventrikel. Links unten ist die volle Opazifierung der linken Herzhöhlen während der Enddiastole und rechts endsystolisch abgebildet, wobei hier zusätzlich eine verbesserte Endokarderkennung anzumerken ist.

Tabelle 1. Ultraschallkontrastmittel mit transpulmonaler Stabilität.

Name	Hersteller	Kapsel	Gas
Levovist®	Schering (G)	Palmitinsäure	Luft
Albunex®	Mallinckrodt (USA)	Albumin	Luft
Optison®	Mallinckrodt (USA)	Albumin	Pentafluoropentane
in klinischer Prüfung			
By963	Byk-Gulden (G)	Phospholipid	Luft
Sonovue	Bracco (Schweiz)	Lyophilisat	Sulfurhexafluorid
Aerosomes	ImaRx (USA)	Lipid	Perfluoropropan
Imagent	Alliance (USA)	buffered surfactant	Perfluorohexan
NC100100	Nycomed (Norw)	confidential	heavy gas
Quantison	Andaris (UK)	crosslinked albumin	Luft
Echogen	Sonus (USA)	Phase-Shift	Dodecofluoropentan
Sonovist	Schering (G)	Cyanocrylate	Luft
G = Deutschland, USA = Amerika, Norw = Norwegen, UK = England			

größe von 4 µm ermöglicht die Kapillargängigkeit und der Zusatz von 0,1 % Palmatinsäure die gewünschte Kapillarstabilität, d.h. nach peripher venöser Injektion kommt es zur Opazifizierung der linken Herzhöhlen wie in Abb. 1 veranschaulicht wird. Eine vergleichbare Kapillargängigkeit zeigte auch Albunex, das aus Albumin-verkapselten Luftbläschen mit durchschnittlich 4 µm Durchmesser besteht. Dieses Präparat wird jedoch wegen seiner niedrigen Echogenitätssteigerung nicht mehr hergestellt; das Nachfolgeprodukt, Optison, wurde im Dezember 1997 in Amerika zugelassen; in Europa wird die Zulassung 1998 erwartet. Es besteht ebenfalls aus Albumin-verkapselten Gasbläschen, als Gas wurde nun jedoch Perfluoropentan gewählt, das wegen seines hohen Molekulargewichtes nur langsam aus der Kapsel diffundiert und dadurch länger im Ultraschallfeld persistiert. Auf dieser Basis der verlängerten Kontrastwirkung durch höhere Bläschenstabilität beruht die Wirkung vieler Kontrastmittel der 2. Generation, die derzeit in den klinischen Prüfungen der Phasen II und III stehen (Tabelle 1).

Mikrobläschen im akustischen Feld

Damit ist bereits ein entscheidender Mechanismus für das Verhalten eines bestimmten Kontrastmittels im Ultraschallfeld angesprochen. In Abhängigkeit der spezifischen Kapsel- und Gaseigenschaften kommt es in unterschiedlichem Ausmaß und unterschiedlicher Geschwindigkeit zu Veränderungen der Bläschenform, Bläschengröße und Integrität der Kapsel bis hin zur Destruktion (20). In der Tat ist das Verhalten von Mikrobläschen im akustischen Feld sehr komplex und wird potentiell von vielen physikalischen Gesetzen beeinflußt: Resonanz, Gasdiffusion, Mikroströmung, Radiation force, harmonische Oszillation, chaotische Oszillation etc. (16). Es ist heute immer noch nicht bekannt, welche dieser Reaktionen in welchem Ausmaß für die Mikrobläschen in vivo wirklich bedeutsam sind.

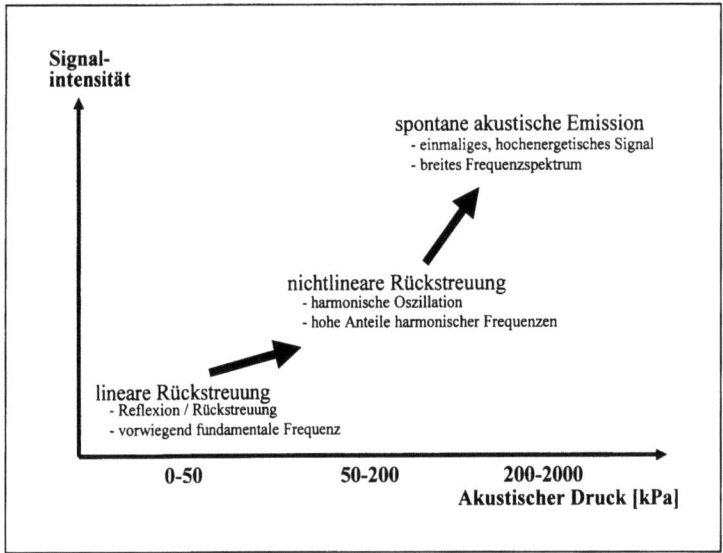

Abb. 2. Schematische Darstellung der Auswirkungen von zunehmendem akustischem Druck auf das Verhalten und die damit erzielte absolute Signalintensität von Mikrobläschen.

Lineare und nicht-lineare Reaktionen

Die Wirkung der applizierten akustischen Energie (meßbar als Druck in Pascal bzw. als mechanischer Index (MI 0,1–1,9) auf dem Bildschirm angezeigt) auf die Echogenität des Kontrastmittels wird jedoch inzwischen als äußerst wichtige Sequenz von Reaktionsweisen verstanden und genutzt (9) (Abb. 2). Bei niedrigem akustischem Druck (ca. 1–50 Pascal) ist der Kontrastmitteleffekt im Ultraschallfeld als Backscatter oder „normale Reflektion" mit sogenannten linearen Eigenschaften (in der Intensität der reflektierten Signale linear zunehmend bei zunehmendem akustischem Druck) sichtbar (17). Im Bereich mäßig hohen akustischen Druckes (ca. 50–200 Pascal) kommt es zu einem überproportionalen, nicht-linearen Signalintensitätsanstieg durch Resonanz und Oszillationen, bei denen außer der eingestrahlten Ultraschallfrequenz (z.B. 1,7 MHz) auch harmonische Frequenzen, insbesondere die doppelte Frequenz (3,4 Mhz) reflektiert werden. Diesen relativ bläschenspezifischen Effekt macht man sich im sogenannten Second Harmonic Imaging zunutze, bei dem selektiv nur die doppelte Frequenz der emittierten Ultraschallfrequenz verarbeitet wird (4, 26).

Spontane akustische Emission

Wahrscheinlich noch bedeutsamer sind jedoch die nichtlinearen Effekte bei hohem akustischem Druck (ca. 200–2000 Pascal), der in klinischen Ultraschallgeräten verfügbar und

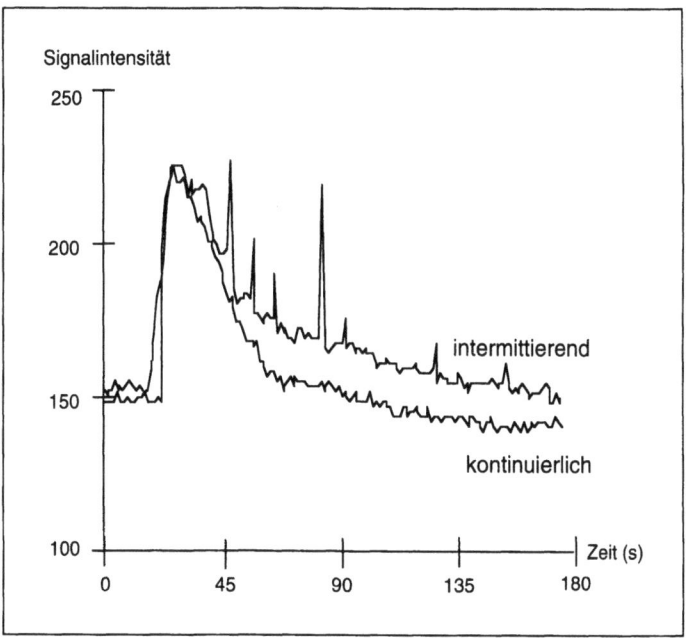

Abb. 3. Zeit-Intensitätskurve aus einem Flußmodell mit Gewebeanalogon und langsamem kontinuierlichem Fluß (0,5 cm/s) als Vergleich zwischen dem traditionellen „kontinuierlichen" Imaging (mit 30 frames/s) und einer alternierenden Aufnahmetechnik von jeweils 5 Sekunden Ultraschallemission (30 frames/s) und 5 Sekunden Stop jeweils in Second Harmonic Imaging-Aufnahmetechnik. Die beeindruckenden kurzfristigen Intensitätszunahmen sind als meßbares Resultat von spontaner akustischer Emission und Bläschendestruktion jeweils im ersten Bild nach 5 Sekunden Fluß (und Bläschennachschub) ohne Ultraschallemission erkennbar.

nach amerikanischen Sicherheitsvorschriften auch zugelassen ist (MI 1,0–1,9). Unter einmaliger Abgabe sehr intensiver Ultraschallsignale, die aus unterschiedlichsten Frequenzen zusammengesetzt und nur ca. 50 ms lang meßbar sind, platzt das Mikrobubble. Diese als „spontane akustische Emission" bezeichnete Reaktion wurde von Thomas Porter als klinisch nutzbarer Effekt völlig empirisch entdeckt (21). Er bemerkte während einer Myokard-Kontrastechokardiographie-Studie im Tierlabor, daß beim Lösen des Freeze-Knopfes der Kontrastmitteleffekt im Myokard im allerersten Bild ungewöhnlich hell erschien mit sofortiger Abschwächung zu den gewohnten Grauwerten in allen nachfolgenden Bildern – und dieser Effekt war beliebig reproduzierbar. Abb. 3 zeigt dieses Phänomen bei einer Zeitintensitätskurve aus einem Flußmodell als Vergleich zwischen dem traditionellen „kontinuierlichen" Imaging (mit 30 Bildern/s) und einer alternierenden Aufnahmetechnik von jeweils 5 Sekunden Ultraschallemission (30 Bilder/s) und 5 Sekunden Stop (7). Offensichtlich kommt es nur beim Wiedereinschalten der Ultraschallaktivität zu kurzdauernder aber beeindruckender Steigerung der Signalintensität, z.T. auf über 300 % der bei kontinuierlicher Aufnahme meßbaren Kontrastmitteleffekte.

Intermittent Imaging

Verständlich werden diese Phänomene, wenn man bedenkt, daß es sich bei der spontanen akustischen Emission sozusagen um eine Medaille mit Kehrseite handelt; d.h. Bläschen werden zerstört (35) und sind hinfort als Kontrastmittel unwirksam. Nur wenn durch die Flußgeschwindigkeit der Trägerlösung genügend unverbrauchte Bläschen ins Ultraschallfeld befördert worden sind, kann die einmalige Reaktion wieder ablaufen. Bei durchschnittlicher Bildabfolgegeschwindigkeit von 25 Bilder/s (Bildaufbauzeit 40 ms) müßte also eine Blutflußgeschwindigkeit vorliegen, die für die gesamte Schichtdicke (ca. 0,5–1 cm) und Sektorbreite des Ultraschallfeldes Bläschennachschub garantiert (also > 2 cm/s). Kapillarflußgeschwindigkeiten (das Gros des myokardialen Gefäßvolumens besteht aus Kapillaren) liegen jedoch unter 0,1 cm/s. Folgerichtig wurde zur optimierten Nutzung der spontanen akustischen Emission das Intermittent Imaging oder Transient Imaging entwickelt. EKG getriggert wird lediglich ein Bild pro Herzzyklus, besser noch nur jeden 3. oder 5. Zyklus aufgenommen. Es ist wegen des breit gestreuten Frequenzspektrums bei der spontanen akustischen Emission naheliegend, daß dabei als Aufnahmetechnik das Second Harmonic Imaging bzw. Harmonic Doppler Imaging der traditionellen 2D Echokardiographie vorzuziehen ist (22, 32).

Aufnahmetechniken

Damit ist ein weiterer, nunmehr technischer Themenkreis angesprochen, dessen Kenntnis für die Myokard-Kontrastechokardiographie unverzichtbar ist. Unterschiedliche Aufnahmetechniken (acquisition techniques) machen sich verschiedene kontrastmittelspezifische Eigenschaften für die Detektion und Differenzierung der Bläschen vom umgebenden Myokard zunutze. Im wesentlichen stehen derzeit 4 Techniken zur Verfügung, die im weiteren näher erläutert werden sollen:

▶ traditionelle (fundamentale) Echokardiographie
▶ Harmonic Imaging (Second Harmonic Imaging)
▶ Power Doppler (Energy Doppler)
▶ Harmonic Power Doppler.

Fundamentale Echokardiographie

Die ausgestrahlte (fundamentale) Ultraschallfrequenz wird bezüglich ihrer Pulswellenlaufzeit zum 2D-Bild verarbeitet. Die reflektierte Signalintensität wird dabei als Pulsamplitude gemessen und im Bild als Helligkeit des Pixels wiedergegeben. Die Korrelation zwischen Amplitude (analog der Konzentration der reflektierenden Bläschen) und Grauwerten ist durch die unterschiedlichen dynamischen Bereiche (100 dB in Gewebe und Transducer aber nur 30 dB im Videosignalbild) nur in einem limitierten und durch die

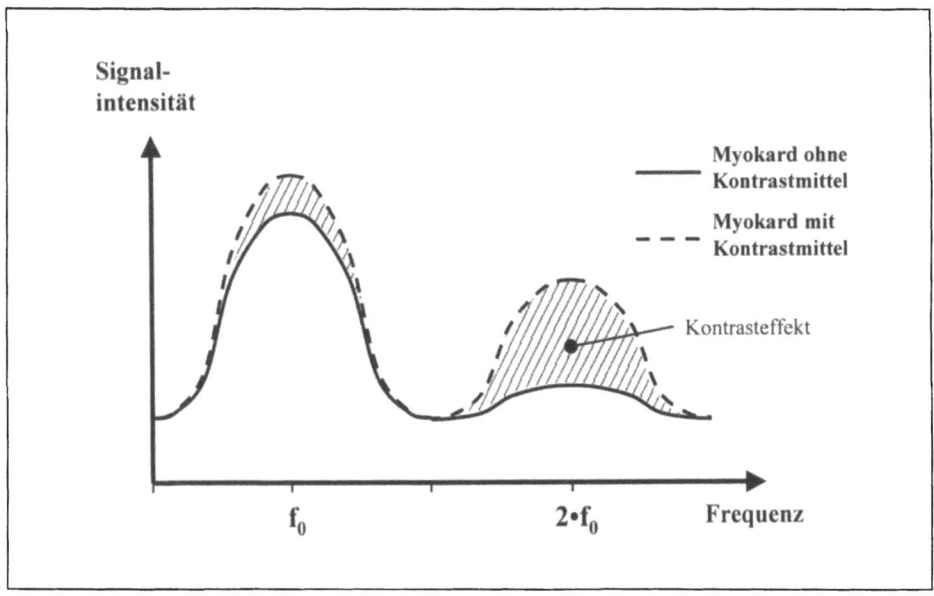

Abb. 4. Schematische Darstellung der absoluten Signalintensitäten des Myokards vor und nach Kontrastmittelgabe sowohl im fundamentalen Frequenzbereich (f_0) der traditionellen 2D-Echokardiographie als auch im doppelten (Second Harmonic) Frequenzbereich ($2 \cdot f_0$) beim Second Harmonic Imaging. Offensichtlich erlaubt der niedrige Ausgangswert des myokardialen Grauwertes im Second Harmonic Imaging es wesentlich besser, den Kontrastmitteleffekt wahrzunehmen, auch wenn er absolut betrachtet niedriger als in der fundamentalen Frequenz ist.

jeweilige Geräteeinstellung äußerst variablen aber dem Benutzer unbekannten Bereich annähernd linear. Als größtes Problem bei der sensitiven Erfassung eines Kontrastmitteleffektes bleibt jedoch die Ähnlichkeit seines Grauwertebereichs (jedenfalls bei Bläschenkonzentrationen nach i.v.-Injektion) im Vergleich zum Grauwertbereich des umgebenden Myokards.

Second Harmonic Imaging

Wie bereits beschrieben wird hierbei selektiv die doppelte Frequenz der ausgestrahlten fundamentalen Ultraschallfrequenz zum 2D-Bild verarbeitet (4, 26). Absolute Signalintensitätsmessungen von Kontrastmittelbläschen zeigen zwar im Vergleich zur fundamentalen Frequenz niedrigere Werte (Abb. 4). Dieser Nachteil wird aber durch die Tatsache, daß das Myokard eine sehr niedrige Signalintensität im Second Harmonic Imaging aufweist, mehr als ausgeglichen. So liegt die Grauwertzunahme durch den Kontrastmitteleffekt signifikant höher als in der fundamentalen Echokardiographie und ist häufig bereits visuell erkennbar (Abb. 4). Bei kritischer Betrachtung tierexperimenteller und besonders klinischer Myokardkontrastbilder unter normalen Perfusionsbedingungen muß jedoch festgestellt werden, daß die Kontrastmitteleffekte keineswegs gleich stark in den verschiedenen linksventrikulären Segmenten registrierbar sind (Abb. 5). Offensichtlich kommen hier physikalische Ultraschallphänome wie intramyokardiale Dämpfung bzw. inhomogene Verteilung der akustischen Power innerhalb des Sektors zum Tragen und können im Einzelfall von perfusionsbedingten Störungen schwer zu differenzieren sein.

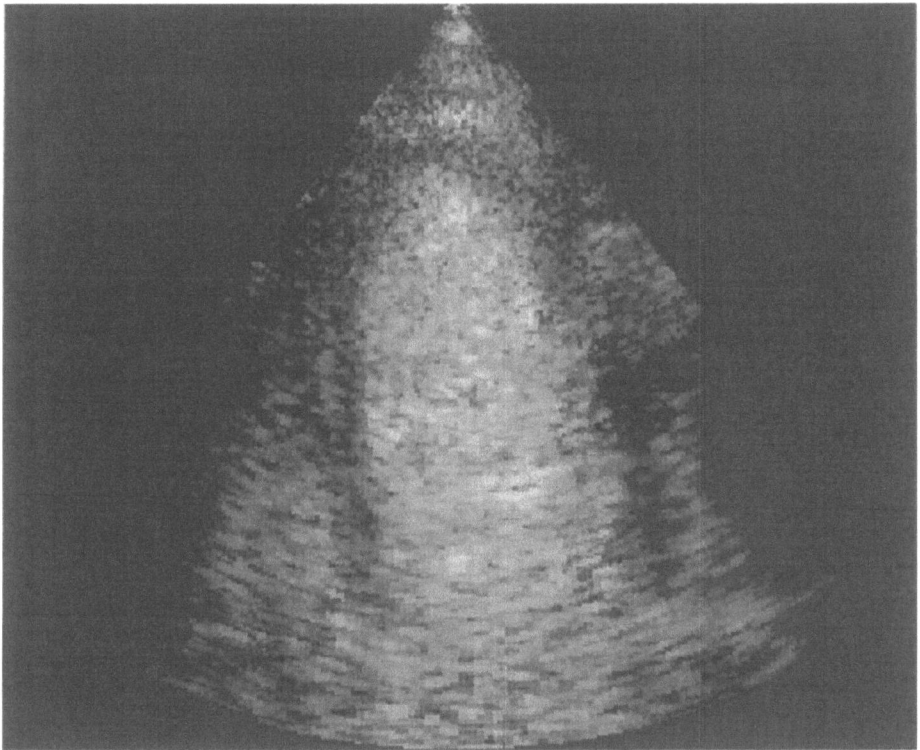

Abb. 5. Myokard-Kontrastechokardiographie nach intravenöser Kontrastmittelinjektion bei einem Patienten mit normalem Koronarangiogramm. Trotz visuell gut erkennbarer myokardialer Perfusion als Grauwerteanstieg in Second Harmonic und Intermittent Imaging-Technik ist keine homogene Signalintensitätsänderung im Vergleich aller linksventrikulären Segmente in der 4-Kammerschau erzielbar. Der „Kontrastmitteldefekt" basal lateral kann nicht eindeutig zwischen perfusionsbedingt und artefaktoriell differenziert werden.

Power Doppler

Prinzipiell bietet die Doppler-Technik zur Erfassung von Kontrastmitteleffekten einige Vorteile im Vergleich zur Echokardiographie. Sie hat, bedingt durch ihren niedrigeren Rauschpegel, ein wesentlich besseres Signal-Rausch-Verhältnis und sie zeigt, qua definitionem, sowohl die Tatsache der Bläschenbewegung im Blut (als Dopplershift) als auch der akuten Frequenzänderung durch die spontane akustische Emission (loss of correlation) auf. Das Problem, im 2D-Farbdopplerverfahren die Signalintensität meßbar darzustellen, wurde erst mit der Entwicklung des Gewebedopplers als sogenannten Energy oder Power Doppler gelöst (29). Bei diesem Verfahren wird nur die Signalintensität (zumeist semiquantitativ) als Farbscala im 2D-Bild angegeben. Diese Information ist weitgehend unabhängig von der Bewegungsgeschwindigkeit und -richtung und, das ist wichtig, vom Winkel zwischen Bewegung und Schallstrahl. Tierexperimentelle Untersuchungen mit unterschiedlichen Kontrastmitteln haben zwar die Überlegenheit dieser Aufnahmetechnik gegenüber der fundamentalen Echokardiographie belegen können (33), bei ersten klinischen Untersuchungen konnten jedoch keine ausreichenden Differenzierungen zwischen physikalisch bedingten und perfusionsbedingten regionalen „Kontrastmittel-Defekten" aufgezeigt werden (3).

Harmonic Power Doppler

Das Energy Doppler-Verfahren beinhaltet offensichtlich Probleme, die extrem langsamen Kapillarflußgeschwindigkeiten von umgebenden Myokardgeschwindigkeiten zu differenzieren. Hier läßt die Kombination mit Second Harmonic Imaging eine entscheidende Verbesserung erwarten, da nicht nur die Bläscheneffekte versus Gewebe differenziert werden, sondern noch zusätzlich Nahfeld- und Gewebeartefakte reduziert werden. Flußmodelle und tierexperimentelle Vergleiche haben auch die Überlegenheit dieser Acquisitionstechnik gegenüber den drei bisher genannten Techniken bestätigt (2, Abb. 6). Dennoch erscheint diese Methodik bei klinischer Anwendung noch nicht völlig ausgereift, da sowohl Bewegungsartefakte als auch Probleme, die Perfusion der lateralen oder anterioren Wand homogen abzubilden, die diagnostische Aussagekraft limitieren können.

RF-Daten

Bekanntlich basiert das auf dem Ultraschallgerät sichtbare 2D-Bild auf Videosignalen, die als Endergebnis einer langen Kette von Rechenschritten (Demodulation, Verstärkung

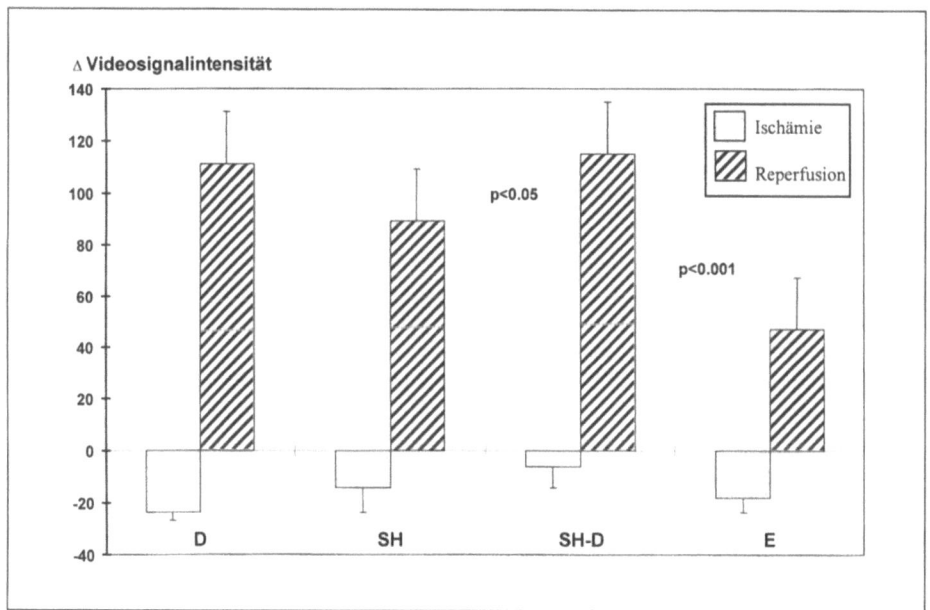

Abb. 6. Vergleich der 4 Aufnahmetechniken Doppler Energie (D), Second Harmonic Imaging (SH), Harmonic Power Doppler (SH-D) und Standard-Echokardiographie (E) in einem transthoraken Tiermodell nach i.v.-Gabe des Kontrastmittels BR1. Während der 50 s andauernden Ligatur einer Koronararterie wird in diesem Myokardareal mit keiner Aufnahmetechnik eine Zunahme der Signalintensität verzeichnet. In der Phase der reaktiven Hyperämie durch Reperfusion ist die Aufnahmetechnik Harmonic Power Doppler jedoch signifikant der konventionellen Echokardiographie und dem Second Harmonic Imaging überlegen.

einschließlich Tiefenverstärkung, Analog/Digital-Wandlung, Scanconversion, Konversion in Videosignale etc.) aus den ursprünglich im Transducer empfangenen piezoelektrischen Impulsen entstanden und unter der Maßgabe der „Bildoptimierung" herstellerspezifisch nachverarbeitet worden sind. Alleine schon die unterschiedlichen dynamischen Bereiche (100 dB im Gewebe, 100 dB im Transducer und 30 dB im Videosignalbild) lassen erkennen, wieviel Ultraschall-Signalinformation auf dieser Berechnungskette verlorengegangen sein muß. Folgerichtig beschäftigen sich derzeit ernstzunehmende Ansätze damit, die unverarbeiteten, linearen Radiofrequenzsignale zur Detektion kontrastmittelspezifischer Effekte, zur besseren Differenzierung gegenüber dem Myokard und zur Quantifizierung anzuwenden (1, 23). Das erfordert natürlich sehr große Rechenkapazitäten, die die Speicherung der Daten on-line durchaus limitiert und deren Analyse auf off-line verschiebt. Trotzdem sind erste Versionen bereits kommerziell erhältlich. Grundsätzlich können auf diesem Wege sowohl Frequenzanalysen (frequency domain) als auch Analysen der Zeitintensitätsbeziehung (time domain) vorgenommen werden. Offensichtlich befindet sich die Aufnahmetechnik mit unverarbeiteten Radiofrequenzsignalen derzeit jedoch erst im Stadium wissenschaftlicher Evaluierung.

Quantifizierung der ischämiebedrohten Zone und Infarktgröße

Die myokardiale Kontrastechokardiographie nach intrakoronarer Injektion hat sich in zahlreichen Untersuchungen (11, 15, 30) als genaue Quantifizierungsmethode zur Größenbestimmung von Perfusionsdefekten infolge akut verschlossener Koronararterien (nekrosebedrohtes Myokard ohne anterograde oder kollaterale Perfusion) bestätigt. Die „area at risk" kann mit hoher Genauigkeit, mit sehr guten Regressionskoeffizienten und geringen Fehlern (< 10 %) abgebildet werden. Demzufolge erscheint heute die Angabe der nicht opazifizierten versus opazifizierten Myokardfläche als Prozentsatz der gesamten Myokardfläche (häufig im parasternalen Kurzachsenschnitt oder in der 4-Kammerschau) der praktikabelste Ansatz, um sowohl die ischämiebedrohte Zone in der Akutsituation als auch die residuale, infarktbedrohte Zone post Revaskularisation zu beurteilen. Offensichtlich liegt hier ein wichtiges Potential zur Indikationsstellung für revaskularisierende Maßnahmen, das in der Zukunft durch die dreidimensionale Technik (10) noch erheblich an Bedeutung gewinnen könnte.

Um auch nach intravenöser Kontrastmittelinjektion zu reproduzierbaren Kontrastdefekten zu gelangen, sind jedoch einige Hilfsmaßnahmen im post processing und computergestützter Auswertung notwendig. Dazu gehören derzeit die Hintergrundsubtraktion der Präkontrastaufnahme von den Aufnahmen mit maximalem Kontrasteffekt, gegebenenfalls mit (automatischem) Alignment der Myokardflächen und eventuell auch zusätzliche Farbkodierungen, um Unterschiede in den Grauwerten augenfälliger zu gestalten. Es muß jedoch betont werden, daß all diese Schritte unbedingt mit der digitalen Bildinformation durchgeführt werden sollten (also off-line aus dem Speicher des Ultraschallgerätes) und nicht off-line von der Videoaufnahme, da hierbei bekanntlich nur noch 30 dB der ursprünglichen 100 dB Bildinformation zur Verfügung stehen. Inwieweit erste erfolgreiche Berichte über die Quantifizierung ischämiegefährdeten Myokards während der Streßechokardiographie mit intravenöser Kontrastmittelgabe (14) Akzeptanz in der klinischen Routinediagnostik finden können, bleibt demzufolge noch abzuwarten. Die technischen Weiterentwicklungen in den Balanceakten zwischen optimaler Ultraschallaufnahmetechnik, Image Processing und Analysetechnik sind momentan keineswegs abgeschlossen.

Densitometrische Analyse zur Beurteilung der Perfusion

Der Wunsch nach quantifizierender Perfusionsbeurteilung mittels myokardialer Kontrastmitteleffekte hat im wesentlichen videodensitometrische Methoden bei der Analyse der regionalen Grauwerte anwenden lassen. Der regionale myokardiale Kontrastmitteleffekt wird nach Subtraktion der basalen Gewebesignalintensität als Funktion der Zeit dargestellt (Abb. 7) und sollte erwartungsgemäß von der Kontrastmitteldosis, dem Blutvolumen und der Flußgeschwindigkeit abhängig sein. Als Meßparameter der Myokardperfusion haben sich besonders tierexperimentell und nach standardisierter intrakoronarer Injektion die Einstromzeit, die Halbwertszeit und die Transitzeit sowie die maximale Intensität und das Kurvenintegral herauskristallisiert (12).

Leider hat sich besonders in klinischen Untersuchungen für all diese Parameter eine nur mäßige Korrelation mit der absoluten myokardialen Perfusion gezeigt (24). Als Ursache sind entscheidende Unterschiede zwischen echten Farbstoffverdünnungskurven und den nur formal ähnlichen videodensitometrischen Echosignalintensitätskurven nach intrakoronarer/-venöser Kontrastmittelgabe zu benennen.

▶ Inkonstanz der Kontrastmittelmenge durch Destruktion der Bläschen im Ultraschallfeld,
▶ Konzentration und Dosis der Mikrobläschen unbekannt,

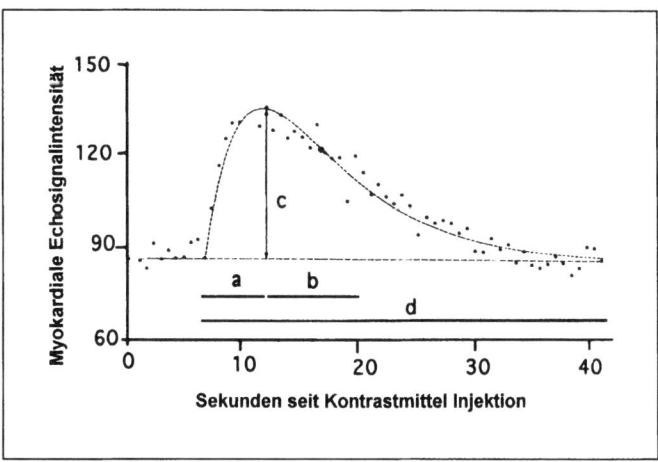

Abb. 7. Schema einer videodensitometrischen Kurve der regionalen myokardialen Echosignalintensität und der daraus abgeleiteten Meßgrößen: a = Kontrasteinstromzeit, b = Kontrasthalbwertszeit, c = max. Intensität, d = Transitzeit des Kontrastmittels.

▶ Anzahl der Mikrobläschen unbekannt, die zu einer definierten Grauwertzunahme im Echokardiogramm führt,

▶ keine definierte Vermischungskammer, bzw. inadäquate Vermischung,

▶ Abhängigkeit der Kurvenform von Injektionsmenge und Injektionsgeschwindigkeit,

▶ insgesamt ungeklärter Einstrom (input function) in das linke Herz (zeitliche Verzögerungen, Abhängigkeit von Respiration etc.),

▶ Inkonstanz des Myokardvolumens, z.B. bei pharmakologisch induzierter Hyperämie.

Deshalb werden Zeitintensitätskurven nun eher im Vergleich regionaler Perfusionsunterschiede eingesetzt. Die Relation der Signalintensitäten von zwei Myokardarealen zum Zeitpunkt des größten Kontrastmittel-Intensitätsunterschiedes während pharmakologisch induzierter Hyperämie kann als Parameter zur Differenzierung normaler versus stenosierter Durchblutungsverhältnisse angesehen werden (8); die maximalen Kontrastmitteleffekte spiegeln hierbei mehr das myokardiale Blutvolumen als die Blutflußgeschwindigkeit wider (27). Der Tatsache der Bläschenzerstörung wird in einem jüngsten Quantifizierungsmodell Rechnung getragen, das die Zunahme des regionalen myokardialen Kontrasteffektes während zunehmend langer Triggerintervalle (z.B. jeden ersten, zweiten, dritten etc. kardialen Zyklus) beim Intermittent Imaging als Parameter für die Geschwindigkeit des Bläschennachschubs und damit der regionalen Perfusion verantwortlich machen möchte (36); dieses elegante, tierexperimentelle Modell muß sich für die klinische Situation jedoch erst noch bewähren; der hierzu stillschweigend vorausgesetzte konstante Einstrom von Mikrobläschen in das linke Herz wird sicherlich zumindest schon durch die Respiration gestört. Insgesamt sind jedoch alle Ansätze zur quantitativen Beurteilung der regionalen Myokardperfusion erst als experimentell anzusehen und schwerwiegenden Limitationen sowohl durch die physikalische Natur der Mikrobläschen als auch bezüglich der Reproduzierbarkeit von Kontrastmitteleffekten in vivo unterworfen.

Zusammenfassung

Die myokardiale Perfusionsabbildung mittels Ultraschall und Mikrobläschen als Tracer beinhaltet enorme klinische und prognostische Implikationen. Derzeit limitiert jedoch schon die geringe Anzahl zugelassener Kontrastmittel mit transpulmonaler Stabilität eine breite klinische Anwendung. Innerhalb der momentan zur Verfügung stehenden technischen Möglichkeiten sollte zur Optimierung des Kontrastmitteleffektes nach intravenöser Injektion mit maximaler akustischer Power (MI > 1,0), Intermittent Imaging und als Aufnahmetechnik Second Harmonic Imaging bzw. Harmonic Power Imaging gearbeitet werden. Da die komplexe Physik der Mikrobläschen und gewebebedingte Abschwächungseffekte derzeit nicht zu homogenen, reproduzierbaren regionalen Effekten nach intravenöser Kontrastmittelinjektion führen, müssen wohl noch entscheidende Verbesserungen in der Detektion und Darstellung bläschenspezifischer Effekte abgewartet werden.

Literatur

1. Angermann C, Noll D, Herregods M, Bijnens B, D'hooge J, DeMan B, Pislaru S et al. on behalf of the ETC group (1997) A new system for radiofrequency based quantitative ultrasonic contrast imaging: effects of various doses of pervenous BY 963. Eur Heart J 18 suppl: 106
2. von Bibra H, Horcher J, Tuchnitz A, Gesellensetter I, Henke J (1998) Second harmonic power Doppler imaging improves myocardial detection of the contrast agent BR1 – an in-vitro and in-vivo study comparing four acquisition techniques. J Am Coll Cardiol 31 suppl A: 220A
3. von Bibra H, Kellerer A, Stollfuss J, Horcher J, Tuchnitz A (1998) Myokard Kontrastechokardiographie mit i.v. BR1 bei Patienten. Z Kardiol 87 suppl 1: 25
4. Burns PN, Powers JE, Simpson DH, Uhlendorf V, Fritzsche T (1996) Harmonic imaging with ultrasound contrast agents. Clin Radiol 51 suppl 1: 50–55
5. Feinstein SB, Ten Cate FJ, Zwehl W et al. (1984) Two-dimensional contrast echocardiography. I. in vitro development und quantitative analysis of echo contrast agents. J Am Coll Cardiol 3: 14–20
6. Feinstein SB, Cheirif J, Ten Cate F et al. (1990) Safety and efficacy of a new transpulmonary ultrasound contrast agent: Initial multicenter clinical results. J Am Coll Cardiol 16: 316–324
7. Horcher J, von Bibra H, Weiß M, Firschke C, Redl A, Tuchnitz A, Schömig A (1997) Verstärkte akustische Emission von Mikrobläschen in der Second Harmonic- vs. konventioneller Echokardiographie. Z Kardiol 86 suppl 2: 47
8. Ismail S, Jayaweera AR, Goodman NC, Camarano GB, Skyba DM, Kaul S (1995) Detection of coronary stenosis and quantification of the degree and spatial extent of blood flow mismatch during coronary hyperemia with myocardial contrast echocardiography. Circulation 91: 821–830
9. de Jong N (1997) Physics of microbubble scattering. In: Nanda N, Schlief R, Goldberg B (eds.) Advances in Echo Imaging using contrast enhancement. Kluwer academic Publishers. Dordrecht Boston London: pp 39–64
10. Kasprzak J, Vletter W, van Meegen J, Ten Cate F (1998) Digital echointensitometry in myocardial contrast studies is feasible using three-dimensional echocardiographic voxel imaging and a deposit contrast agent. Circulation 96 suppl I: 148
11. Kaul S, Glasheen W, Ruddy TD et al. (1987) The importance of defining left ventricular „area at risk" in-vivo during acute myocardial infarction: An experimental evaluation utilizing myocardial contrast two-dimensional echocardiography. Circulation 75: 1249–1260
12. Kaul S (1991) Quantitation of myocardial perfusion with contrast echocardiography. Am J Card Imaging 5: 200–216
13. Kaul S (1992) Is the determination of myocardial perfusion necessary to evaluate the success of reperfusion when the infarct-related artery is open? editorial comment. Circulation 85: 1942–1943
14. Kaul S, Senior R, Dittrich H, Raval U, Khattar R, Lahiri A (1997) Detection of coronary artery disease with myocardial contrast echocardiography. Circulation 96: 785–792
15. Kemper AJ, O'Boyle JE, Cohen CA, Taylor A, Parisi AF (1984) Hydrogen peroxide contrast echocardiography; Quantification in vivo of myocardial risk area during coronary occlusion and of the necrotic area remaining after myocardial reperfusion. Circulation 70: 309–317
16. Leighton TG (1994) The acoustic bubble. Academic Press Ltd, London San Diego New York, pp 67–428
17. Medwin H (1977) Counting bubbles acoustically: a review. Ultrasonics 15: 17–13
18. Moore CA, Schmucker ML, Kaul S (1986) Myocardial contrast echocardiography in humans; I. Safety – A comparison with routine coronary arteriography. J Am Coll Cardiol 8: 1066–1072
19. Mudra H, Zwehl W, Klauss V, Kreuzer E, Haufe MC, Angermann C, Theisen K (1996) Intraoperative myocardial contrast echocardiography for assessment of regional bypass perfusion. Am J Cardiol 66: 1077–1081
20. Ophyr J, Parker KJ (1989) Contrast agents in diagnostic ultrasound. Ultrasound Med Biol 15: 319–333
21. Porter T, Xie F (1995) Transient myocardial contrast after initial exposure to diagnostic ultrasound pressures with minute doses of intravenously injected microbubbles. Circulation 92: 2391–2395
22. Porter T, Xie F, Kricsfeld D, Armbruster R (1996) Improved myocardial contrast with second harmonic transient ultrasound response imaging in humans using intravenous perfluorocarbon-exposed sonicated dextrose albumin. J Am Coll Cardiol 27: 1497–1501
23. Rovai D, Lombardi M, Mazzarisi A, Landini L, Taddei L, Distante A, Benassi A, L'Abbate A (1993) Flow quantitation by radio frequency analysis of contrast echocardiography. Int J Cardiac Imaging 9: 7–19
24. Rovai D, Ghelardini G, Lombardini M, Trivella MG, Nevoal E, Taddei L, Ferdeghini EM, Distante A, L'Abbate L (1993) Myocardial washout of sonicated iopamidol does not reflect the transmural distribution of coronary blood flow. Eur Heart J 14: 1072–1078
25. Schlief R, Staks T, Mahler M, Rufer M, Fritzsch T, Seifert W (1990) Successful opacification of the left heart chambers on echocardiographic examination after intravenous injection of a new saccharide based contrast agent. Echocardiography 7: 61–64

26. Schrope B, Newhouse VL, Uhlendorf V (1992) Simulated capillary blood flow measurement using a non-linear ultrasonic contrast agent. Ultrason Imaging 14: 134–158
27. Skyba D, Jayaweera AR, Goodman NC, Ismail S, Camarano G, Kaul S (1994) Quantification of myocardial perfusion with myocardial contrast echocardiography during left atrial injection of contrast: implication for venous injection. Circulation 90: 1513–1521
28. Skyba D, Camarano G, Goodman NC, Price RJ, Skalak TC, Kaul S (1996) Hemodynamic characteristics, myocardial kinetics and microvascular rheology of FS-069, a second generation echocardiographic contrast agent capable of producing myocardial opacification from a venous injection. J Am Coll Cardiol 28: 1292–1300
29. Sutherland GR, Stewart MJ, Groundstroem KW, Moran CM, Fleming A, Guell-Peris FJ, Riemersma RA, Fenn LN, Fox KA, Mc Dicken WN (1994) Color Doppler Myocardial Imaging: A new technique for the assessment of myocardial function. J Am Soc Echocardiography 7: 441–458
30. Tei C, Sakamati T, Shah PM et al. (1983) Myocardial contrast echocardiography: A reproducible technique of myocardial opacification for identifying regional perfusion deficits. Circulation 67: 585–593
31. Ten Cate FJ, Widimsky P, Cornel HJ, Waldstein DJ, Serruys P, Waaler (1993) Intracoronary Albunex: its effect on left ventricular hemodynamics, function and coronary sinus flow in humans. Circulation 88: 2123–2127
32. Tiemann K, Becher H, Bimmel D, Schlief R, Nanda N (1997) Stimulated acoustic emission – nonbackscatter contrast effect of microbubbles seen with harmonic power Doppler imaging. Echocardiography 14: 65–70
33. Tuchnitz A, von Bibra H, Sutherland GR, Erhardt W, Henke J, Schömig A (1997) Doppler energy, a new acquisition technique for the transthoracic detection of myocardial perfusion defects using a venous contrast agent. J Am Soc Echocardiography 10: 881–890
34. Voci P, Bilotta F, Caretta Q, Chiarotti F, Mercantini D, Marino B (1993) Mechanisms of incomplete cardioplegia distribution during coronary artery surgery. Anesthesiology 79: 904–912
35. Wei K, Skyba D, Firschke C, Jayaweera A, Lindner J, Kaul S (1997) Interactions between microbubbles and ultrasound – in vitro and in vivo observations. J Am Coll Cardiol 29: 1081–1088
36. Wei K, Firoozan S, Jayaweera A, Linka A, Kaul S (1997) Detection of coronary stenoses from venous administration of microbubbles: Bolus injection or continuous infusion? Circulation 96: suppl I: 214
37. Wiewall-Winkelmann J, Jill Block R, Feinstein S (1997) Usefulness of echo enhancement in stress echocardiography (USA experience). In: Nanda N, Schlief R, Goldberg B (eds.) Advances in echo imaging using contrast enhancement. Kluwer academic Publishers, Dordrecht Boston London pp 361–370

Anschrift der Verfasserin:
Prof. Dr. H. von Bibra
Clinical Physiology
University Hospital
S-58185 Linköping

Myokard-Kontrastechokardiographie: Experimentelle Ergebnisse und klinisches Potential

C. Firschke

Deutsches Herzzentrum und 1. Medizinische Klinik der Technischen Universität München

Einleitung

Nach Injektion Mikroluftbläschen enthaltender Lösungen ins Blut läßt sich ihre Passage durch die myokardiale Mikrozirkulation echokardiographisch als Myokardopazifizierung erfassen. Dieses Phänomen bildet die Grundlage der Myokard-Kontrastechokardiographie, die so eine Beurteilung der Myokardperfusion erlaubt. Bisher wurde diese Methode zwar auch klinisch angewendet, blieb aber im wesentlichen wissenschaftlichen Fragestellungen vorbehalten, da ausreichende Myokardopazifizierung nur nach intrakoronarer Kontrastinjektion erzielt werden konnte. Die Entwicklung stabilerer und lungenkapillargängiger Echokontrastmittel, neuer 2-D-echokardiographischer und Doppler Verfahren (wie harmonic imaging oder Power Doppler) sowie die Verwendung der intermittierenden Bildgebung (30) haben die Technik der Myokard-Kontrastechokardiographie in letzter Zeit wesentlich verbessert. So erfuhr die Methode die entscheidende Erweiterung ihres klinischen Potentials: zunächst tierexperimentell konnte diagnostisch verwertbare Myokardopazifizierung nach venöser Injektion von Echokontrastmittel erzielt werden (8, 10). Erste klinische Studien bestätigen die Bedeutung dieser vielversprechenden Ergebnisse: Die venöse Kontrastechokardiographie wird als Alternative zu den klassischen nuklearmedizinischen Verfahren der myokardialen Perfusionsbeurteilung denkbar (21). Darüberhinaus verbesserten sich aber auch die Möglichkeiten bei arterieller Kontrastgabe: Nach Aortenwurzelinjektion (die anders als die direkte intrakoronare Applikation die simultane Beurteilbarkeit von Myokardsegmenten unterschiedlicher Gefäßversorgung erlaubt) waren experimentell quantitative Ergebnisse mit sehr guter Bildqualität erzielbar (7). Dies ist für die Verwendung der Myokard-Kontrastechokardiographie im Herzkatheterlabor von großem Interesse.

Im folgenden soll ein Überblick über klinisch relevante, experimentelle Vorarbeiten der letzten Zeit gegeben werden; zudem erfolgt eine Darstellung bestehender klinischer Einsatzgebiete und potentieller zukünftiger Anwendungen. Ohne Anspruch auf Vollständigkeit werden bisherige Ergebnisse thematisch unter 5 Überschriften zusammengefaßt: Erkennung und Quantifizierung von Koronarstenosen, Risk area und Infarktgröße, Nachweis von Kollateralperfusion, Myokardvitalität, Intraoperative Myokard-Kontrastechokardiographie.

Erkennung und Quantifizierung von Koronarstenosen

Im Gegensatz zur Koronarangiographie, die die Morphologie der epikardialen Koronargefäße erfaßt, kann mit Hilfe der Myokard-Kontrastechokardiographie die funktionelle Auswirkung von Koronarstenosen auf die Myokarddurchblutung dargestellt werden.

Da der Herzmuskel anders als der Skelettmuskel seinen Energiebedarf überwiegend aus aerobem Stoffwechsel deckt, stellt die Verfügbarkeit von Sauerstoff den kritischen Parameter der Myokardperfusion dar. Andererseits ist die Sauerstoffextraktion im Herzen bereits unter Ruhebedingungen nahezu maximal, so daß erhöhter kardialer O_2-Bedarf im wesentlichen durch gesteigerte Blutzufuhr gedeckt werden muß (6, 24, 34). Daher wurde „Myokardperfusion" traditionell im Sinne von Myokarddurchblutung verstanden und die Charakterisierung von regionalen koronaren bzw. myokardialen Flußunterschieden wurde zum Grundstein für die Einschätzung der funktionellen Relevanz von Koronarstenosen. Bekanntlich bleibt der Ruhefluß in einer Koronararterie trotz Stenosierung konstant bevor nicht eine Reduktion des Gefäßlumendiameters von ca. 85 % überschritten ist, d.h. eine hochgradige Stenose vorliegt (9). Ruheflußmessungen sind somit zur differenzierten funktionellen Charakterisierung von Koronarstenosen nicht geeignet. Eine zutreffendere Klassifizierung läßt sich erreichen, wenn das Flußverhalten unter körperlicher oder pharmakologischer Belastung graduiert wird.

Das Prinzip zunehmend eingeschränkter Flußreserve von Koronarstenosen zunehmenden Schweregrades machen sich etablierte Verfahren wie Myokardszintigraphie oder Streßechokardiographie zunutze, indem sie sekundär bedingte Veränderungen wie myokardiale Perfusionsinhomogenitäten bzw. Wandbewegungsstörungen nachweisen. Es ist bekannt, daß dieses Prinzip auch auf die Myokard-Kontrastechokardiographie angewendet werden kann (22). Im Gegensatz zu anderen Techniken zur Darstellung der Myokardperfusion, bei denen die verwendeten Tracer entweder in die Zelle aufgenommen werden (wie im Fall von Thallium oder Technetium) oder teils in den Extravasalraum diffundieren (wie im Fall von Röntgenkontrastmitteln), handelt es sich bei den in den Echokontrastmitteln enthaltenen Mikrobläschen um Tracer, die während ihrer myokardialen Passage vollständig innerhalb des Gefäßsystems verbleiben. Im Tiermodell und auch beim Menschen hat sich gezeigt, daß ihre myokardiale Transitzeit weitgehend der von roten Blutkörperchen entspricht (13, 15). Aufgrund dieser Eigenschaften der Mikrobläschen besitzt die Kontrastechokardiographie hervorragende Voraussetzungen für die Beurteilung des Blutflußes im Myokard. Unter Berücksichtigung bestimmter technischer Kautelen (Verwendung niedriger Kontrastmittelvolumina, um Messungen im linearen Bereich der Beziehung Bläschenkonzentration/Videointensität zu gewährleisten; digitale Bildbearbeitung bzw. standardisierte Injektion bei intrakoronarer Applikation) lassen sich mittels des Analyseverfahrens der Videointensitometrie (Messung der Videosignalamplitude als Funktion der Zeit) Myokard-Kontrastechokardiogramme quantifizieren. Zur Beurteilung des Myokardflußes haben sich im Tiermodell beispielsweise die myokardiale Transitzeit des Kontrastmittels (20) oder davon abgeleitet der Videointensitätsquotient zum Zeitpunkt des maximalen Videointensitätsunterschiedes zwischen 2 Perfusionsarealen bewährt (12). Abbildung 1 illustriert diesen letztgenannten Parameter am Beispiel eines Kurzachsenschnittes (Tiermodell, epikardiale Beschallung) bei koronarer Hyperämie und Stenose des Ramus circumflexus nach Aortenwurzelinjektion von 0,5 ml Albunex. Das ursprüngliche Grauwertbild wurde in mehreren Schritten digital nachbearbeitet: Hintergrundsubtraktion; lineare Spreizung des Grauwertespektrums im subtrahierten Bild auf einen Bereich von

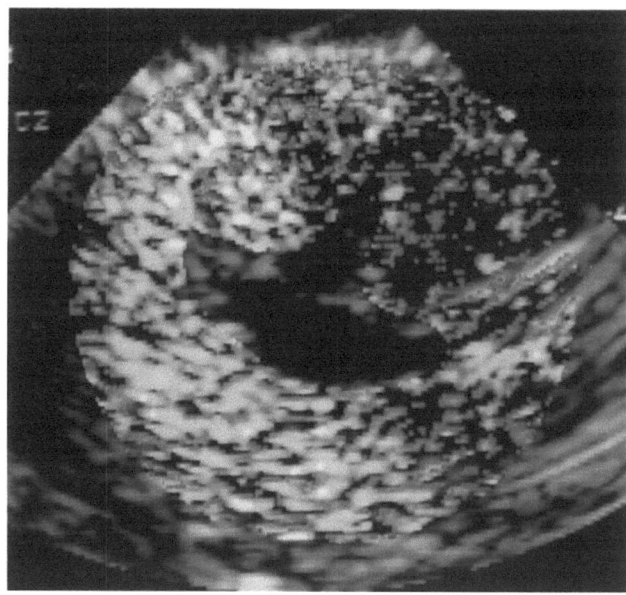

Abb. 1. Kurzachsenschnitt im Tierexperiment, in Ruhe nicht flußlimitierende Koronarstenose im Bereich der LCX (durch mechanischen Okkluder); pharmakologisch induzierte koronare Hyperämie; epikardiale Beschallung, continuous fundamental imaging (2 Mhz Sende- und Empfangsfrequenz); Aortenwurzelinjektion von 0,5 ml Albunex (Injektionsgeschwindigkeit 1,5 ml/s); im Versorgungsbereich der LCX deutlich erkennbar (mit dunkleren Farben kodierte) reduzierte Perfusion – im Vergleich dazu im Versorgungsbereich der nicht stenosierten LAD helle Farben, die eine regelrechte Perfusion repräsentieren.

0–128, wobei das hellste Pixel dem Wert 128 zugeordnet wurde und alle übrigen proportional niedrigere Werte erhielten; Farbkodierung des resultierenden Bildes (steigende Kontrastierung wird durch Farbübergänge von Rot über Orange, Gelb bis hin zu Weiß repräsentiert). Aufgrund des im LCX-Versorgungsbereich (stenosebedingt) verringerten myokardialen Blutvolumens und Flußes (3, 12) ist der Transit des Echokontrastmittels verlangsamt und der maximale Kontrasteffekt erreicht dort (rot kodiert) nicht die Intensität des LAD-Versorgungsbereiches (gelb kodiert). Es konnte mehrfach gezeigt werden, daß das Verhältnis der Videointensitäten verschiedener Myokardareale dem mit radioaktiven Mikrosphären bestimmten Flußverhältnis entspricht (12, 20).

Experimentell ließen sich kürzlich vergleichbare quantitative Ergebnisse auch nach venöser Kontrastapplikation nachweisen (8). Abbildung 2 zeigt ein Beispiel dafür: Ebenso wie im vorangegangenen Fall wurde während pharmakologisch induzierter koronarer Hyperämie eine LCX Stenose angelegt und die beschriebene Nachverarbeitung der echokardiographischen Bilder durchgeführt. Die Perfusionsareale von LAD und LCX unterscheiden sich nach venöser Bolusinjektion in der maximalen Videointensität, nicht jedoch in der Kontrasttransitzeit, da die langandauernde Kontrastanflutung den nur kurzen myokardialen Transit überlagert. Dadurch wird eine Differenzierung unterschiedlicher Flußverhältnisse auf der Basis dieses Parameters verhindert (8). Der maximale Kontrasteffekt als Ausdruck des myokardialen Blutvolumens (38) eignet sich jedoch zur Differenzierung der funktionellen Relevanz unterschiedlich ausgeprägter Stenosierungen und zeigt im Experiment eine gute Übereinstimmung mit Flußbestimmungen mittels radioaktiv markierter Mikrosphären (8), da Veränderungen von Fluß und Volumen im Fall pharmakologisch induzierter Hyperämie miteinander gekoppelt sind (8, 12).

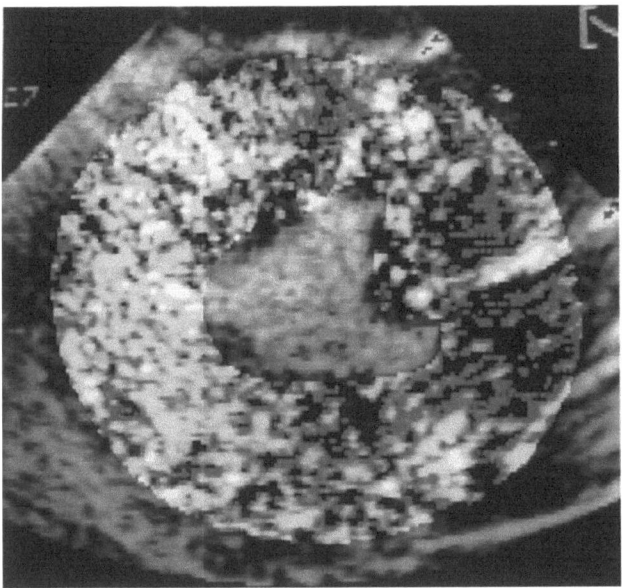

Abb. 2. Kurzachsenschnitt im Tierexperiment, in Ruhe nicht flußlimitierende Koronarstenose im Bereich der LCX (durch mechanischen Okkluder); pharmakologisch induzierte koronare Hyperämie; epikardiale Beschallung, harmonic imaging (2 Mhz Sende- und 4 Mhz Empfangsfrequenz), intermittierende Bildgebung (1 endsystolisches Bild pro Herzzyklus); venöse Bolusinjektion (infolgedessen kontrastgefülltes LV-Cavum) von 1 ml FS069; im Versorgungsbereich der LCX zeigt sich während Hyperämie deutlich geringere Myokard-Kontrastierung (durch dunkles Rot repräsentiert), der ein (mittels radioaktiv markierter Mikrosphären gemessener) reduzierter Koronarfluß in diesem Bereich entspricht.

Die bisher vorliegenden klinischen Erfahrungen zur kontrastechokardiographischen Beurteilung der funktionellen Relevanz von Koronarstenosen (4, 29, 33) beruhen überwiegend auf intrakoronaren Kontrastinjektionen; dabei konnten gute Korrelationen der im vorangegangenen Absatz genannten Parameter z.B. im Vergleich mit Dopplerflußmessungen (29) erzielt werden. Kürzlich gelang jedoch auch nach venöser Injektion moderner lungenkapillargängiger Kontrastmittel und unter Verwendung von „intermittent harmonic imaging" der qualitative Nachweis myokardialer Perfusionsdefekte in guter Übereinstimmung mit simultan durchgeführter Myokardszintigraphie. Abbildung 3 zeigt die kontrastechokardiographischen und szintigraphischen Befunde eines Patienten vor und während pharmakologischer Belastung mit Dipyridamol: Auf der rechten Seite erkennt man im echokardiographischen apikalen 4-Kammerblick vor Belastung (oben) sowie dem korrespondierenden Schnitt in der TC 99m Sestamibi SPECT Untersuchung (darunter) ein im wesentlichen homogenes Signal im Bereich von Septum und Lateralwand. Im Gegensatz dazu läßt sich bei diesem Patienten mit beiden Verfahren während Dipyridamolinfusion ein großer, reversibler Perfusionsdefekt der lateralen Wand dokumentieren (Bilder links in Abb. 3). Erstmals konnten in dieser Studie somit echokardiographisch Informationen über die Myokardperfusion von Patienten gewonnen werden, die bisher nur mit nuklearmedizinischen Verfahren zugänglich waren.

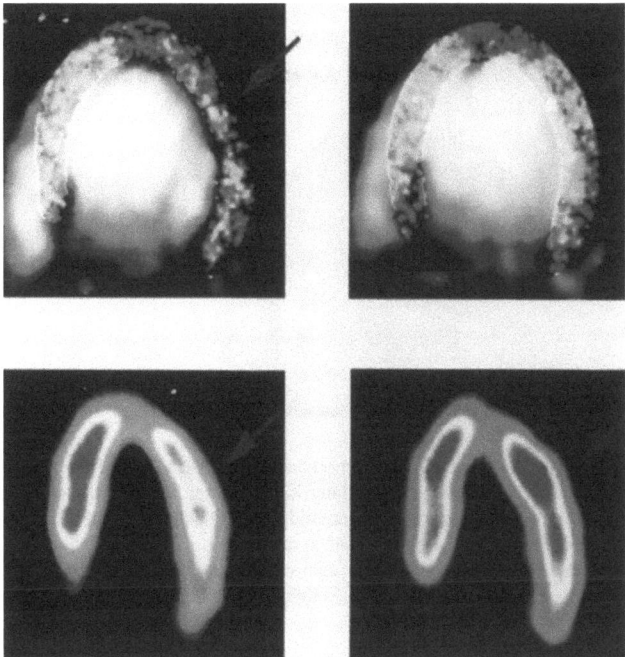

Abb. 3. Vergleich zwischen Myokard-Kontrastechokardiographie (intermittent harmonic imaging) und Sestamibi SPECT zur Erkennung reversibler Perfusionsdefekte unter Dipyridamolinfusion; in der oberen Reihe echokardiographische 4-Kammerblicke eines Patienten: rechts vor und links während pharmakologischer Belastung; darunter die korrespondierenden SPECT Befunde; sowohl in der Kontrastechokardiographie als auch in der Szintigraphie tritt unter Belastung (links) ein großer reversibler Perfusionsdefekt der lateralen Wand des linken Ventrikels auf (mit Genehmigung der American Heart Association aus (21)).

Risk area und Infarktgröße

Als risk area wird das während Koronarokklusion von der Durchblutung ausgeschlossene Myokardareal bezeichnet, innerhalb dessen Grenzen sich in Abhängigkeit von der Dauer des Gefäßverschlußes von endokardial nach epikardial („wavefront phenomenon") mehr oder weniger ausgedehnte Nekrosen entwickeln können (32). Da es sich, wie bereits erwähnt, bei den akustisch aktiven Bestandteilen der Echokontrastmittel, den Mikrobläschen, um einen ausschließlich intravaskulären Tracer handelt, kommt die risk area kontrastechokardiographisch als Opazifizierungsdefekt zur Darstellung. Tierexperimentell konnte mehrfach gezeigt werden, daß sich die risk area mittels Kontrastechokardiographie nicht nur korrekt lokalisieren läßt, sondern daß die echokardiographisch abgrenzbaren Kontrastdefekte auch in ihrer Ausdehnung exakt den zugrundeliegenden (z.B. mit Radionuklidverfahren definierten) Perfusionsdefekten entsprechen (18). Abbildung 4 zeigt ein Beispiel für korrespondierende Defekte in der Myokard-Kontrastechokardiographie (A) und post-mortem Technetium Autoradiographie (B) nach Okklusion der LCX am offenen Hundeherzen. Die weitgehende Entsprechung beider Defektgrößen ist gut erkennbar.

A

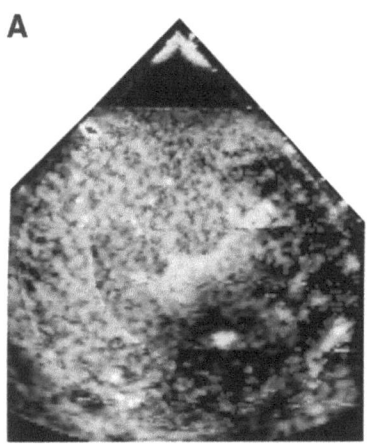

B

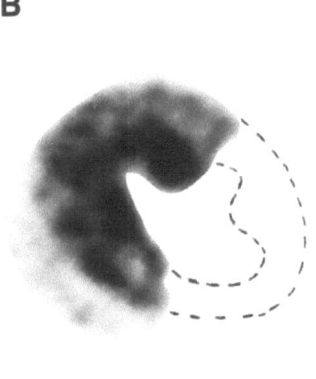

Abb. 4. LCX-Verschluß mittels mechanischem Okkluder im Tierexperiment; Myokard-Kontrastechokardiographie (A): epikardiale Beschallung in der kurzen Achse; harmonic imaging (2 Mhz Sende- und 4 Mhz Empfangsfrequenz); intermittierende Bildgebung (1 endsystolisches Bild pro Herzzyklus); venöse Bolusinjektion von 1 ml FS069; großer Kontrastdefekt im Versorgungsbereich der verschlossenen LCX; post mortem Technetium Autoradiographie (B) in der dem echokardiographischen Kurzachsenschnitt entsprechenden Ebene mit korrespondierendem Defekt im LCX-Areal (mit Genehmigung der American Heart Association aus (8)).

Der Zelluntergang im Bereich infarzierten Gewebes ist mit einer Schädigung der Mikrozirkulation vergesellschaftet, deren räumliche Ausdehnung der der Nekrose entspricht (16, 25, 40). Nach Reperfusion läßt sich daher mittels Myokard-Kontrastechokardiographie, die die Mikrozirkulation abbildet, die Größe eines Myokardinfarktes definieren. Dabei ist jedoch zu bedenken, daß unmittelbar nach Reperfusion (für einige Stunden bis zu einem Tag) reaktive Hyperämie im Bereich des betroffenen Myokards herrscht. Dieses Phänomen führt zur Unterschätzung der Infarktgröße durch die Myokard-Kontrastechokardiographie zu diesem Zeitpunkt, so daß sich dann nur bei großen Infarkten ein Perfusionsdefekt zeigt. Die tatsächliche Infarktausdehnung läßt sich aber aufgrund der im Vergleich zu normalem Myokard eingeschränkten mikrovaskulären Reserve im Infarktbereich durch die Gabe eines Vasodilatators demaskieren (43). Abbildung 5 zeigt (tierexperimentelle) Beispiele für myokardiale Perfusionsdefekte 15 Minuten nach Reperfusion einer für 4 Stunden okkludierten LCX. In Abbildung 5A ist das mittels TTC-Färbung post mortem demarkierte Infarktareal dargestellt. Kontrastechokardiographisch läßt sich die Infarktausdehnung nur während pharmakologisch induzierter Hyperämie korrekt beurteilen (5B ohne und 5C mit Infusion eine Vasodilatators).

In diese Zusammenhänge fügen sich die klinischen Ergebnisse von Ito et al. (14) ein, die bei 25 % von Patienten mit akutem Myokardinfarkt unmittelbar nach erfolgreicher Angioplastie oder Thrombolyse fehlende Perfusion in dem vom wiedereröffneten Gefäß versorgten Myokard nachgewiesen haben („no-reflow" Phänomen). Diese Patienten zeigten im weiteren Verlauf keine Verbesserung ihrer regionalen LV-Funktion im Vergleich zu den Patienten, die in der Myokard-Kontrastechokardiographie eine erfolgreiche myokardiale Reperfusion aufwiesen. Ito's Ergebnisse zeigen, daß der Nachweis des wiederhergestellten antegraden epikardialen Koronarflußes nicht automatisch die Information über die myokardialen Perfusionsverhältnisse beinhaltet. Die kontrastechokardiographisch dokumentierte Qualität der Myokardperfusion als frühes Maß der Infarktgröße unmittelbar nach

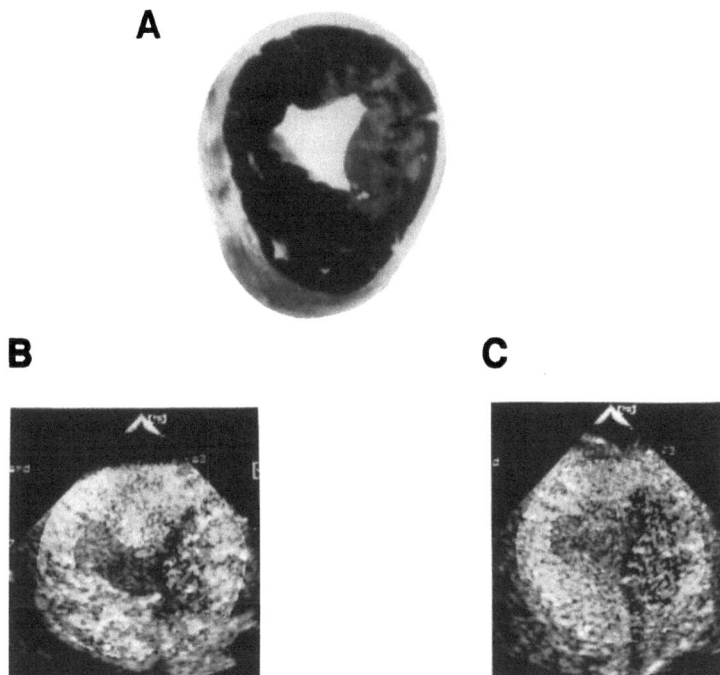

Abb. 5. Reperfusion 15 Minuten nach 4-stündigem Verschluß der LCX im Tierexperiment; post mortem Färbung mit Triphenyl Tetrazoliumchlorid (A), Myokard-Kontrastechokardiographie (venöse Bolusinjektion von 1 ml FS069, intemittent harmonic imaging) in der kurzen Achse vor (B) und während pharmakologisch induzierter koronarer Hyperämie ((C), Details siehe Text).

Reperfusion erwies sich in dieser Studie als wichtiger prognostischer Faktor der regionalen, kontraktilen Myokardfunktion.

Die echokardiographische Darstellung von risk area und Infarktgröße wird breite klinische Anwendung erfahren, wenn eine Beurteilung nach venöser Kontrastgabe auch beim Patienten möglich ist. Experimentell konnte dies bereits gezeigt werden (8, 10). Man stelle sich beispielsweise einen Patienten aus der großen Gruppe derer vor, die sich mit akuten Thoraxschmerzen, aber nicht diagnostischem EKG im Krankenhaus vorstellen. Zum Ausschluß eines akuten Herzinfarktes werden lege artis serielle EKG- und Enzymdiagnostik durchgeführt. Dabei ergeben sich unter Umständen (angesichts der bekannten Latenz des Anstiegs der herzspezifischen Enzyme) zwangsläufig Verzögerungen bis eine sichere Diagnose gestellt werden kann. Die Möglichkeit zur Myokardszintigraphie (wie bei dieser Befundkonstellation von AHA und ACC empfohlen (35)) oder der unverzüglichen Koronarangiographie besteht in den meisten Krankenhäusern nicht. Im Gegensatz dazu ist die Echokardiographie ein flächendeckend verfügbares Verfahren. Der kontrastechokardiographische Nachweis oder Ausschluß einer typischen risk area im Falle unseres imaginären Patienten würde die unverzögerte Weichenstellung für oder gegen eine Lysetherapie ermöglichen. Es ist nicht utopisch, von einer solchen Strategie aufgrund des Zeitgewinns ein verbessertes outcome der Patienten mit tatsächlichem Herzinfarkt zu erwarten bzw. andererseits die Einsparung von Kosten durch den Wegfall unnötiger stationärer Aufnahmen von Patienten, bei denen ein Infarkt früh ausgeschlossen werden kann. Darüberhinaus wäre durch die beliebig wiederholbare nichtinvasive Myokard-Kontrastechokardiographie nach Lyse oder Koronarintervention die Überprüfung des Erfolges der Reperfusion möglich. Die vorangegangenen Überlegungen sollen das klinische Potential der kontrastechokardiographischen Nachweismöglichkeit von risk area und Infarktareal verdeutlichen, müssen aber ihre Tragfähigkeit zunächst in klinischen Studien unter Beweis stellen.

Nachweis von Kollateralperfusion

Die Diameter der überwiegenden Mehrzahl koronarer Kollateralgefäße sind kleiner als 100 µm (27) und liegen somit unterhalb der Nachweisgrenze der Koronarangiographie. Die Mikrobläschengröße der Echokontrastmittel beträgt im Mittel ca. 4 µm; nicht nur ihre Größe, sondern auch ihre „Rheologie" ist weitgehend mit Erythrozyten vergleichbar (15, 23). Daher können Gefäße mit Diametern < 10 µm und somit Kollateralen wesentlich effektiver durch Kontrastechokardiographie als durch die Koronarangiographie dargestellt werden (11, 37, 42). Es ist infolgedessen auch nicht erstaunlich, daß die Korrelation zwischen koronarangiographisch und kontrastechokardiographisch nachgewiesenen

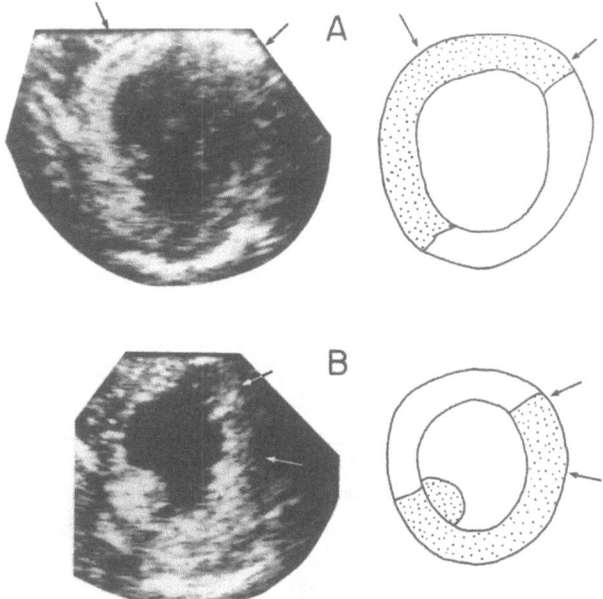

Abb. 6. Kontrastechokardiographischer Nachweis der vollständigen Kollateralisierung einer verschlossenen LAD; myokardiale Kontrastierung nach RCA Injektion des Echokontrastmittels nicht nur im RCA-Gebiet, sondern auch in der medialen Hälfte des LAD-Versorgungsgebietes (durch Pfeile gekennzeichnet in A), myokardiale Kontrastierung nach LCA Injektion des Echokontrastmittels nicht nur im LCX-Gebiet, sondern auch in der lateralen Hälfte des LAD-Versorgungsgebietes (durch Pfeile gekennzeichnet in B; mit Genehmigung der American Heart Association aus (37)).

Kollateralen schlecht ist. Sabia et al. (37) konnten in einer klinischen Untersuchung mittels Myokard-Kontrastechokardiographie zeigen, daß trotz Koronarverschlußes das von der verschlossenen Arterie abhängige Myokard vollständig (von Kollateralen) perfundiert sein kann. Abbildung 6 zeigt Kurzachsenschnitte eines Patienten mit verschlossener LAD. Echokontrastmittelinjektion in die rechte Koronararterie führte zu Myokardopazifizierung im Versorgungsbereich dieses Gefäßes, zusätzlich jedoch auch in der medialen Hälfte des LAD-Areals (siehe Pfeile in Abb. 6A). Nach Hauptstamminjektion des Kontrastmittels wurde nicht nur, wie erwartet, der Versorgungsbereich des Ramus circumflexus, sondern auch die laterale Hälfte des LAD-Versorgungsgebietes kontrastiert (siehe Pfeile in Abb. 6B). Dieses Beispiel zeigt erneut, daß der Zustand des epikardialen Koronargefäßes nur bedingt Information über die tatsächliche Perfusion des Herzmuskels beinhaltet. Die Myokard-Kontrastechokardiographie bietet in Ergänzung zur angiographischen Information über die Morphologie der epikardialen Koronargefäße somit (in diesem Fall durch die effektivere Darstellung der Kollateralversorgung) wichtige Zusatzinformationen über die mikrovaskuläre Endstrecke, die für den Funktionszustand des Myokards entscheidend ist (14, 36).

Myokardvitalität

Die Definition des Begriffes „Myokardvitalität" orientiert sich traditionell an der zentralen Funktion der Herzmuskelzellen, der Kontraktilität. Ethymologisch von lateinisch „vitalis" = „Lebenskraft habend" stammend, versteht man unter „vitalem" Myokard Herzmuskelgewebe, das bei regelrechter Perfusion kontraktionsfähig ist. Kontraktile Myokardsegmente enthalten demnach (selbst bei reduzierter Kontraktionsfähigkeit) zweifelsfrei vitales Gewebe. Akinetische Segmente können aber durchaus ebenfalls vitales Gewebe enthalten. Die Ätiologie myokardialer, kontraktiler Dysfunktion ist heterogen und umfaßt neben der Myokardnekrose auch Ischämie oder andere reversible Funktionseinschränkungen wie das sog. „stunned" oder „hibernating" Myokard. Die Beurteilung wird zusätzlich dadurch erschwert, daß unterschiedliche Ursachen kontraktiler Dysfunktion nicht nur beim gleichen Patienten, sondern auch in einem einzelnen Myokardsegment vorliegen können.

Ob und in welchem Ausmaß in akinetischem Myokard vitales Gewebe vorhanden ist, läßt sich durch den Nachweis von Zeichen intakter Myokardzellfunktion klären, wie etwa metabolischer Aktivität (durch PET oder MR-Spektroskopie), regelrechter Zellmembran- bzw. Mitochondrienfunktion (durch Thallium- bzw. Technetium-99m Myokardszintigraphie) oder kontraktiler Reserve (durch Dobutaminechokardiographie bzw. MR). Die Myokard-Kontrastechokardiographie, als weitere Alternative, definiert die Topographie der mikrovaskulären Durchblutung, die einen unteren Schwellenwert von ca. 20 ml Fluß/min/g Herzmuskelmasse (ca. 20 % des Normalwertes) gewährleisten muß, um metabolische Aktivität, Membran- und Mitochondrienfunktion bzw. kontraktile Reserve erhalten zu können (17, 32). Da sich mittels Myokard-Kontrastechokardiographie ab Flüssen in diesem Bereich Myokardopazifizierung erzielen läßt (19), zeigen kontrastierte Areale einen für die Erhaltung von vitalem Myokard ausreichenden residuellen Fluß an.

Insbesondere nach abgelaufenem Infarkt konnte die Fähigkeit der Myokard-Kontrastechokardiographie zum Nachweis vitalen Myokards in klinischen Studien belegt werden (1, 2, 31). Ab einer Infarktausdehnung von mehr als ca. 20 % der transmuralen Muskel-

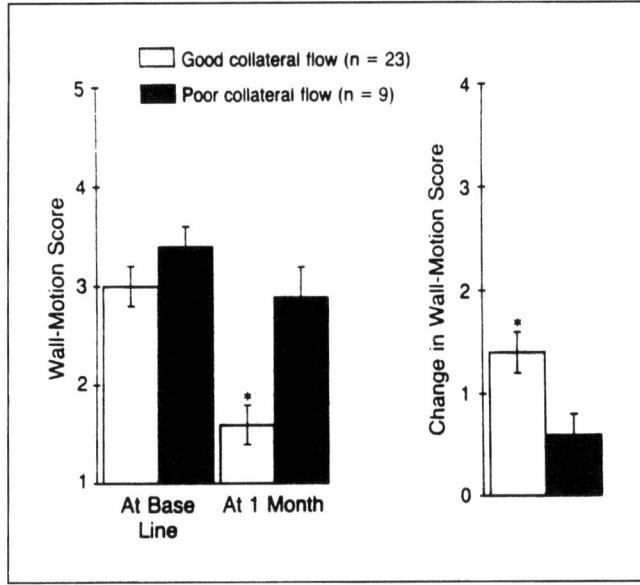

Abb. 7. Wandbewegungsscores vor und 1 Monat nach erfolgreicher Koronarangioplastie (von 1 = normal bis 5 = Dyskinesie) in Abhängikeit vom Ausmaß der präinterventionell kontrastechokardiographisch definierten Kollateralisierung; nur bei Patienten mit guter präinterventioneller Kollateralisierung konnte 1 Monat später eine signifikante Verbesserung der regionalen Wandbewegung festgestellt werden (mit Genehmigung der Massachusetts Medical Society aus (36)).

dicke bleiben betroffene Segmente auch nach Abklingen des postischämischen „stunning" akinetisch, da dann die endokardnahe Muskelschicht weitgehend nekrotisiert ist, die in Ruhe den wesentlichen Teil der systolischen Wandverdickung leistet (26). Trotz Akinesie kann in diesen Bereichen demnach bis zu 80 % vitales Myokard vorliegen. Insbesondere vor geplanten Revaskularisationen erlangt der Nachweis von Myokardopazifizierung in akinetischen Bezirken klinische Bedeutung; es konnte gezeigt werden, daß sich damit (durch Kollateralperfusion) vital erhaltene Areale im Versorgungsbereich verschlossener Gefäße identifizieren lassen und aufgrund dieser Befunde prognostische Aussagen über die später zu erwartende Entwicklung der kontrakilen Funktion getroffen werden können (36). Abbildung 7 illustriert diese Ergebnisse: Eine signifikante Verbesserung der regionalen Wandbewegung im Infarktbereich stellte sich 1 Monat nach Wiedereröffnung des Infarktgefäßes nur dann ein, wenn in der vorher durchgeführten Kontrastechokardiographie ausreichender Kollateralfluß und somit die Voraussetzung für erhaltene myokardiale Vitalität diagnostiziert werden konnte. Im Gegensatz dazu zeigten Areale ohne entsprechenden Nachweis durch die Myokard-Kontrastechokardiographie im Verlauf keine signifikante Funktionsverbesserung. Diese Studie unterstreicht die über die klassische Beurteilung der regionalen Wandbewegung hinausgehende klinische Relevanz der kontrastechokardiographischen Information für die Beurteilung der Myokardvitalität.

Intraoperative Myokard-Kontrastechokardiographie

Durch die Verwendung hyperkalämischer Kardioplegielösungen bei Herzoperationen soll ein temporärer „Stillstand" der Myokardzellfunktion erreicht werden. Gelingt dies nicht, kann ein perioperativer Infarkt auftreten, da das Myokard während der Operation nicht mit Blut versorgt wird. Bei operativen Myokardrevaskularisationen wurde die Technik der Myokard-Kontrastechokardiographie daher zur Beurteilung der Qualtiät der Kardioplegieperfusion verwendet; diese Information kann zur Entscheidung über die Revaskularisationspriorität unterschiedlicher Myokardareale mit dem Ziel der Reduktion perioperativer Ischämie verwendet werden (41).

Darüberhinaus kann die Myokard-Kontrastechokardiographie zur intraoperativen Erfolgsbeurteilung der Revaskularisation beitragen (28, 39); durch die Beurteilung der Graft-vermittelten Myokardperfusion lassen sich Probleme, beispielsweise im Bereich der distalen Graftanastomose, frühzeitig erkennen und können noch während des Eingriffes revidiert werden.

Zusammenfassung

Seit De Maria 1980 erstmals über die Möglichkeit der myokardialen Opazifizierung durch Echokontrastmittel berichtete (5), sind Prinzipien der Myokard-Kontrastechokardiographie in zahlreichen experimentellen und klinischen Untersuchungen erarbeitet worden. Große Übereinstimmung herrscht über die Fähigkeit der Myokard-Kontrastechokardiographie relative Unterschiede der Myokardperfusion erkennen zu können, während Quantifizierungsversuche des absoluten Myokardflußes auf wenige experimentelle Ansätze beschränkt sind. Aufgrund der Verfügbarkeit pulmonalkapillargängiger Kontrastmittel und hochsensitiver echokardiographischer Methoden wird derzeit in verschiedenen klinischen Studien die diagnostische Wertigkeit einer nichtinvasiven (durch venöse Kontrastmittelgabe vermittelten) Myokard-Kontrastechokardiographie zur Erkennung und Verlaufsbeurteilung der koronaren Herzerkrankung geprüft. Die bisher vorgelegten Ergebnisse sind sehr vielversprechend und lassen eine breite klinische Anwendung des Verfahrens in den nächsten Jahren erwarten.

Literatur

1. Agati L, Voci P, Bilotta F et al. (1994) Influence of residual perfusion within the infarct zone on the natural history of left ventricular dysfunction after acute myocardial infarction: a myocardial contrast echocardiographic study. J Am Coll Cardiol 24: 336–342
2. Camarano GP, Ragosta M, Gimple LW, Powers ER, Kaul S (1995) Identification of viable myocardium with contrast echocardiography in patients with poor left ventricular systolic function caused by recent or remote myocardial infarction. Am J Cardiol 75: 215–219

3. Canty JM, Judd RM, Brody AS, Klocke FJ (1991) First-pass entry of non-ionic contrast agent into the myocardial extravascular space: effects on radiographic estimates of transit time and blood volume. Circulation 84: 2071–2078
4. Cheirif J, Zoghbi WA, Raizner AE, Minor ST, Winters WL, Klein MS, De Bauche TL, Lewis JM, Roberts R, Quinones MA (1988) Assessment of myocardial perfusion in humans by contrast echocardiography. I. Evaluation of regional coronary reserve by peak contrast intensity. J Am Coll Cardiol 11: 735–743
5. De Maria AN, Bommer WJ, Riggs K, Dijee A, Koewn M, Ling Kwan O, Mason DT (1980) Echocardiographic visualization of myocardial perfusion by left heart and intracoronary injections of echocontrast agents. Circulation 62 Suppl II: II-143
6. Eckenhoff JE, Hafkenschiel JH, Landmesser CM, Harmel M (1947) Cardiac oxygen metabolism and control of the coronary circulation. Am J Physiol 149: 634–640
7. Firschke C, Lindner JR, Goodman NC, Skyba DM, Wei K, Kaul S (1997) Myocardial contrast echocardiography in acute myocardial infarction using aortic root injections of microbubbles in conjunction with harmonic imaging: potential application in the Cardiac Catheterization Laboratory. J Am Coll Cardiol 29: 207–216
8. Firschke C, Lindner JR, Wei K, Goodman N, Skyba D, Kaul S (1997) Myocardial perfusion imaging in the setting of coronary artery stenosis and acute myocardial infarction using venous injection of a second-generation echocardiographic contrast agent. Circulation 96: 959–967
9. Gould KL, Lipscomb K, Hamilton GW (1974) Physiologic basis for assessing critical coronary stenosis. Am J Cardiol 33: 87–94
10. Grayburn PA, Erickson JM, Escobar J, Womack L, Velasco CE (1995) Peripheral intravenous myocardial contrast echocardiography using a 2 % dodecafluoropentane emulsion: identification of myocardial risk area and infarct size in the canine model of ischemia. J Am Coll Cardiol 26: 1340–1347
11. Grill HP, Brinkner JA, Taube J, Walford GD, Midei M, Flaherty JT, Weiss JL (1990) Contrast echocardiographic mapping of collateralized myocardium in humans before and after coronary angioplasty. J Am Coll Cardiol 16: 1594–1600
12. Ismail S, Jayaweera AR, Goodman NC, Camarano GP, Skyba DM, Kaul S (1995) Detection of coronary stenoses and quantification of the degree and spatial extent of blood flow mismatch during coronary hyperemia with myocardial contrast echocardiography. Circulation 91: 821–830
13. Ismail S, Jayaweera AR, Camarano G, Gimple LW, Powers ER, Kaul S (1996) Relation between air-filled albumin microbubble and red blood cell rheology in the human myocardium. Influence of echocardiographic systems and chest wall attenuation. Circulation 94: 445–451
14. Ito H, Tomooka T, Sakai N, Yu H, Higashino Y, Fujii K, Masuyama T, Kitabatake A, Minamino T (1992) Lack of myocardial perfusion immediately after successful thrombolysis: a predictor of poor recovery of left ventricular function in anterior myocardial infarction. Circulation 85: 1699–1705
15. Jayaweera AR, Edwards N, Glasheen WP, Villanueva FS, Abbott RD, Kaul S (1994) In vivo myocardial kinetics of air filled albumin micobubbles during myocardial contrast echocardiography. Circ Res 74: 1157–1165
16. Johnson WB, Malone SA, Pantley GA, Anselone CG, Bristow JD (1988) No reflow and extent of infarction during maximal vasodilation in the porcine heart. Circulation 78: 462–472
17. Jugdutt BI, Hutchins GM, Bulkley BM, Becker LC (1979) Myocardial infarction in the conscious dog: three-dimensional mapping of infarct, collateral flow and region at risk. Circulation 60: 1141–1150
18. Kaul S, Glasheen W, Ruddy TD, Pandian NG, Weyman AE, Okada RD (1987) The importance of defining left ventricular area at risk in-vivo during acute myocardial infarction: an experimental evaluation with myocardial contrast two-dimensional echocardiography. Circulation 75: 1249–1260
19. Kaul S, Kelly P, Oliner JD, Glasheen WP, Keller M, Watson DD (1989) Assessment of regional myocardial blood flow with myocardial two-dimensional echocardiography. J Am Coll Cardiol 13: 468–482
20. Kaul S, Kelly P, Oliner JD, Glasheen WP, Keller MW, Watson DD (1989) Assessment of regional myocardial blood flow with myocardial contrast two-dimensional echocardiography. J Am Coll Cardiol 13: 468–482
21. Kaul S, Senior R, Dittrich H, Raval U, Khattar R, Lahiri A (1997) Detection of coronary artery disease with myocardial contrast echocardiography. Comparison with 99mTc-Sestamibi single-photon emission computed tomography. Circulation 96: 785–792
22. Keller MW, Glasheen W, Smucker ML, Burwell LR, Watson DD, Kaul S (1988) Myocardial contrast echocardiography in humans. II. Assessment of coronary blood flow reserve. J Am Coll Cardiol 12: 925–934
23. Keller MW, Segal SS, Kaul S, Duling BR (1989) The behavior of sonicated albumin microbubbles within the microcirculation: a basis for their use during myocardial contrast echocardiography. Circ Res 65: 458–467
24. Khouri EM, Gregg DE, Rayford CR (1965) Effect of exercise on cardiac output, left coronary flow and myocardial metabolism in the unanesthetized dog. Circ Res 17: 427–437
25. Kloner RA, Ganote CE, Jennings RB (1974) The "no reflow" phenomenon after temporary coronary occlusion in the dog. J Clin Invest 54: 1496–1508

26. Lieberman AN, Weiss JL, Judgutt BI et al. (1981) Two-dimensional echocardiography and infarct size: Relationship of regional wall motion and thinning to the extent of myocardial infarction in the dog. Circulation 63: 739–746
27. Marcus ML (1983) The coronary collateral circulation. In: Marcus ML (ed) The coronary circulation in health and disease. Mc Graw-Hill, New York, pp 221–241
28. Mudra H, Zwehl W, Klauss V (1990) Intraoperative myocardial contrast echocardiography for assessment of regional bypass perfusion. Am J Cardiol 66: 1077
29. Porter TR, D'Sa A, Turner C, Jones LA, Minisi AJ, Mohanty PK, Vetrovec GW, Nixon JV (1993) Myocardial contrast echocardiography for the assessment of coronary blood flow reserve: validation in humans. J Am Coll Cardiol 21: 349–355
30. Porter TR, Xie F (1995) Transient myocardial contrast after initial exposure to diagnostic ultrasound pressures with minute doses of intravenously injected microbubbles. Circulation 92: 2391–2395
31. Ragosta M, Camarano GP, Kaul S, Powers E, Gimple LW (1994) Microvascular integrity indicates myocellular viability in patient with recent myocardial infarction: new insights using myocardial contrast echocardiography. Circulation 89: 2562–2569
32. Reimer KA, Jenning RB (1979) The "wavefront phenomenon" of myocardial ischemic cell death. Lab Invest 40: 633–644
33. Reisner SA, Ong LS, Fitzpatrick PG, Lichtenberg GS, Sullebarger JT, Allen MN, Meltzer RS (1992) Evaluation of coronary flow reserve using myocardial contrast echocardiography in humans. Eur Heart J 13: 389–394
34. Rubio R, Berne RM (1975) Regulation of coronary blood flow. Prog Cardiovas Dis 18: 105–122
35. Ryan TJ, Anderson JL, Antman EM, Braniff BA, Brooks NH, Califf RM, Hillis LD, Hiratzka LF, Rapaport E, Riegel BJ, Russel RO, Smith EE III, Weaver WD (1996) ACC/AHA guidelines for the management of patients with acute myocardial infarction: a report of the Amercian College of Cardiology/American Heart Association Task Force on Practice Guidelines (Committee on Management of Acute Myocardial Infarction). J Am Coll Cardiol 28: 1328–1428
36. Sabia PJ, Powers ER, Ragosta M, Sarembock IJ, Burwell LR, Kaul S (1992) An association between collateral blood flow and myocardial viability in patients with recent myocardial infarction. N Engl J Med 327: 1825–1831
37. Sabia PJ, Powers ER, Jayaweera AR, Ragosta M, Kaul S (1992) Functional significance of collateral blood flow in patients with recent acute myocardial infarction. A study using myocardial contrast echocardiography. Circulation 85: 2080–2089
38. Skyba D, Jayaweera AR, Goodman NC, Ismail S, Camarano G, Kaul S (1994) Quantification of myocardial perfusion with myocardial contrast echocardiography during left atrial injection of contrast: implication for venous injection. Circulation 90: 1513–1521
39. Spotnitz WD, Keller MW, Watson DD, Nolan SP (1988) Success of internal mammary bypass grafting can be assessed intraoperatively using myocardial contrast two-dimensional echocardiography. J Am Coll Cardiol 12: 196
40. Vanhaecke J, Flameng W, Borgers M, Jang I, Van de Werf F, De Geest H (1990) Evidence for decreased coronary flow reserve in viable postischemic myocardium. Circ Res 67: 1201–1210
41. Villanueva FS, Spotnitz WD, Jayaweera AR, Gimple LW, Dent J, Kaul S (1992) On-line intraoperative quantitation of regional myocardial perfusion during coronary artery bypass graft operations with myocardial contrast two-dimensional echocardiography. J Thorac Cardiovasc Surg 104: 1524–1531
42. Villanueva FS, Glasheen WP, Sklenar J, Kaul S (1993) Characterization of spatial patterns of flow within the reperfused myocardium by myocardial contrast echocardiography. Circulation 88: 2596–2606
43. Widimsky P, Cornel JH, Ten Cate FJ (1988) Evaluation of collateral blood flow by mycocardial contrast enhanced echocardiography. Br Heart J 59: 20–22

Anschrift des Verfassers:
Dr. med. Christian Firschke
Deutsches Herzzentrum München
Erwachsenenkardiologie/Herzkatheterlabor
Lazarettstraße 36
80636 München

Myokard-Doppler bei koronarer Herzkrankheit

H. von Bibra

Clinical Physiology, University Hospital, Linköping, Schweden

Myokard-Doppler-Imaging

Myokard-Doppler-Imaging ist eine neue Ultraschallmethode, bei der Dopplerinformation selektiv nur aus den von Gewebe reflektierten Ultraschallwellen analysiert wird. Obgleich erste myokardiale Geschwindigkeitsmessungen mittels gepulstem Doppler bereits 1972 und 1989 beschrieben worden sind (13, 17), stellte erstmals Mc Dicken et al. (18) mit seiner Publikation von 1991 die Farbdopplerverarbeitung myokardialer Signale als Modifikation von Standard-Ultraschallgeräten vor. Damit wurde der potentielle klinische Wert evident (19, 29). Die Dopplersignalverarbeitung von myokardialer Ultraschallinformation bietet im Vergleich zur herkömmlichen Grauwertabbildung im B-mode theoretische Vorteile: Sie hat ein besseres Signal-Rausch-Verhältnis insbesondere durch ihren systemimmanent niedrigeren Rauschpegel und erlaubt die genaue Messung verschiedener Geschwindigkeiten in einer großen Anzahl eng benachbarter Regionen. Damit ermöglicht diese neue Technik grundsätzlich die Quantifizierung der regionalen Myokardfunktion, denn sie erlaubt die Bestimmung myokardialer Bewegungsgeschwindigkeiten mittels Dopplerprinzip.

2-D myokardialer Farbdoppler

Die im Vergleich zu Blut-Flußgeschwindigkeiten relativ langsamen myokardialen Bewegungen können dabei wie bei der traditionellen Dopplerechokardiographie prinzipiell auf 2 Arten abgebildet werden: Quantitativ in gepulster Dopplertechnik als Geschwindigkeitsspektrum über der Zeitachse oder als 2-dimensionales Farbdopplerbild im Echtzeitverfahren (Abb. 1). Diese letztere Abbildungstechnik hat den Vorteil guter räumlicher radialer Auflösung (2 x 2 mm bei Bildaufbauraten von 40–50/s) und erlaubt somit die Differenzierung der langsameren subepikardialen von den schnelleren subendokardialen Myokardanteilen (siehe M-mode Abb. 1). Für die myokardiale Farbdoppler-Echokardiographie im „velocity map" gelten die gleichen Prinzipien der Farbkodierung wie beim konventionellen Farbdoppler der Blutströmung: rot/blau zur Angabe der Richtung (transducerbezogen) und Helligkeitsgrade zur semiquantitativen Geschwindigkeitsangabe. Es besteht eine deutliche Abhängigkeit vom Winkel des Ultraschallstrahles. Zusätzlich muß nunmehr die Gesamtbewegung des Herzens berücksichtigt werden, da diese in ähnlicher Größenordnung abläuft. So verursacht der komplexe myokardiale Bewegungsablauf auch sich rapide ändernde Farbbilder des Myokards, die z.T. erst in der M-mode Version der Farbtechnik

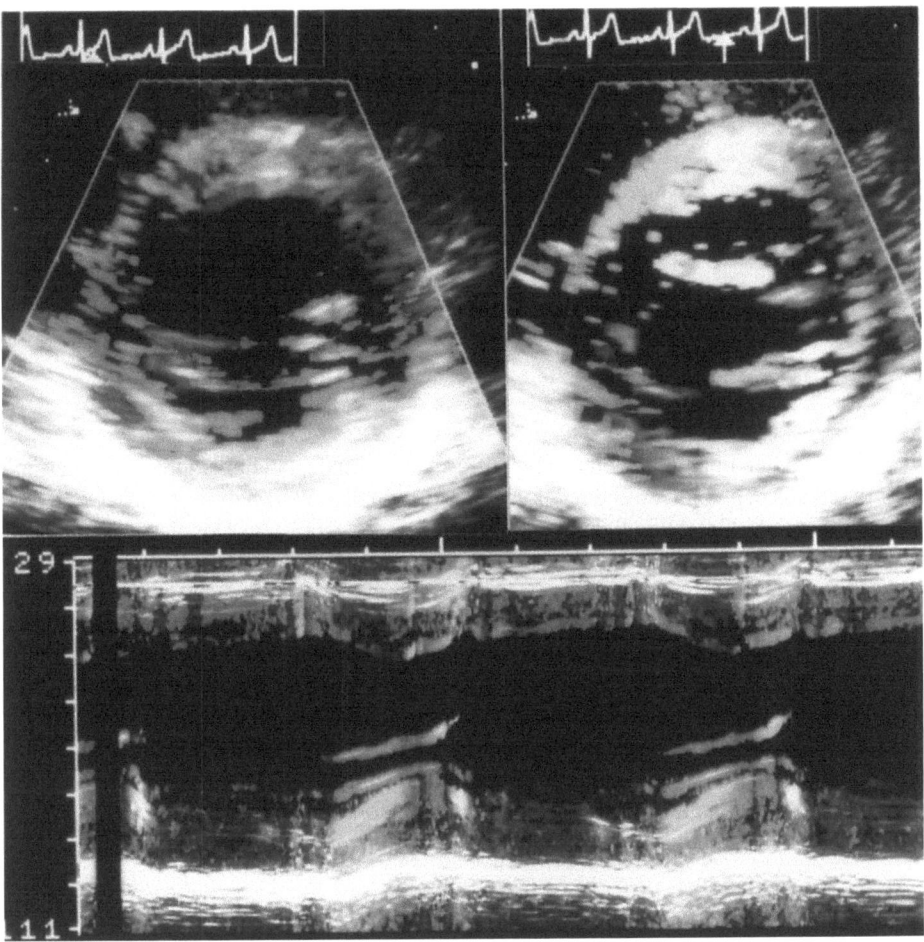

Abb. 1. Originale Farbdoppleraufnahmen eines Probanden in der LV Kurzachse, links oben während Systole, rechts oben in der frühdiastolischen Füllungsphase und unten als Farbdoppler M-mode. Die Farbkodierung der posterioren Wand, systolisch rot und frühdiastolisch blau, zeigt augenfällig die normale Wandbewegung. Erwartungsgemäß zeigt jedoch die normale Wandbewegung des anterioren Septums die entgegengesetzte Bewegungsrichtung (bezogen auf den externen Transducer) und erscheint deshalb blaukodiert in Systole und rotkodiert in der frühdiastolischen Füllungsphase. Ebenfalls erwartungsgemäß nimmt mit zunehmendem Einfallswinkel die meßbare Geschwindigkeit (Helligkeit der Farbkodierung) in den lateralen Wandabschnitten ab. Die M-mode Technik zeigt die höheren subendokardialen versus subepikardiale Geschwindigkeiten im Bereich der posterioren und septalen Wand bei parasternaler Anlotung und erlaubt die Analyse des komplexen myokardialen Bewegungsablaufs während des kardialen Zyklus gerade für Fragen der Synchronizität.

die zeitliche Zuordnung verständlich werden lassen. Abbildung 1 zeigt die Farbdoppleraufnahmen eines Probanden in der LV Kurzachse, links oben während der Systole, rechts oben in der frühdiastolischen Füllungsphase und unten als Farbdoppler M-mode. Die Farbkodierung der posterioren Wand, systolisch rot und frühdiastolisch blau, zeigt augenfällig die normale Wandbewegung. Erwartungsgemäß zeigt jedoch die normale Wandbewegung des anterioren Septums und auch der freien anterioren Wand die entgegengesetzte Bewegungsrichtung (bezogen auf den externen Transducer) und erscheint deshalb blaukodiert in der Systole und rotkodiert in der frühdiastolischen Füllungsphase. Ebenfalls erwartungs-gemäß nimmt mit zunehmendem Einfallswinkel die meßbare Geschwindigkeit (Helligkeit der Farbkodierung) in den lateralen Wandabschnitten ab. Die M-mode Technik erlaubt offensichtlich die differenzierte Analyse intramyokardialer Geschwindigkeiten (hohe subendokardiale versus niedrigere subepikardiale Geschwindigkeiten) im Bereich der posterioren und septalen Wand bei parasternaler Anlotung und die Analyse des komplexen myokardialen Bewegungsablaufs während des kardialen Zyklus gerade für Fragen der Synchronizität.

Die instantane Geschwindigkeit kann aus den Farbpixeln analysiert werden bzw. in Systemen der dritten Generation direkt digital gespeichert werden; es gelten dabei die grundsätzlichen Prinzipien der Farbdopplerkardiographie, bei der bekanntlich mittels Autokorrelation lediglich mittlere Geschwindigkeiten errechnet werden.

Gepulster Myokarddoppler

Demgegenüber erlaubt die Abbildungstechnik des gepulsten Myokarddopplers die Quan-tifizierung der Myokardgeschwindigkeit mittels fast Fourriertechnik und mit hoher zeit-licher Auflösung (5 ms). Abbildung 2 zeigt solch eine originale Registrierung mit simulta-nem EKG und Phonokardiogramm. Das hier aufgezeichnete Bewegungsmuster eines 60jährigen Herzgesunden ist typisch sowohl für die posteriore Wand bei parasternaler Anlotung wie auch für alle LV Segmente bei apikaler Anlotung. Während der Ejektions-zeit bestehen positive Geschwindigkeiten, die mit dem Ende der Systole bis auf Null abnehmen. Nach der isovolumetrischen Relaxationszeit ist eine frühdiastolische negative

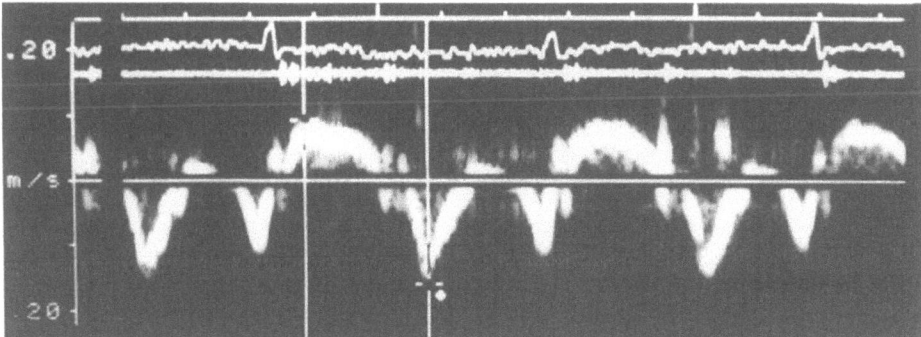

Abb. 2. Originale gepulste Dopplerregistrierung mit simultanem EKG und Phonokardiogramm. Das hier aufge-zeichnete myokardiale Bewegungsmuster eines 60jährigen Herzgesunden ist typisch sowohl für die posteriore Wand bei parasternaler Anlotung wie auch für alle LV Segmente bei apikaler Anlotung. Während der Ejektions-zeit bestehen positive Geschwindigkeiten (Peak hier 9 cm/s), die mit dem Ende der Systole bis auf Null abneh-men. Nach der isovolumetrischen Relaxationszeit ist eine frühdiastolische negative Myokardgeschwindigkeit (Peak hier 16 cm/s) von relativ kurzer Dauer meßbar, die als frühdiastolische Füllungsgeschwindigkeit inter-pretierbar ist. Mit dem elektrokardiographischen P folgt eine zweite negative Geschwindigkeit, die als passive Myokarddehnung bedingt durch die Vorhofskontraktion anzusehen ist und, analog zur A-Welle im Mitralisprofil, bei jungen Herzgesunden kleiner als die frühdiastolische Füllungsgeschwindigkeit ausfällt.

Myokardgeschwindigkeit von relativ kurzer Dauer meßbar, die als frühdiastolische Füllungsgeschwindigkeit interpretiert wird. Mit dem elektrokardiographischen P folgt eine zweite negative Geschwindigkeit, die als Dehnung des Myokards während der Vorhofskontraktion aufzufassen ist.

Die räumliche Auflösung ist durch die Größe und Lokalisation des „sample volumens" vorgegeben (ca. 3–5 mm). Insgesamt besteht weiterhin die systemimmanente Abhängigkeit der quantifizierenden Geschwindigkeitsmessung vom Einfallswinkel und zusätzlich von der Gesamtbewegung des Herzens in Relation zur Thoraxwand. Bei parasternaler Anlotung zur Erfassung der circumferentiellen Geschwindigkeiten beschränken diese Faktoren die Regionen, in denen die myokardialen Geschwindigkeitsvektoren der LV kurzen Achse bestimmt werden können, auf das Septum und die posteriore Wand, also auf die Regionen, auf die auch die M-mode Echokardiographie beschränkt ist.

Tatsächlich besteht auch sonst eine hohe Übereinstimmung zwischen den beiden Abbildungstechniken. Bereits 1979 waren die endokardialen Geschwindigkeiten der posterioren und septalen Wände durch computergestützte Differenzierung des M-mode Echokardiogramms gemessen worden (8, 12); sie zeigen auch in jüngeren Vergleichsmessungen (9, 10) eine ausgezeichnete Übereinstimmung mit den Werten des Myokarddopplers.

Winkelproblematik

Zur Vermeidung der Winkelproblematik sind verschiedene Algorythmen entwickelt worden, von der einfachen Relation der höheren subendokardialen zur subepikardialen niedrigeren Myokardgeschwindigkeit bis hin zur Berechnung eines fiktiven zentralen Bewegungszentrums in der parasternalen Kurzachse (30). Was sich davon im klinischen Gebrauch wird durchsetzen können, bleibt abzuwarten. Grundsätzlich ist auch die Bestimmung des transmuralen Geschwindigkeitsgradienten zur Kompensierung der Winkelproblematik geeignet; dieser myokardiale Index wird jedoch vor allem als Parameter für Vitalität (21, 24) bzw. zur Differentialdiagnose primärer versus sekundärer Formen der LV Hypertrophie untersucht (25).

Apikale Anlotung

Wir bevorzugen Messungen ohne zusätzliche Rechenschritte und empfehlen deshalb zur Beurteilung der gesamten regionalen Myokardgeschwindigkeiten die apikale Anlotung, da bei den resultierenden LV Schnittbildern die LV Wände mit relativ kleinen und konstanteren Einfallswinkeln aufgezeichnet werden. Das ermöglicht die Geschwindigkeitsmessung in allen Myokardabschnitten, beinhaltet aber dabei die Messung der Geschwindigkeitsvektoren ausschließlich in der LV Längsachse. Doch gerade die subendokardialen Myokardschichten enthalten einen bedeutenden Anteil von Myokardfasern in der longitudinalen Ausrichtung (11). Die LV Funktion in der Longitudinalachse ist integraler Bestandteil

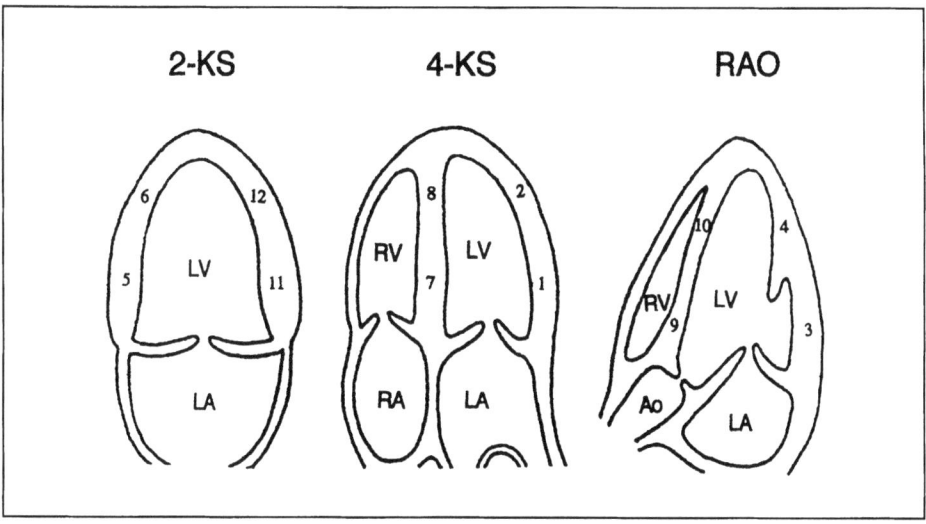

Abb. 3. Schema der apikalen Anlotebenen für die gepulste Myokard-Dopplerkardiographie bei Streß-Tests. 4-KS = 4-Kammerschau, 2-KS = 2-Kammerschau und RAO = apikales Analogon zum parasternalen Längsachsenschnitt, der bekanntlich mit dem anterioren Septum das zentrale Versorgungsgebiet des Ramus interventrikularis erfaßt. Die Zahlen bezeichnen die 12 Lokalisationen für das Meßvolumen: 1 = lateral basal, 2 = lateral apikal, 3 = posterior basal, 4 = posterior apikal, 5 = inferior basal, 6 = inferior apikal, 7 = inf. Septum basal, 8 = inf. Septum apikal, 9 = ant. Septum basal, 10 = ant. Septum apikal, 11 = anterior basal, 12 = anterior apikal.

der LV Gesamtfunktion; ihr Ausmaß und Zeitablauf stimmen mit den entsprechenden Parametern von LV Ejektion und Füllung gut überein (14, 15, 28). Für die räumliche Zuordnung von myokardialen Bewegungsstörungen zum Versorgungsgebiet des stenosierten Herzkranzgefäßes empfehlen wir daher die apikale Anlotung und eine Einteilung des linken Ventrikels in 12 Segmente (Abb. 3), davon 6 basale und 6 in der apikalen Hälfte unter Benutzung dreier mit ca. 60° zueinander stehenden Längsschnittebenen (4- und 2-Kammerschau und apikales Analogon zur parasternalen Längsachse) (2, 4). Diese Unterteilung ergibt 3–5 LV Segmente pro Koronararterie.

LV systolische Funktion

Die LV systolische Funktion kann in der Myokarddoppler Technik regional als Kontraktionsgeschwindigkeit des Myokards in der LV Kurzachse bzw. der Längsachse direkt gemessen werden (Abb. 2). Diese Meßwerte korrelieren gut mit der prozentualen Wandverdickung, dem echokardiographisch bestimmten Wandbewegungsscore und im intraindividuellen Verlauf nach medikamentösen Interventionen (7, 9, 10). Sie erscheinen deshalb zur reproduzierbaren Funktionsbeurteilung bei Streß-Tests und bei Vitalitätsuntersuchungen besser als die semiquantitativen Scores der 2-d Echokardiographie geeignet. Zusätzlich erlauben die M-mode oder gepulsten Doppler Registrierungen detaillierte Einsicht in die regionalen Zeitabläufe mit einer Auflösungsgenauigkeit, die z.B. die verspätete ischä-

mische Kontraktion eindeutig entlarvt, während sie bei der traditionellen Funktionsbeurteilung in der 2-d Echokardiographie unerkannt durchgeht.

LV diastolische Funktion

Die LV diastolische Funktion konnte mit den bisher zur Verfügung stehenden Ultraschall-
methoden entweder nur global mittels Doppler Indizes aus dem LV Einstrom oder lokal im
Bereich von basalem Septum und posteriorer Wand durch computergestützt analysierte
M-mode Echokardiographie beurteilt werden. Myokard-Doppler-Imaging erlaubt nun die
direkte Messung regionaler intramuraler Geschwindigkeiten während der myokardialen
Relaxation, der frühdiastolischen Füllung und der Vorhofskontraktion und läßt damit eine
klinisch relevantere Meßmethode der diastolischen Funktion insbesonders bei Patienten mit
regionalen Wandbewegungsstörungen wie bei der koronaren Herzerkrankung erwarten.
Erste Studien haben bereits eine gute Übereinstimmung zwischen myokardialen Doppler
Indizes und transmitralen Doppler Flußmessungen im Bereich der früh- und spätdiastolischen LV Füllungsvorgänge (23) und bezüglich diastolischer Zeitintervalle (33) gezeigt und
ferner, daß diastolische Myokarddoppler Geschwindigkeiten in der LV Längsachse gut mit
diastolischen Mitralringgeschwindigkeiten korrelieren (26, 27).

Ischämie

Klinische und tierexperimentelle Untersuchungen haben ergeben, daß ischämiebedingte
Störungen der kontraktilen Myokardfunktion mittels Myokard-Doppler-Imaging diagno-
stiziert werden können. Es zeigen sich Reduktionen in den Peakgeschwindigkeiten während
Kontraktion und früher Diastole, eine Zunahme der Myokarddehnungsgeschwindigkeit
während Vorhofskontraktion und dementsprechend eine Zunahme der myokardialen E/A
Ratio. Erhebliche regionale Verspätungen sind dabei besonders für die Kontraktionsgeschwindigkeit, aber auch für die Relaxationsgeschwindigkeit in Relation zum zweiten
Herzton oder zur Mitralöffnung festzustellen. Die erste Veröffentlichung hierzu erfolgte am
Modell des pharmakologischen Streß-Tests bei Patienten mit gepulstem Doppler und zeigte
die Differenzierung von akut ischämischen versus infarzierten oder normalen Myokardarealen mittels diastolischer und systolischer Funktionsstörungen (Abb. 4) (4). Ermutigend
waren ebenfalls die ersten Beschreibungen reversibler Geschwindigkeitsveränderungen
während „low dose" Dobutamin Infusion zur Vitalitätsdiagnostik (5, 20) sowie die
Beschreibung reversibler Funktionsstörungen während PTCA (1). Tierexperimentell wurde
die Reihenfolge der Ischämiekaskade bestätigt: Bereits 15 sec nach Koronarokklusion bei
Hunden traten diastolische Funktionsstörungen auf, signifikant vor Veränderungen der
Kontraktionsgeschwindigkeiten, wobei letztere parallel mit der Reduktion des systolischen
transmuralen Geschwindigkeitsgradienten verliefen und auch parallel mit der M-mode
echokardiographisch erfaßbaren Abnahme der Wandverdickung einhergingen (7).

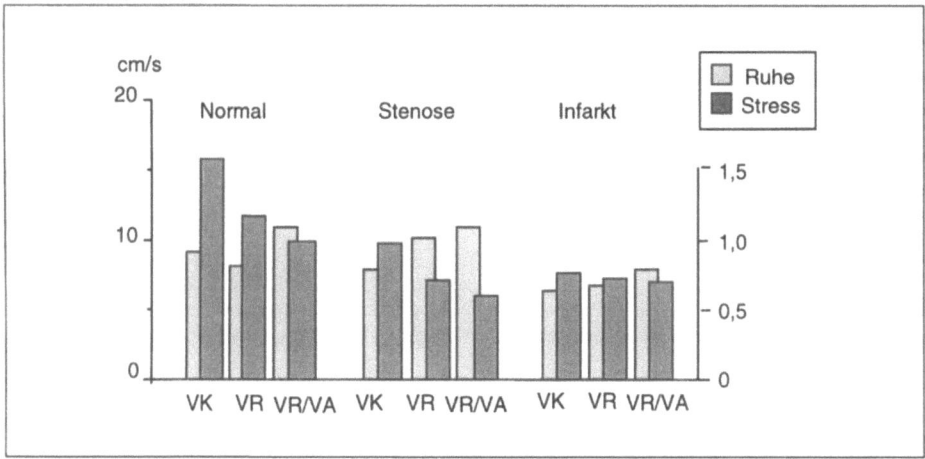

Abb. 4. Typische Myokardgeschwindigkeiten in Ruhe und unter Streß zur Differenzierung zwischen normalem, akut ischämischen und irreversibel ischämischen Myokard. Gesundes Myokard reagiert auf Streß mit einer Zunahme der systolischen (VK) und diastolischen Geschwindigkeiten (VR, VA) (vertikale Skala links), während die E/A Ratio (VR/VA) unverändert bleibt (vertikale Skala rechts). Man beachte, daß bei akuter Ischämie im Rahmen einer funktionell signifikanten Koronararterienstenose unter Belastung die frühdiastolische Peak-geschwindigkeit (VR) abnimmt. In infarzierten Myokardarealen sind hingegen systolische und diastolische Geschwindigkeiten schon in Ruhe erniedrigt und während Streß nicht signifikant verändert.

Streß-Test

Insgesamt sollte Myokard-Doppler-Imaging als quantifizierende Untersuchungsmethode das ideale Instrument für Streß-Tests sein, geeignet, die bekannten systemimmanenten Nachteile der 2-D Echokardiographie zu kompensieren. Insbesondere die methodischen Aspekte des gepulsten Doppler bringen es mit sich, daß die regionale Myokardfunktion unter Ruhe und Belastungsbedingungen gemessen und verglichen werden kann. Hierzu liegen inzwischen erste Ergebnisse für die systolische und auch die diastolische LV Funktion vor (3, 16, 22). Fluri et al. (6) zeigten, daß LV Kurzachsen- und Längsachsengeschwindigkeiten unter Streßbedingungen gleichermaßen reagieren (Tabelle 1).

Diastolische Funktion im Streß-Test

Unsere Arbeitsgruppe im Klinikum rechts der Isar setzte den gepulsten Myokarddoppler für pharmakologische Streßuntersuchungen (Dobutamin 5–40 mg/kg/min) bei ausschließlich apikaler Anlotung für die Beurteilung der diastolischen Funktion ein und verglich die Resultate mit denen der traditionellen Streßechokardiographie. Die vorausgegangenen

Tabelle 1. Systolische Myokardgeschwindigkeiten der LV kurzen und langen Achse (mm/sec).

		Normal Septum interventriculare	KHK	Normal Posteriore Wand	KHK
Parasternal	Ruhe	69 ± 17	58 ± 3*	83 ± 9	67 ± 14*
	Streß	158 + 42	115 + 13*	192 ± 43	120 ± 34*
4-KS	Ruhe	78 ± 8	63 ± 6*	90 ± 16	64 ± 13*
	Streß	199 ± 35	136 ± 16*	226 ± 40	115 ± 21*

Vergleich zwischen systolischen Myokard Doppler Peakgeschwindigkeiten der LV kurzen Achse (parasternal) mit denen der LV Längsachse (4-KS) unter Ruhe und pharmakologischer Belastung mit Dobutamin nach Fluri et al. (6). KHK = Koronare Herzerkrankung mit signifikanter Stenose, 4-KS = 4-Kammerschau, * = p < 0.05 im Vergleich zu Normal

Untersuchungen bei Normalkollektiven unterschiedlichen Alters hatten durchweg eine hochsignifikante Zunahme der systolischen (um 6,3 ± 3 cm/s) und diastolischen (um 3,5 ± 2 cm/s, p < 0,001) Myokardgeschwindigkeiten unter Katecholamin-Stimulation bestätigt (Abb. 5). Diese Myokardstimulierbarkeit bestand unabhängig vom Alter des Patienten oder von der Lokalisation des Meßvolumens. Gleichwohl bestätigte sich in den Ruhemessungen die bekannte Altersabhängigkeit der diastolischen Myokardfunktion: Die frühdiastolische Peakgeschwindigkeit war bei 60jährigen Probanden signifikant niedriger als bei 30jährigen (9 ± 3 vs 12 ± 3 cm/s, p < 0.01); Zusätzlich wurden in den basalen LV Segmenten größere Peakgeschwindigkeiten als in den apikalen Segmenten gemessen (p < 0,001). Die hiervon unabhängige, Dobutamin induzierte Zunahme der diastolischen Myokardgeschwindigkeiten bietet jedoch die Vorraussetzung für diagnostische Streß-Tests.

In einer prospektiven Studie mit 64 Patienten, die 6 Monate nach Koronarrevaskularisation nachuntersucht wurden, galt deshalb die streßinduzierte Reduktion der frühdiastolischen Peakgeschwindigkeit um 2 cm/s (Abb. 6) als Kriterium für einen positiven Belastungstest und für das Vorliegen einer signifikanten Koronararterienstenose (> 50 % Dia-

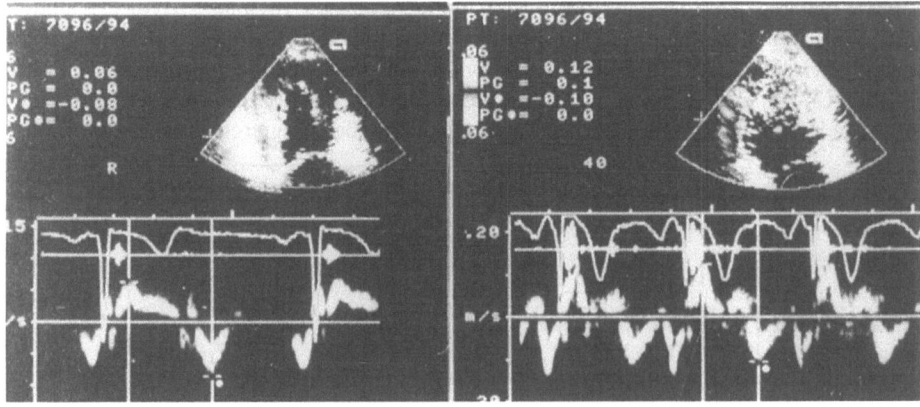

Abb. 5. Originale Dopplerregistrierung der basalen anterioren Wand in Ruhe (links) und bei Peak-Streß (rechts) bei einem Patienten mit intakten Koronargefäßen. Man beachte die Zunahme der systolischen (von 6 auf 12 cm/s) und frühdiastolischen Peakgeschwindigkeiten (von 8 auf 10 cm/s) unter Belastung.

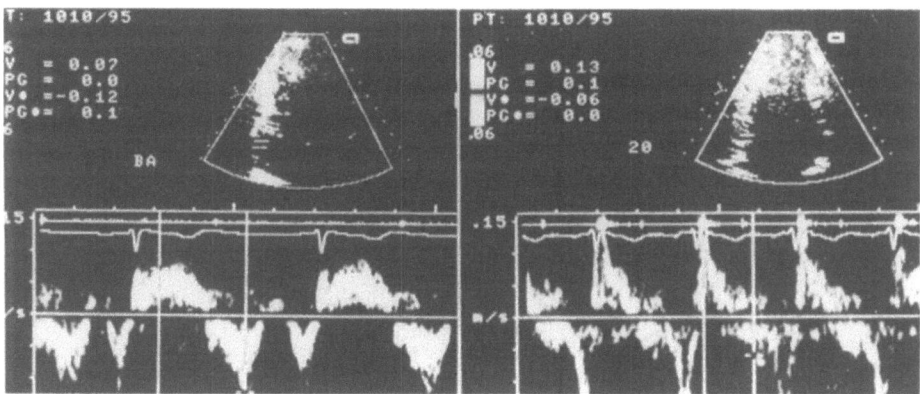

Abb. 6. Originale Dopplerregistrierung der basalen inferioren Wand in Ruhe (links) und bei Peak-Streß (rechts) bei einem Patienten mit 90 % Stenose der rechten Koronararterie. Man beachte die Abnahme der frühdiastolischen Peakgeschwindigkeit (von 12 auf 6 cm/s) unter Belastung.

meter Reduktion). Die diagnostische Genauigkeit war ausgezeichnet (Sensitivität 84 % und Spezifität 93 %) und der konventionellen Streßechokardiographie überlegen (78 und 71 %). In Regionen von Myokardinfarkten waren die Myokardgeschwindigkeiten vor und während Peak-Streß erniedrigt, so daß die Differenzierung zur belastungsinduzierten Funktionsstörung erfolgreicher war als in der traditionellen Streßechokardiographie. Während in der Streßechokardiographie unzureichende Endokarderkennung in 22 % der LV Segmente eine Analyse der Wandbewegung unmöglich machte, bestand nur in 8 % der gepulsten Doppler Ableitungen eine für die Analyse unzureichende Bildqualität. Dieser Unterschied beruht auf der relativen Unabhängigkeit der Dopplersignale von den akustischen Eigenschaften der präkordialen Gewebe und erbringt bei nur mäßig gut schallbaren Patienten sichtbare Vorteile gegenüber der konventionellen Streßechokardiographie. Der Zeitaufwand zur Durchführung der sonographischen Streß-Tests ist für den gepulsten Myokard-Doppler und die konventionelle Streßechokardiographie identisch.

Weiterentwicklung

Die Arbeitsgruppe in Linköping, Schweden, benutzt in Fortführung dieser Ergebnisse die technische Weiterentwicklung eines kommerziell erhältlichen Ultraschallgerätes, das im post-processing die quantifizierende Analyse der regionalen Myokardbewegungsgeschwindigkeit aus den in real-time aufgenommenen 2-D Farbdopplersequenzen erlaubt (Abb. 7) (32). Solch ein Verfahren bedeutet eine beeindruckende Vereinfachung bei der Durchführung des Belastungstests, so daß neben der pharmakologischen auch die dynamische Belastung angewendet werden kann (31). Die ersten Ergebnisse zeigen signifikante Dysfunktionen während Systole und auch Diastole. Naturgemäß steht jedoch die endgültige Validierung in Form von prospektiven Multicenter-Studien noch aus.

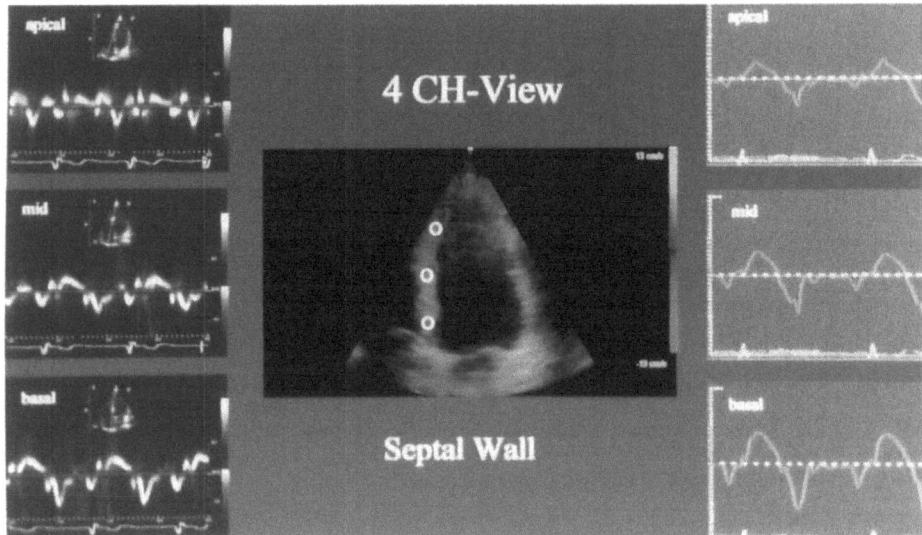

Abb. 7. Aus dem Farbdoppler-Cineloop in der 4-Kammerschau (Mitte) im post processing abgeleitete Myokard-geschwindigkeitskurven jeweils für das basale, mittlere und apikale Segment des Septum interventrikulare (rechts). Diese Kurven stimmen ausgezeichnet überein mit den originalen gepulsten Dopplerregistrierungen, die primär aus den gleichen Lokalisationen aufgenommen worden und zum Vergleich links gegenübergestellt worden sind. Diese post processing Technik verspricht die erwünschte Vereinfachung zur praktischen Anwendung des Myokarddopplers bei Streß-Tests. Diese Aufnahme wurde freundlicherweise von Prof. Dr. GR. Sutherland, Linköping, zur Verfügung gestellt.

Zusammenfassung

Die neue Ultraschallmethode Myokard-Doppler-Imaging erlaubt die Quantifizierung von regionalen myokardialen Geschwindigkeiten kontinuierlich während des kardialen Zyklus. Damit ergeben sich gerade beim Patienten mit koronarer Herzkrankheit viele neue Perspektiven zur Beurteilung der diastolischen Funktion, der Asynchronie, der Reaktion auf akute Ischämie und zur Beurteilung der Vitalität. Der Streß-Test mit gepulstem bzw. farbkodiertem Myokarddoppler erlaubt bei apikaler Anlotung die Messung myokardialer Geschwindigkeitsvektoren in der LV Längsachse. Er ist eine vielversprechende Alternative zur konventionellen Streßechokardiographie mit den Vorteilen der besseren Bildqualität, Quantifizierung und Beurteilung auch der diastolischen Myokardfunktion. Es steht zu erwarten, daß nach entsprechenden Multicenter-Studien mit dem Myokarddoppler die Akzeptanz für diese Technik auch in extra-universitären Institutionen steigt.

Literatur

1. Bach D, Armstrong W, Donovan C, Muller D (1996) Quantitative Doppler tissue imaging for assessment of regional myocardial velocities during transient ischemia and reperfusion. Am Heart J 132: 721–725
2. von Bibra H (1998) Gepulster Myokard-Doppler. In: Haug G (ed) Stress-Echokardiographie. Steinkopff Verlag, Darmstadt, S 78–84
3. von Bibra H, Tuchnitz A, Klein A, Firschke C (1995) Stress test with pulsed Doppler velocity mapping of left ventricular myocardium. Circulation 92: I-88 Ab
4. von Bibra H, Tuchnitz A, Firschke C, Schühlen H, Schömig A (1995) Doppler tissue imaging of left ventricular myocardium – initial results during pharmacologic stress. J Am Coll Cardiol 25 Suppl 1: Ab 57
5. von Bibra H, Tuchnitz A, Klein A, Schneider-Eicke J, Schühlen H, Firschke C, Schwaiger M, Schömig A (1995) Myokardiale Vitalitätsdiagnostik: Vergleich von Doppler Tissue Imaging und Echokardiographie unter Dobutamin Stimulation. Z Kardiol 84 Suppl 1: Ab 24
6. Fluri M, Aeschbacher BC, Meier B, Luescher TI (1996) Quantitative assessment of systolic myocardial velocities with Doppler tissue imaging during Dobutamine stress. J Am Coll Cardiol 27 Suppl A: 63
7. Garcia-Fernandez MA, Azevedo J, Puerta M, Moreno E, Torrecilla E, San Roman D (1995) Quantitative analysis of segmental LV wall dysfunction by pulsed Doppler tissue imaging. A new insight into diastolic performance. Eur Heart J 16 Suppl: 451
8. Gibson DG, Brown DJ (1975) Measurement of peak rates of left ventricular wall movement in man. Br Heart J 37: 677–683
9. Gorcsan J, Gulati VK, Mandarino WA, Katz WE (1996) Color-coded measures of myocardial velocity throughout the cardiac cycle by tissue Doppler imaging to quantify regional left ventricular function. Am Heart J 131: 1203–1213
10. Gorcsan J, Strum D, Mandarino WA, Pinsky M, Gulati VK (1997) Quantitative assessment of alterations in regional left ventricular contractility with color-coded tissue Doppler echocardiography – comparison with sonomicrometry and pressure-volume relations. Circulation 95: 2423–2433
11. Greenbaum RA, Ho SY, Gibson DG, Becker A, Anderson R (1981) Left ventricular fibre architecture in man. Br Heart J 45: 248–263
12. Hui WK; Gibson DG (1983) Mechanisms of reduced left ventricular filling rate in coronary artery disease. Br Heart J 50: 362–371
13. Isaaz K, Thomson A, Ethevenot G, Cloez JL, Brembella P, Pernot C (1989) Dopplerechocardiographic measurement of low velocity motion of the left ventricular posterior wall. Am J Cardiol 64: 66–75
14. Jones CJH, Raposo L, Gibson DG (1990) Functional importance of the long axis dynamics of the human left ventricle. Br Heart J 63: 215–220
15. Karwatowski SP, Brecker SJD, Yang GZ, Firmin DN, Sutton SJ, Underwood SR (1996) A comparison of left ventricular myocardial velocity in diastole measured by magnetic resonance and left ventricular filling measured by Doppler echocardiography. Eur Heart J 17: 795–802
16. Katz W, Gulati V, Mahler C, Gorcsan J (1997) Quantiative evaluation of the segmental left ventricular response to dobutamine stress by tissue Doppler echocardiography. Am J Cardiol 79: 1036–1042
17. Kostis JB, Mavrogeorgis E, Slater A, Bellet S (1972) Use of a Range-gated, ulsed Ultrasonic Doppler technique for continuous measurement of velocity of the posterior heart wall. Chest 62: 597–604
18. Mc Dicken WN, Sutherland GR, Moran CM, Gordon L (1992) Colour Doppler velocity imaging of the myocardium. Ultrasound Med Biol 18: 651–654
19. Miyatake K, Yamagishi M, Tanaka N, Uematsu M, Yamazaki N, Mine Y, Sano A, Hirama M (1995) New method for evaluating left ventricular wall motion by color-coded Doppler imaging: In vitro and in vivo studies. J Am Coll Cardiol 25: 717–724
20. Nishino M, Tanouchi J, Kawabata Y, Tanaka K, Miyawaki M, Ito T, Kato J, Morioka T, et al. (1995) Clinical usefulness of color-coded tissue Doppler imaging during Dobutamine stress echocardiography for detecting myocardial viability after reperfusion of acute myocardial infarction. Circulation 92-I: 89
21. Nixdorff U, Rupprecht HJ, Mohr-Kahaly S, Kremer M, Bickel C, Meyer J (1997) Tissue Doppler echocardiography: a new method of evaluating perfusion-dependent myocardial function during PTCA. Int J Card Imaging 13: 99–103
22. Noto N, Ayusawa M, Karaswa K, Sumitomo N, Okada T, Havada K (1995) Quantitative Doppler tissue imaging during Dobutamine stress echocardiography for detection of myocardial ischemia in Kawasaki disease. Circulation 92: I-646
23. Palka P, Lange A, Fleming AD, Sutherland GR, Fenn L, Mc Dicken WN (1995) Doppler tissue imaging: myocardial wall motion velocities in normal subjects. J Am Soc Echocardiogr 8: 659–668
24. Palka P, Lange A, Fleming A, Fenn L, Bouki K, Shaw T, Fox K, Mc Dicken N, Sutherland GR (1996) Age-related transmural peak mean velocities and peak velocity gradients by Doppler myocardial imaging in normal subjects. Eur Heart J 17: 940–950

25. Palka P, Lange A, Fleming A, Donelly E, Dutka D, Starkey I, Shaw T, Sutherland GR, Fox K (1997) Differences in myocardial velocity gradient measured through the cardiac cycle in patients with hypertrophic cardiomyopathy, athletes and patients with left ventricular hypertrophy due to hypertension. J Am Coll Cardiol 30: 760–768
26. Rodriguez L, Garcia M, Nakatani S, Ares M, Griffin B, Thomas JD (1995) Longitudinal axis diastolic dynamics in patients with left ventricular hypertrophy: a Doppler tissue imaging study. J Am Soc Echocardiogr 8: 391
27. Rodriguez L, Garcia M, Ares M, Leung D, Thomas JD, Griffin B (1995) Is mitral annulus motion during early diastole active or passive? Clinical evidence of elastic recoil. J Am Coll Cardiol 25 Suppl 1: P57A
28. Simonson JS, Schiller N (1989) Descent of the base of the left ventricle: An echocardiographic index of left ventricular function. J Am Soc Echocardiography 2: 25–35
29. Sutherland GR, Stewart MJ, Groundstroem KW, Moran CM, Fleming A, Guell-Peris FJ, Riemersma RA, Fenn LN, Fox KA, Mc Dicken WN (1994) Color Doppler Myocardial Imaging: A new technique for the assessment of myocardial function. J Am Soc Echocardiogr 7: 441–458
30. Uematsu M, Miyatake K, Tanaka N, Matsuda H, Sano A, Yamazaki Nn, Hirama M, Yagamishi M (1995) Myocardial velocity gradient as a new indicator of regional left ventricular contraction: Detection by a two-dimensional tissue Doppler technique. J Am Coll Cardiol 26: 217–223
31. Wilkenshoff U, Sovany A, Engvall J, Janerot-Sjöberg B, Hatle L, Wranne B, Sutherland G (1997) Do regional myocardial systolic velocities increase in a predictable, reproducible and measureable manner during bicycle stress echocardiography? A colour Doppler myocardial imaging study to determine if quantifiable stress echo could be feasible using this technique. Eur Heart J 18 Suppl: 103 Ab
32. Wilkenshoff UM, Sovany A, Olstad B, Lindstrom L, Wigstrom L, Hatle L, Wranne B, Sutherland GR (1997) Color Doppler Mocardial Imaging: Real time acquisition with post-processing quantification of myocardial motion. Circulation 96 Suppl 1: 343 Ab
33. Zamorano J, Wallbridge D, Drozdz J, Ge J, Nesser J, Erbel R (1997) Non-invasive assessment of cardiac physiology by tissue Doppler echocardiography. A comparison with invasive hemodynamics. Eur Heart J 18: 330–339

Anschrift der Verfasserin:
Prof. Dr. H. von Bibra
Clinical Physiology
University Hospital
S-58185 Linköping

Qualitätskontrolle und Wirtschaftlichkeit

G. Haug

Reha-Klinik Hochstaufen der BfA, Bayerisch Gmain

Qualität: Begriffsdefinition

Die deutsche Industrienorm (DIN) definiert Qualität als die Summe aller Eigenschaften, die gegeben sein müssen, eine bestimmte Leistung zu erbringen, um den ihr zugedachten Zweck optimal zu erfüllen.

Im Sprachgebrauch des sogenannten „Total Quality Management" verstehen wir unter diesen Eigenschaften die jeweiligen allgemeinen Voraussetzungen, die erforderlich sind, um eine medizinische Leistung, in diesem Zusammenhang eine streßechokardiographische Untersuchung, so durchzuführen, daß sie mit möglichst hoher Sensitivität und Spezifität ihren diagnostischen Zweck erfüllt.

Nach dieser Definition besitzt Qualität eine Struktur-, Prozeß- und Ergebnis-Dimension, die wir als Strukturqualität, Prozeßqualität und Ergebnisqualität bezeichnen (siehe Abb. 1 und Tabelle 3).

Struktur-qualität	Prozeß-qualität	Ergebnis-qualität
Allgemeine Voraussetzungen	Praktische Durchführung	Evaluation ihrer Ergebnisse
O Indikationen	O Vorbereitung	*Untersucher-bezogen*
O Notfall-Vorsorge	O Testprotokoll	O Qualitätszirkel
O Räumliche	O Kontraindikationen	O Anwender-Seminare
O Rechtliche	O Abbruchkriterien	O Multizenter-Studien
O Personelle	O Auswertung	
O Gerätetechnische	O Befundung	*Methoden-bezogen*
O Persönliche	O Beurteilung	O Vergleich mit Referenzmethoden
O Finanzielle	O Dokumentation	O Nebenwirkungen
O Gesundheitspolitische	O Archivierung	O Komplikationen
O Gesetzliche		O Kosten-Nutzen-Analyse

Abb. 1. Dimensionen von Qualität: Struktur-, Prozeß- und Ergebnisqualität

Strukturqualität: Allgemeine Voraussetzungen zur Durchführung streßechokardiographischer Untersuchungen

Die allgemeinen Voraussetzungen zur praktischen Durchführung streßechokardiographischer Untersuchungen sind gleichzusetzen mit den Rahmenbedingungen, unter denen echokardiographische Untersuchungen unter Belastungs- bzw. Streßprovokation erfolgen. Die Güte dieser Rahmenbedingungen wird mit dem Begriff Strukturqualität beschrieben.

Die Strukturqualität hängt von vielen Faktoren ab, auf die im folgenden eingegangen werden soll.

Indikation

Die Indikation muß die methodenspezifischen Möglichkeiten und Grenzen streßechokardiographischer Techniken berücksichtigen. Ziel dieser Methode ist nicht der Nachweis von Koronarstenosen, sondern die funktionelle Ischämie- und Vitalitäts-Diagnostik bei der koronaren Herzkrankheit. Sie kann erfolgen im Rahmen der KHK-Primärdiagnostik, aber auch zur Risikostratifikation nach einem Myokardinfarkt, präoperativ vor großen operativen Eingriffen und ganz allgemein aus prognostischer Indikation. Ein objektiver Ischämienachweis ist aber auch gefordert vor interventionellen oder operativen revaskularisierenden Maßnahmen (ischämierelevante Koronarmorphologie) und nach erfolgtem Eingriff, um die Ischämieschwelle und damit die ischämiefreie Belastbarkeit festzustellen und ggfs. erneute Probleme (ischämierelevante Progression oder Rezidivstenose) zu erkennen. Schließlich kann es von akuter, aber auch prognostischer Bedeutung sein, bei Störungen der regionalen und globalen Myokardkinetik zu differenzieren, ob diese einem irreversiblen Strukturschaden entsprechen oder noch vitalem Gewebe. Alle diese Fragen können auch gutachterlich eine Rolle spielen.

Notfallvorsorge

Die Anforderungen an die räumlichen Voraussetzungen sind natürlich je nach gewählter Technik unterschiedlich. Selbstverständlich wird in jedem Streßecho-Labor eine adäquate Notfallvorsorge gefordert. Diese erstreckt sich nicht nur auf die allgemein bekannten Notfallmedikamente, sondern auch auf die methodenspezifischen Antidot-Medikamente (Theophyllin, Betablocker) und einen einsatzbereiten Defibrillator und schließt ein regelmäßiges Reanimationstraining ein.

Patientenaufklärung

Eine adäquate Patientenaufklärung ist für jede streßechokardiographische Methode erforderlich. „Adäquat" bezieht sich in diesem Zusammenhang auf Form (schriftlich oder mündlich), Umfang und Rechtzeitigkeit.

Rechtzeitig ist im allgemeinen eine Aufklärung dann, wenn sowohl das Aufklärungs-gespräch als auch das Einverständnis des Patienten mindestens 24 Stunden vor der Unter-suchung erfolgte. Konsequenterweise müßte sie dann von dem Arzt, der die Indikation zur Untersuchung stellt, vorgenommen werden.

Für eine dynamisch-ergometrische Untersuchung ist im allgemeinen eine mündliche Aufklärung ausreichend. Eine rechtzeitige schriftliche Einverständniserklärung ist für pharmakologische Untersuchungen aufgrund ihres wesentlich höheren Risikopotentials erforderlich.

Dies gilt ganz besonders für die Substanzen Dobutamin und Dipyridamol, die im Gegen-satz zu Arbutamin und Adenosin bis zur Drucklegung dieses Buches für die Indikation Streßechokardiographie vom Bundesinstitut für Arzneimittel und Medizinprodukte noch nicht zugelassen waren.

Untersucherqualifikation

Durchführung, Auswertung und Befundung einer streßechokardiographischen Unter-suchung ist grundsätzlich eine ärztliche Tätigkeit. Assistenzpersonal ist zur Durchführung zwar nicht unbedingt erforderlich, muß jedoch im Rahmen der Notfallvorsorge unmittel-bar verfügbar sein. Eine streßechokardiographische Untersuchung darf nur von einem qualifizierten Arzt durchgeführt werden.

Bei guter kardiologischer Weiterbildung lassen sich 100 selbständig und unter Anleitung eines qualifizierten Untersuchers durchgeführte Streßechokardiographien als Mindest-anforderung an eine ausreichende persönliche Qualifikation definieren (1, 2, 5, 6, 7, 8).

Diese Anforderungen haben daher auch Eingang in die Empfehlungen und Richtlinien medizinischer Fachgesellschaften und in die Ultraschallvereinbarung gefunden. Die Beherrschung der konventionellen Echokardiographie ist eine unabdingbare Voraus-setzung, ein regelmäßiges „Training" durch jährlich 100 selbständig durchgeführte Streß-echokardiographien ist empfehlenswert.

Gerätetechnische Voraussetzungen

Die vergleichende streßechokardiographische Wandbewegungsanalyse erfordert unter den gerätetechnischen Voraussetzungen ein gut auflösendes 2-D-Echokardiographiegerät und ein Computerauswertungssystem zur Seit-zu-Seit-Darstellung als Cine-loop im Quad-screen-Format. Eine Videodokumentation sollte möglich sein.

Für die dynamische Streßechokardiographie ist ein seitlich kippbares Halbsitzend-Ergometer zu empfehlen. Für die pharmakologische Streßechokardiographie mit Dobutamin ist ein mechanisches Präzisions-Infusionssystem (Perfusor oder Infusomat) erforderlich, für die Dipyridamol-Streßechokardiographie empfehlenswert. Arbutamin ist nur mit dem GenESA®-Closed-Loop-Infusionssystem zur streßechokardiographischen Anwendung zugelassen.

Die gesetzlichen Voraussetzungen zur Durchführung einer ultraschalldiagnostischen Leistung, insbesondere unter Qualitätssicherungsaspekten, sind u.a. im V. Sozialgesetzbuch § 135 geregelt (12). Hierauf basieren auch die Empfehlungen und Richtlinien medizinischer Fachgesellschaften zur Qualitätssicherung und die Qualifikations-Richtlinien und Aus-führungsbestimmungen der Kassenärztlichen Vereinigungen.

Prozeßqualität: Praktische Durchführung streßechokardiographischer Untersuchungen

Prozeßqualität beschreibt die qualifizierte praktische Durchführung und Beurteilung streßechokardiographischer Untersuchungen.

Vorbereitende Maßnahmen

Der untersuchende Arzt hat im Rahmen der vorzubereitenden Maßnahmen zunächst zu prüfen, ob z.B. eine adäquate Medikamentenpause und im Falle einer pharmakologischen Belastung eine 4stündige Nahrungskarenz eingehalten wurde. Er hat sicherzustellen, daß eine adäquate Aufklärung rechtzeitig und wirksam erfolgt ist. Ihm obliegt es, nochmals die Indikation zu überprüfen, Kontraindikationen auszuschließen und die Einsatzbereitschaft aller Maßnahmen zur Notfallvorsorge zu prüfen. Er hat die Eingangs-Watt-Belastung bzw. das zum Einsatz kommende pharmakologische Streßprotokoll festzulegen und die korrekte Zubereitung, Dosierung und Perfusor/Infusomat-Einstellung bzw. Programmierung des Closed-Loop-Infusionsystems sicherzustellen.

Testprotokolle

Bei allen Testprotokollen ist eine kontinuierliche Herzfrequenz- und Rhythmusüberwachung auf einem EKG-Monitor, z.B. des Echogerätes, notwendig. Eine EKG-Registrierung in 12-Kanal-Technik unter Verwendung modifizierter Brustwandableitungen sowie eine Blutdruckmessung sollte auf jeder Belastungs- bzw. Streßstufe durchgeführt werden. Die kontinuierliche Herzfrequenz- und Blutdrucküberwachung ist beim Closed-Loop-System mit Arbutamin integraler Bestandteil des automatisierten Streßsystems.

Die Belastungs- bzw. Streßprotokolle sollten für die klinische Routine international weitgehend standardisierten Testprotokollen entsprechen.

Abbruchkriterien

Als allgemeine Abbruchkriterien gelten die standardisierten klinischen subjektiven und objektiven Abbruchkriterien der Ergometrie sowie methodenspezifische Abbruchkriterien. Unter Qualitätssicherungsaspekten scheint uns besonders wichtig, neu aufgetretene regionale Wandbewegungsstörungen nur dann als Ischämiekriterium zu werten, wenn diese in mindestens zwei benachbarten Segmenten zur Beobachtung kommen oder sich gut abgrenzbare präexistente Wandbewegungsstörungen um mehr als 1 Segment ausweiten. Eine Wandbewegungsstörung liegt nur dann vor, wenn nicht nur die Wandeinwärtsbewegung, sondern auch die Wanddickenzunahme eindeutig vermindert sind.

Zur Abkürzung der klinischen Nachbeobachtungsphase ist es bei der Dobutamin- und Arbutamin-Streßechokardiographie auch ohne aufgetretene Nebenwirkungen oder Komplikationen zulässig, ein kurz wirksames Betablocker-Präparat und bei der Dipyridamol-Streßechokardiographie Theophyllin intravenös zu geben.

Auswertung

Bei der Auswertung streßechokardiographischer Untersuchungen ist in jedem Fall eine qualitative regionale Wandbewegungsanalyse mit deskriptiver topographischer Zuordnung anhand des international standardisierten 16-Segmentenmodells zu fordern. Eine quantitative globale Wandbewegungsanalyse, die Berechnung der Ejektionsfraktion (EF) bzw. des endsystolischen Volumens (ESV), ist nicht zwingend notwendig, aber empfehlenswert. Eine quantitative regionale Wandbewegungsanalyse sollte, wo immer möglich und praktikabel, angestrebt und die Schallbarkeit graduiert angegeben werden.

Ein Streßechokardiographie-Befund muß neben der Beschreibung der LV-Wandbewegungen das verwendete Belastungs-(Streß-)Protokoll angeben, das Herzfrequenz-, Blutdruck- und EKG-(ST-Strecken-)Verhalten beschreiben, subjektive und objektive klinische und methodenspezifische Ischämie- und Abbruchkriterien enthalten, Komplikationen und methodenspezifische Nebenwirkungen erfassen und die getroffenen Nachsorgemaßnahmen erkennen lassen.

Die zusammenfassende Beurteilung des methodenspezifischen Befundes sollte mit einer klinischen Bewertung abschließen.

Dokumentation und Archivierung

Die Dokumentation muß auf geeigneten digitalen Datenträgern erfolgen. Unter Verwendung des 16-Segmentenmodells müssen auf jeder Belastung- (Streß-) Stufe bei der dynamischen Belastung mindestens 3–4 Standardschnitte registriert und als bewegte Bildsequenz (Cine-Loop) digital abgespeichert werden, bei der pharmakologischen Belastung zumindest die Stufen Ruhe, niedrige Dosis, Maximaldosis und das Ende der Nachbeobachtungsphase. Das computerisierte Auswertungssystem muß über die Möglichkeit der kontinuierlichen Bilddarstellung von mindestens 8 Bildern der Systole eines einzelnen Herzzyklus unter Verwendung der Seit-zu-Seit-Darstellung als Cine-Loop, zumindest im Quadscreen-Format, verfügen.

Die Archivierung sollte die Cine-Loops der Ruhe, der Maximal- und der Nachbeobachtungsphase sowie zusätzlich alle entscheidenden Befunde beinhalten.

Ergebnisqualität: Evaluationsmöglichkeiten der Qualität streßechokardiographischer Befunde

Ergebnisqualität beschreibt das Ergebnis unserer Bemühungen, möglichst optimale Voraussetzungen für eine streßechokardiographische Untersuchung zu schaffen (Strukturqualität) und diese möglichst qualifiziert durchzuführen und zu beurteilen (Prozeßqualität).

Ergebnisqualität hat eine untersucherbezogene und eine methodenbezogene Dimension. Sie hinterfragt zum einen unsere organisatorischen und praktischen Fähigkeiten, unser manuelles Geschick und unsere interpretativen Fähigkeiten, zum anderen die diagnostische Zuverlässigkeit dieser neuen Verfahren im Vergleich zu geeigneten Referenzmethoden unter Würdigung der Nebenwirkungs- und Komplikationsrate sowie der Wirtschaftlichkeit. Qualitätszirkel und Anwenderseminare gehören zu den klassischen Methoden untersucherbezogener Evaluationsmöglichkeiten.

Multizenterstudien evaluieren interinstitutionell und oft international themen-, methoden- oder fachspezifische Problemstellungen. Sie können dazu beitragen, Schwächen einer Methode beispielsweise in der Interobservervariabilität, Probleme nicht genügend standardisierter Auswertungsparameter und unterschiedlicher Beurteilungskriterien und mangelnde Dokumentationsstandards aufzuzeigen. Obwohl die Kenntnisse, Erfahrungen und Fertigkeiten eines einzelnen oder mehrerer Untersucher häufig ganz entscheidend in derartige Studien mit einfließen, dienen sie unter Qualitätssicherungsaspekten doch mehr einer methodenbezogenen Evaluation.

Wichtigstes Instrument einer methodenbezogenen Evaluation ist die Beurteilung der diagnostischen Zuverlässigkeit streßechokardiographischer Techniken im Vergleich mit geeigneten Referenzmethoden.

Die Evaluation der Ergebnisqualität unserer diagnostischen Bemühungen darf die Nebenwirkungs- und Komplikationsrate dieser prinzipiell nichtinvasiven neuen Methode nicht außer acht lassen. Jedes Streßecho-Labor sollte diese erfassen und die Ergebnisse zusätzlich veranlaßter Referenzmethoden wie Thallium-SPECT und PET sowie die entsprechenden Koronarangiographie-Befunde sammeln und vergleichend auswerten.

Qualitätskontrolle: Qualitätssicherung und Qualifikation

Qualitätssichernde Maßnahmen basieren nicht ausschließlich auf der Umsetzung wissenschaftlicher Erkenntnisse. Sie müssen, um praktikabel zu sein und breite Akzeptanz zu finden, bereits vorhandene allgemeine Voraussetzungen (Strukturen) und Vorgehensweisen (Prozesse) und die in breiter klinischer Anwendung durch erfahrene und weniger erfahrene Untersucher erzielten Resultate (Ergebnisse) berücksichtigen. Sie erst ermöglichen es, qualifizierende Aus- und Fortbildung zielgerichtet zur Optimierung der Strukturqualität zu ergreifen, die Testdurchführung, Auswertung und Beurteilung zur Verbesserung der Prozeßqualität zu standardisieren mit dem Ziel, die Ergebnisqualität in der breiten klinischen Routine dem wissenschaftlich erreichbaren Standard möglichst nahe kommen zu lassen.

Notwendig ist daher zunächst eine Ist-Analyse zur Situation der Streßechokardiographie in der Bundesrepublik Deutschland und schließlich eine Soll-Formulierung von Mindestanforderungen an die qualifizierte selbständige Durchführung streßechokardiographischer Untersuchungen.

Ist-Analyse: Situation der Streßechokardiographie in der Bundesrepublik Deutschland

Dieser Erkenntnis haben schon recht früh einzelne Mitglieder der sogenannten „ad-hoc-Arbeitsgruppe Streßechokardiographie", die jetzt im Arbeitskreis „Streßechokardiographie" der Deutschen Gesellschaft für Kardiologie aufgegangen ist, Rechnung getragen und

Tabelle 1. Zahl und Verteilung der Institutionen, die routinemäßig Streßechokardiographien durchführen und durchschnittliche Zahl der pro Institution und Jahr durchgeführten streßechokardiographischen Untersuchungen

Institutionen	1995 n	%	SE/Jahr	1996 n	%	SE/Jahr
Unikliniken	14	13	540	15	7	400
Allg. Krankenhäuser	28	26	147	60	30	231
Praxen	55	52	226	118	58	323
Reha-Kliniken	9	9	202	10	5	331
Gesamt	106	100	245	203	100	302

bereits Ende 1995 eine erste Bestandsaufnahme zur Situation der Streßechokardiographie in Deutschland in Form einer bundesweiten Umfrage vorgenommen. Die wichtigsten Ergebnisse seien im folgenden für die ersten beiden Jahre der Erhebung kurz vorgestellt.

Tabelle 1 zeigt Zahl und Anteil der Institutionen, die Streßechokardiographien routinemäßig durchführen. Sie dokumentiert die steigende Bedeutung dieser Methode bei der kassenärztlichen Versorgung breiter Bevölkerungsschichten in der Praxis des niedergelassenen Kardiologen oder kardiologisch arbeitenden Internisten. Die Häufigkeit, mit der Streßechokardiographie-Untersuchungen in den jeweiligen Institutionen durchgeführt werden, variiert stark. Insgesamt ist ein steigender Trend von durchschnittlich etwa 250 zu gut 300 streßechokardiographischen Untersuchungen pro Institution pro Jahr zu erkennen.

Die persönliche Qualifikation eines einzelnen Untersuchers bemißt sich zum einen an der Gesamtzahl seiner bisher selbst oder unter Anleitung durchgeführten Streßechokardiographien (kumulative Erfahrung), zum anderen an der Zahl der von ihm selbst weiterhin jährlich erbrachten Untersuchungen (permanente Erfahrung). Diese spiegelt sozusagen seinen „Trainingszustand" wider. Im Jahr 1996 zeigte sich, daß in immer mehr Institutionen wenigstens ein Untersucher tätig ist mit einer persönlichen permanenten Erfahrung von mehr als 100 Streßechokardiographien pro Jahr, einer Zahl, die auch den weiter unten beschriebenen Empfehlungen des Arbeitskreises „Streßechokardiographie" der Deutschen Gesellschaft für Kardiologie entspricht.

Von großer Bedeutung für qualitätssichernde Maßnahmen ist die Verbreitung der einzelnen Streßechokardiographie-Techniken in den verschiedenen Institutionen. Tabelle 2 vermittelt einen Einblick in Art und Häufigkeit des Einsatzes bestimmter Streßechokardiographie-Techniken in den verschiedenen Einrichtungen der kardiologischen Versorgungsstruktur in der Bundesrepublik Deutschland.

Bezogen auf die gesamte kardiologische Versorgungsstruktur werden zwei Drittel aller Streßechokardiographien in Deutschland mit der dynamisch-ergometrischen Technik erbracht, ein Drittel mit pharmakologischen Methoden, überwiegend mit Dobutamin. Die Zahlen für Arbutamin sind noch nicht repräsentativ, da diese Methode erst im Frühjahr 1996 zugelassen wurde. Auf europäischer Ebene verfügen wir bisher leider noch nicht über eine vergleichbare Datenbasis.

Die Ist-Analysen zur Situation der Streßechokardiographie in Deutschland (Stand Ende 1996) lassen auch eine vorsichtige Schätzung der bis zum Jahr 2000 zu erwartenden Zahl an Streßechokardiographien zu. Aus unserer jährlichen nationalen Umfrage, die auch alle Hersteller und Vertriebsfirmen digitaler Auswertungssysteme mit einschließt, wissen wir von etwa 1.000 bis Ende 1996 verkauften Streßechokardiographie-Computern. Da die durchschnittliche Zahl der pro Institution und Jahr erbrachten Streßechokardiographien zwischen 250 und 300 liegt, ist bis zur Jahrtausendwende mit etwa 250.000 Streßechokardiographien pro Jahr zu rechnen, selbst wenn sich diese Entwicklung durch veränderte

Tabelle 2. Verbreitung einzelner Streßechokardiographie-Techniken in den verschiedenen Institutionen der gesundheitlichen Versorgungsstruktur in der Bundesrepublik Deutschland

Institutionen	Unikliniken	Krankenhäuser	Praxen	Reha-Kliniken	Alle Institute
1995	14	28	55	9	106
1996	15	60	118	10	203
Gesamt					
1995	7565 29 %	4110 16 %	12449 48 %	1820 7 %	25944 100 %
1996	6012 10 %	13868 23 %	38126 62 %	3309 5 %	61315 100 %
Dynamisch					
1995	3635 48 %	1034 25 %	8249 66 %	1640 90 %	14558 56 %
1996	1801 30 %	8980 65 %	27094 71 %	2745 83 %	40620 66 %
Dobutamin					
1995	3590 47 %	2361 58 %	3245 26 %	130 7 %	9326 36 %
1996	3174 53 %	4077 29 %	5478 15 %	554 17 %	13283 22 %
Dipyridamol					
1995	340 5 %	715 17 %	955 8 %	50 3 %	2060 8 %
1996	235 4 %	313 2 %	3893 10 %	0 0 %	4441 7 %
Arbutamin					
1996	802 13 %	498 4 %	1661 4 %	10 0 %	2971 5 %

gesundheitspolitische Rahmenbedingungen verzögern sollte (Abb. 2). Allein seit unserer ersten Umfrage 1995 mit damals noch etwas mehr als 25.000 Untersuchungen hat sich die gemeldete Zahl durchgeführter Streßechokardiographie-Untersuchungen mit nun über 61.000 mehr als verdoppelt.

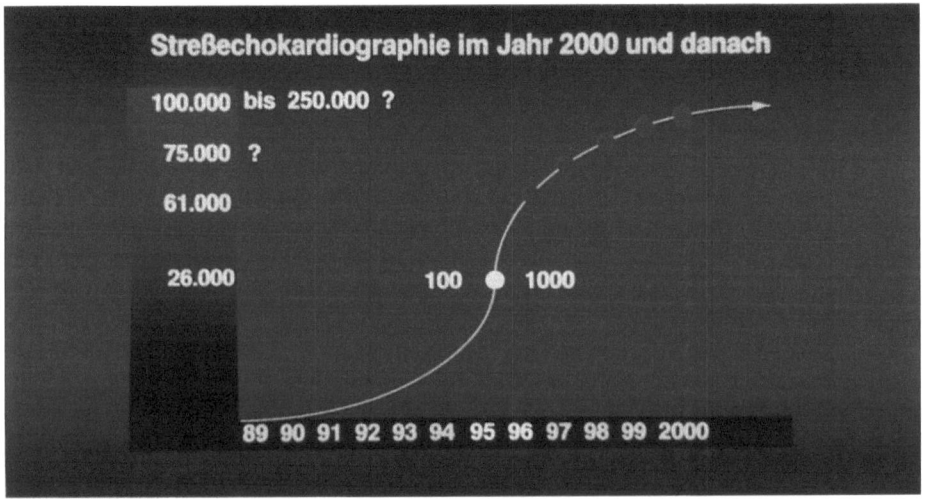

Abb. 2. Prospektive Schätzung der Zahl streßechokardiographischer Untersuchungen in der Bundesrepublik Deutschland bis zum Jahr 2000

Soll-Formulierung zur Qualitätssicherung: „Empfehlung zur selbständigen Durchführung streßechokardiographischer Untersuchungen"

In den vergangenen Jahren haben sich verschiedene Gremien mit der Erarbeitung von Empfehlungen zur selbständigen Durchführung der Streßechokardiographie befaßt.

Mitglieder der nun im Arbeitskreis „Streßechokardiographie" der Deutschen Gesellschaft für Kardiologie aufgegangenen sogenannten „ad-hoc-Arbeitsgruppe Streßechokardiographie" haben bereits im Januar 1995 „Empfehlungen zur selbständigen Durchführung streßechokardiographischer Untersuchungen" gegeben (Tabelle 3). Die eingangs vorgestellten Ausführungen zur Struktur-, Prozeß- und Ergebnisqualität basieren auf diesen Empfehlungen.

Weitgehend deckungsgleiche Mindestanforderungen sieht auch der parallel zu diesen Aktivitäten entstandene und mehrfach überarbeitete Entwurf zu „Qualitätsleitlinien" des „Komitees Echokardiographie" der „Arbeitsgruppe Qualitätssicherung in der Kardiologie" vor, der für die klinische Kommission der Deutschen Gesellschaft für Kardiologie erstellt wurde. Bis zur Drucklegung dieses Buches war dieser Entwurf jedoch noch nicht in entsprechende Richtlinien umgesetzt und veröffentlicht.

Schließlich liegen bereits heute Empfehlungen des „European Board for the Specialty of Cardiology (EBSC)" zur Einbeziehung der Streßechokardiographie in die Anforderungen an die Weiterbildung zum Kardiologen vor. Im Rahmen der Harmonisierung der kardiologischen Weiterbildung in Europa ist mit der Übernahme dieser Vorgaben in die nationalen Weiterbildungsordnungen zu rechnen.

Tabelle 3. Empfehlungen zur selbständigen Durchführung streßechokardiographischer Untersuchungen

I. Strukturqualität

▶ Indikationen, Differentialindikationen und Kontraindikationen der verschiedenen streßechokardiographischen Methoden

Funktionelle Ischämiediagnostik bei der koronaren Herzkrankheit (KHK)
- KHK-Primärdiagnose (alle Verfahren)
- Risikostratifikation   – postinfarziell (alle Verfahren)
                          – vor großen operativen Eingriffen (vorwiegend pharmakologische Methoden)
- Prognostische Indikation (alle Verfahren)
- nicht diagnostische Ergometrie (alle Verfahren)
- objektiver Ischämienachweis vor und nach interventionellen bzw. revaskulierenden Maßnahmen (alle Verfahren)
- Ischämieschwelle und ischämiefreie Belastbarkeit mit und ohne kardiale Medikation (vorwiegend dynamische Streßechokardiographie)
- objektiver Ischämienachweis bei insuffizienter Kollateralisation i.R. eines funktionellen Koronararterienverschlusses ohne Ausbildung einer Narbe (alle Verfahren)
- gutachterliche Fragestellungen (1. Wahl: dynamische Streßechokardiographie, je nach Fragestellung auch andere Verfahren)
- Vitalitätsdiagnostik (vorwiegend pharmakologische Methoden)

▶ Erweiterte Indikationen

Funktionelle Diagnostik intrakardialer Flüsse und Gradienten sowie von Parametern der RV- bzw. LV-Funktion

- angeborene und erworbene Vitien prä-/postoperativ
  Diese Indikationen, insbesondere Indikationen zur Streß-(Doppler-)echokardiographie, erscheinen vielversprechend, ihr Stellenwert im Spektrum kardiologischer Funktionsdiagnostik ist jedoch noch nicht abschließend zu beurteilen.

▶ Kontraindikationen

Dynamische Streßechokardiographie
Diese entsprechen den Richtlinien der Fahrrad-Ergometrie:
- akuter Myokardinfarkt (< 6 Tage)
- instabile Angina pectoris
- Herzinsuffizienz NYHA III-IV
- potentiell lebensbedrohliche Herzrhythmusstörungen
- akute Perikarditis, Myokarditis oder Endokarditis
- bekanntes Hauptstamm-Äquivalent
- Aortenstenose höheren Schweregrades
- schwere arterielle Hypertonie (> 200/120 mmHg)
- akute Lungenembolie oder -infarkt
- akute Thrombophlebitis oder Phlebothrombose
- schwere allgemeine Erkrankung
- hypertroph obstruktive Kardiomyopathie (relativ)
- neurologische, psychiatrische oder orthopädische Erkrankung, die eine ausreichende dynamische Belastung unmöglich macht
- schwere Stoffwechselstörung
- fehlende Motivation

Dobutamin- und Arbutamin-Streßechokardiographie
- hypertroph obstruktive Kardiomyopathie
- maligne ventrikuläre HRST
- Myokardinfarkt (< 3 Tage postinfarziell)
- instabile Angina pectoris
- Aortenstenose höheren Schweregrades (relativ)
  Insbesondere für Arbutamin gelten gemäß der Arzneimittel-Fachinformation eine Reihe weiterer seltenerer Kontraindikationen!

Dipyridamol-Streßechokardiographie
- Myokardinfarkt (< 3 Tage postinfarziell)
- obstruktive Atemwegserkrankungen
- höhergradige AV-Blockierungen
- arterielle Hypotonie

Atropin-Addition
- Glaukom
- Prostatahypertrophie (relativ)

▶ Räumliche Voraussetzungen

▶ Notfallvorsorge

Adäquate Notfallausrüstung
- tragbarer Defibrillator
- Möglichkeit zur O2-Gabe
- Intubationsbesteck, Ambu-Beutel, Absaugvorrichtung
- Braunülen, zentraler Venenkatheter
- Infusionslösungen
- Notfallmedikamente: Atropin, Adrenalin, Nitroglycerin, Lidocain, Bicarbonat, Kalziumchlorid; Theophyllin für die Anwendung von Dipyridamol; Betablocker für die Anwendung von Dobutamin und Arbutamin
- Telefonmöglichkeit im Raum oder in unmittelbarer Nähe

▶ Rechtliche Voraussetzungen

● adäquate Patienten-Aufklärung
● eine schriftliche Einverständniserklärung ist bei pharmakologischen Untersuchungen erforderlich

▶ Personelle Voraussetzungen

● die Durchführung streßechokardiographischer Untersuchungen ist eine ärztliche Tätigkeit
● Assistenzpersonal muß unmittelbar verfügbar sein

▶ Persönliche Voraussetzungen

Untersucherqualifikation
● 100 selbständig durchgeführte Streßechokardiographien
● zusätzlich sind 100 selbständig durchgeführte Streßechokardiographien pro Jahr empfehlenswert
● die Beherrschung der konventionellen Echokardiographie ist eine unabdingbare Voraussetzung

Ausbilderqualifikation
● 1.000 selbständig durchgeführte Streßechokardiographien
● zusätzlich sind 100 selbständig durchgeführte Streßechokardiographien pro Jahr empfehlenswert

Ausbildungskonzepte
● eine streßechokardiographische Ausbildung in Form von Kursen sollte eingehende Kenntnisse, Erfahrungen und Fertigkeiten vermitteln:
    – praktisch orientierte pathophysiologische Grundlagen
    – Standardprotokolle der Routine-Methoden
    – Auswertung streßechokardiographischer Routinetechniken (qualitative und quantitative regionale Wandbewegungsanalysen und LV-Volumetrie)
    – Indikationen, Differentialindikationen, Kontraindikationen, Nebenwirkungen
    – Live-Demonstrationen streßechokardiographischer Routinetechniken an Patienten
    – Demonstration normaler und pathologischer Bilddokumentationen
● Hospitationen sollten an Stellen mit Weiterbildungsermächtigung unter Anleitung eines qualifizierten Ausbilders (s.o.) durchgeführt werden

▶ Gerätetechnische Voraussetzungen

● hochwertiges 2-D-Echokardiographiegerät
● eine Möglichkeit zur Videodokumentation sollte vorhanden sein
● Bildspeicherung EGK-getriggert digital, mindestens 8 Bilder konsekutiv aus einem einzelnen Herzzyklus
● Möglichkeit der kontinuierlichen Bilddarstellung aus einem Herzzyklus unter Verwendung der Seit-zu-Seit-Darstellung, mindestens im Quad-screen-Format
● Dokumentation auf geeigneten digitalen Datenträgern als Cine-Loop
● eine behelfsweise Dokumentation der digital abgespeicherten und EKG-getriggerten Cine-Loops mit der Möglichkeit zur Seit-zu-Seit-Darstellung der Ruhe- und Belastungs- (Streß-) Phasen zumindest im Quad-Screen-Format, auf ein Videoband kopiert, erscheint für eine Übergangzeit technisch sinnvoll und zulässig
● eine kontinuierliche Rhythmusüberwachung auf einem EKG-Monitor (Echogerät) und eine RR-Messung auf jeder Belastungsstufe sind notwendig
● eine EKG-Registrierung in 12-Kanaltechnik (unter Verwendung modifizierter Brustwandableitungen) ist auf jeder Belastungs- bzw. Streßstufe empfehlenswert
● für die dynamische Streßechokardiographie ist eine seitlich kippbare Halbsitzendliege zu empfehlen
● für die pharmakologische Streßechokardiographie mit Dobutamin ist ein mechanisches Präzisions-Infusionssystem erforderlich, für die Dipyridamol-Streßechokardiographie empfehlenswert

---

II. Prozeßqualität

▶ Vorbereitende Maßnahmen

● adäquate Patienten-Aufklärung
● eine schriftliche Einverständniserklärung ist bei pharmakologischen Untersuchungen erforderlich

- eine adäquate Medikamentenauswaschphase ist empfehlenswert
- Patienten sollten 3–4 Stunden vor einer pharmakologischen streßechokardiographischen Untersuchung nüchtern sein
- bei pharmakologischen Untersuchungen wird eine Venenverweilkanüle als stabiler venöser Zugang empfohlen
- bei einer Dipyridamol-Streßechokardiographie sollten mindestens 12 Stunden vor der Untersuchung keine Xanthin-haltigen Nahrungsmittel- bzw. Getränke oder Medikamente eingenommen werden

Testdurchführung
- EKG-Überwachung kontinuierlich, mindestens in 1-Kanal-Technik am Bildschirm des Echokardiographie-gerätes
- unter Verwendung des 16-Segmentenmodells müssen auf jeder Belastungs- (Streß-) Stufe bei der dynamischen Belastung mindestens 3–4 Standardschnitte registriert und als bewegte Bilder (Cine-Loops) digital abgespeichert werden, bei der pharmakologischen Belastung zumindest die Stufen Ruhe, niedrige Dosis, Maximaldosis und Nachbelastungsphase. Die Archivierung sollte die Cine-Loops der Ruhe-, Maximal- und Nachbelastungs-stufe sowie alle entscheidenden Befunde beinhalten
- EKG-Registrierung auf jeder Belastungs- (Streß-) Stufe in 12-Kanal-Technik (s. auch unter gerätetechnischen Voraussetzungen)

Belastungs- bzw. Streß-Protokolle
Dynamische Streßechokardiographie
- standardisiertes diagnostisches Ergometrie-Protokoll mit stufenweise ansteigender Belastung in 2–3 minüti-gen Intervallen
- die submaximale Herzfrequenz sollte erreicht werden

Dipyridamol-Streßechokardiographie
- 0,56 mg/kg KG intravenös über 4 min („low dose"), 4 min Pause, anschließend bei fehlenden Ischämiekrite-rien 0,28 mg/kg KG i.v. über 2 min („high dose"), ggf. fraktioniert 1 mg Atropin i.v.

Dobutamin-Streßechokardiographie
- Ischämiediagnostik: 5 – 10 – 20 – 30 – 40 –(50) µg/kg KG/min, bei unzureichendem HF-Anstieg kann fraktioniert 1 mg Atropin dazugegeben werden
- Vitalitätsdiagnostik: (2,5) – 5 – 10 µg/kg KG/min mit anschließender Steigerung i.S. des diagnostischen Schemas
- die submaximale Herzfrequenz sollte erreicht werden

Arbutamin-Streßechokardiographie
- Closed-Loop-Infusionsprotokoll

Die transösophageale Echokardiographie mit Vorhofstimulation oder pharmakologischer Belastung stellt eine Alternative zum transthorakalen Zugang bei erheblich reduzierter Beschallbarkeit dar.

▶ Abbruchkriterien

Allgemeine Abbruchkriterien
- klinische subjektive und objektive Abbruchkriterien entsprechen den Richtlinien in der Ergometrie

Methodenspezifische Abbruchkriterien
- neu aufgetretene regionale Wandbewegungsstörungen in mindestens 2 unmittelbar benachbarten Segmenten
- Zunahme des endsystolischen Volumens
- abweichend hiervon ist eine Fortsetzung der Untersuchung bei der dynamischen und der Dobutamin-Streß-echokardiographie trotz ST-Streckensenkungen unter der Voraussetzung einer normalen Wandbewegung und Wanddickenzunahme in allen 16 Segmenten und gleichbleibenden bzw. kleiner werdenden Ventrikelvolumina möglich
- eine Blutdruck-Senkung um mehr als 20 mmHg systolisch während der Dobutamin-Streßechokardiographie stellt ein relatives, jedoch kein absolutes Abbruchkriterium dar
- bei der Dobutamin- und Arbutamin-Streßechokardiographie kann zur medikamentösen Abkürzung der klini-schen Nachbeobachtungsphase ein kurzwirksames Betablocker-Präparat intravenös gegeben werden, bei der Dipyridamol-Streßechokardiographie Theophyllin intravenös

Auswertung und Befundung
- qualitative Beurteilung mit deskriptiver topographischer Zuordnung anhand des 16-Segmentenmodells

- eine semiquantitative Beurteilung mittels Wall-Motion-Scoring anhand des 16-Segmentenmodells ist empfehlenswert (Normokinesie = 1, Hypokinesie = 2, Akinesie = 3, Dyskinesie = 4)
- die Berechnung der Ejektionsfraktion (EF) bzw. des endsystolischen Volumens (ESV) ist nicht zwingend notwendig, aber empfehlenswert
- eine quantitative regionale Wandbewegungsanalyse ist anzustreben
- das verwendete Belastungs- (Streß-) Protokoll muß angegeben werden
- HF-, RR- und EKG-Verhalten müssen beschrieben werden
- die Schallbarkeit sollte graduiert angegeben werden
- subjektive und objektive allgemeine Abbruchkriterien sowie methodenspezifische Abbruchkriterien (s.o.) müssen angegeben werden
- methodenspezifische Nebenwirkungen müssen dokumentiert werden
- die zusammenfassende Beurteilung des methodenspezifischen Befundes sollte durch eine klinische Bewertung ergänzt werden

▶ Stellenwert neuer Methoden

Die Möglichkeiten der TDI-, 3-D-, Kontrast-, Colour Kinesis-Streßechokardiographie erscheinen vielversprechend, ihr Stellenwert ist aber noch nicht abschließend zu beurteilen.

Literatur zu diesen Empfehlungen

1. A statement for health professionals from the American Heart Association (1990) Exercise Standards. Circulation 82: 2286–2322
2. A statement for physicians from the ACP/ACC/AHA Task Force on Clinical Privileges in Cardiology (1993) Clinical competence in ambulatory electrocardiography. JACC 22: 331–335
3. A report of the American College of Cardiology/American Heart Association Task Force on Assessment of Cardiovascular Procedures (1986) Guidelines for exercise testing. JACC 8: 725–738
4. A report of the American College of Cardiology/American Heart Association Task Force on Assessment of Diagnostic and Therapeutic Cardiovascular Procedures (Subcommittee on Ambulatory Electrocardiography) (1989) Guidelines for ambulatory electrocardiography. JACC 13: 249–258
5. ESC Working Grup on Exercise Physiology, Physiopathology and Electrocardiography (1993) Guidelines for cardiac exercise testing. Eur Heart J 14: 969–988
6. Steinbeck G (1994) Qualitätssicherung in der Kardiologie: Ergometrie/Langzeit-EKG. Z Kardiol 83: Suppl 6, 21–25
7. AHA Medical/Scientific Statement (1995) Exercise Standards: A Statement for Healthcare Professionals From the American Heart Association. Circulation 91, 2: 580–615
8. AHA Medical/Scientific Statement (1990) Clinical Competence in Exercise Testing: A Statement for Physicians From the ACP/ACC/AHA Task Force on Clinical Privileges in Cardiology. Circulation 82, 5: 1884–1888
9. AHA Medical/Scientific Statement (1995) Guidelines for Clinical Exercise Testing Laboratories: A Statement for Healthcare Professionals From the Committee on Exercise and Cardiac Rehabilitation, American Heart Association. Circulation 91, 3: 912–921
10. Hanrath P, Job F, Flachskampf F (1994) Qualitätssicherung in der Echokardiographie. Z Kardiol 83: Suppl 6, 15–19
11. Mitteilungen der Deutschen Gesellschaft für Kardiologie – Herz- und Kreislaufforschung (1994) Empfehlungen für die selbständige Anwendung der transösophagealen Echokardiographie. Z Kardiol 83: 790–791
12. Löllgen H und Ulmer H-V (1985) Ergometrie-Empfehlungen zur Durchführung und Bewertung ergometrischer Untersuchungen. Klin Wochenschr 63: 651–677

Ad-hoc-AG Streßechokardiographie („Standardisierung und Qualitätssicherung") unter Mitarbeit von S. Beckmann, Berlin, W. Fehske, Köln, D. B. Gysan, Köln, G. Haug, Bayerisch Gmain (federführend), U. Kiwus, Berlin, W. Krahwinkel, Wuppertal, U. Nixdorff, Mainz, B. Rappert, Leverkusen, K. Schröder, Ahrenshoop und 150 weiteren Kardiologen

Qualifikation nach der Ultraschallvereinbarung

Die Ultraschall-Vereinbarung beruht auf den Qualifikationsvoraussetzungen gemäß § 135, Abs. 2 des V. Sozialgesetzbuches (SGB) zur Durchführung von Untersuchungen in der Ultraschalldiagnostik. Sie ist zum 1. 4. 1996 um die Nr. 6.3 „Belastungs-Echokardiographie" ergänzt worden. Die Belastungs-Echokardiographie kann seither in der vertragsärztlichen Versorgung mit der Gebührenordnungsnummer 614 des EBM abgerechnet werden, wenn der Vertragsarzt gegenüber der zuständigen Stelle der kassenärztlichen Vereinigung die in der Ultraschallvereinbarung genannten Anforderungen an die fachliche Qualifikation und die apparativen Voraussetzungen nachgewiesen hat und eine entsprechende Genehmigung erhalten hat.

Der Antragsteller muß entweder Facharzt für Innere Medizin und berechtigt sein, die Schwerpunktbezeichnung Kardiologie zu führen oder als Facharzt für Innere Medizin eine mindestens 12-monatige ständige klinische oder vergleichbare ständige praktische kardiologische Tätigkeit nachweisen. Der Antragsteller muß den Nachweis über 100 Streßechokardiographie-Untersuchungen unter Anleitung eines gem. § 7 der Ultraschall-Vereinbarung qualifizierten Ausbilders führen.

Die beschriebenen Empfehlungen zur Qualitätssicherung gelten prinzipiell für alle, die Streßechokardiographie-Untersuchungen durchführen, seien sie in der Klinik oder in der niedergelassenen Praxis tätig. Die Genehmigung zur Ausführung und Abrechnung streßechokardiographischer Leistungen über die kassenärztlichen Vereinigungen setzt jedoch eine Qualifikation nach der Ultraschallvereinbarung voraus, auf die im folgenden kurz eingegangen werden soll.

Tabelle 4. Kenntnisse, Erfahrungen und Fertigkeiten: Orientierungshilfe für Abschlußkurse und Kolloquien

Kenntnisse	Eingehende Kenntnisse, Erfahrungen und Fertigkeiten
Vermittlung und Erwerb von Kenntnissen über die • pathophysiologische Basis streßechokardiographischer Routinetechniken, • verschiedenen Streß- und Belastungsarten, • normale und gestörte regionale und globale (hämodynamische) Ventrikelfunktion, • verschiedenen Auswertungsarten, • Stellung streßechokardiographischer Routinetechniken im Spektrum der kardiologischen Funktionsdiagnostik unterschiedlicher Anwendungsgebiete • neuen Techniken zur intrakavitären und myokardialen Bildgebung und Analyse • Beurteilung streß-(Doppler-)echokardiographischer Gewichtung hämodynamischer Fluß-, Gradienten-, Druck- und Volumenparameter	Vermittlung, Erwerb und Nachweis besonderer Kenntnisse über die • gängigen Streß-Echokardiographiemethoden, • Belastungs- bzw. Streßprotokolle streßechokardiographischer Routinetechniken, • Beurteilung streßechokardiographisch gewonnener Parameter der normalen und pathologischen regionalen und globalen Myokardkinetik, • Indikationen, Differentialindikationen, Kontraindikationen und Nebenwirkungen • Ischämie- und Abbruchkriterien • Empfehlungen und Richtlinien zur Qualitätssicherung und Qualifikation Erwerb und Nachweis besonderer Erfahrungen und Fertigkeiten in der • praktischen Durchführung und Beurteilung dynamischer und pharmakologischer streßechokardiographischer Routinetechniken

Solange der Erwerb eingehender Kenntnisse, Erfahrungen und Fertigkeiten in der Streßechokardiographie noch nicht Bestandteil der Weiterbildung eines bestimmten Fachgebietes ist, kann die fachliche Befähigung durch eine mindestens 4-monatige ständige oder mindestens 24-monatige begleitende Tätigkeit in der Ultraschalldiagnostik oder durch Ultraschallkurse (Aufbau- und Abschlußkurs) unter der Anleitung eines gemäß § 7 (Qualifikation der Ausbilder) in der Ultraschalldiagnostik qualifizierten Arztes erworben werden (Tabelle 4). Der Aufbaukurs kann durch eine Hospitation, die unter Anleitung eines in der Ultraschalldiagnostik qualifizierten Arztes durchgeführt wird und die eine mindestens 4-wöchige ständige Tätigkeit umfaßt, ersetzt werden. Wird die fachliche Befähigung in einer ständigen oder begleitenden Tätigkeit oder in Ultraschallkursen erworben, erfolgt die Genehmigung zur Ausführung und Abrechnung von Leistungen in der Ultraschalldiagnostik nur nach erfolgreicher Teilnahme an einem Kolloquium. In diesem sind mindestens 40 Dokumentationen von Patientenuntersuchungen vorzulegen. Davon müssen mindestens die Hälfte der Dokumentationen pathologische Befunde sein.

Qualifizierte Ausbilder im Sinne der Ultraschall-Vereinbarung sind entweder im entsprechenden Fachgebiet nach der Weiterbildungsordnung ermächtigte Ärzte oder Ärzte mit der Berechtigung, andere Ärzte in der Ultraschalldiagnostik anzuleiten und auszubilden. Diese setzt eine mindestens 36-monatige eigenverantwortliche Tätigkeit im Bereich der Ultraschalldiagnostik, 1.000 Belastungs-Echokardiographie-Untersuchungen sowie 4.000 echokardiographische Untersuchungen bei Erwachsenen im B- und M-Mode-Verfahren voraus.

Wirtschaftlichkeit

In Zeiten limitierter gesundheitsökonomischer Resourcen hat Qualitätskontrolle nicht nur in der Bundesrepublik Deutschland auch eine Wirtschaftlichkeits-Dimension. Die Ergebnisqualität dieser neuen Methode bemißt sich auch daran, ob sie gesamtwirtschaftlich eher zu einer Kostenexplosion oder zu Einsparungen diagnostisch-therapeutischer Maßnahmen und damit zur Kostensenkung beiträgt.

Für die Gesundheitspolitik der Europäischen Union spielt die Frage der Wirtschaftlichkeit der neuen funktionsdiagnostischen Methode Streßechokardiographie eine bedeutende Rolle. Sie hat dieser Frage deshalb zwei eigene europaweite Forschungsprojekte gewidmet.

Das Projekt „Biomed I" startete 1992 als konzertierte Aktion der Europäischen Union (Koordinator: Prof. Distante, Pisa) unter der Beteiligung von 22 europäischen Staaten mit dem Titel: „Pharmakologische Streßechokardiographie: eine neue, effektive und kostengünstige Methode zur nichtinvasiven Diagnose der koronaren Herzkrankheit in der klinischen Kardiologie". Erklärtes Ziel war es, einen europäischen Standard der Streßechokardiographie zu formulieren als rationale Basis zur Verbesserung der gesundheitsökonomisch extrem kostenintensiven konventionellen Diagnostik der KHK.

Hintergrund sind tatsächlich die enormen Kosten, die die koronare Herzkrankheit in Europa verursacht (bis zu 90 % der stationären Behandlungspflegetage kardiologischer Kliniken in Europa). Die Diagnostik der KHK basiert dabei europaweit hauptsächlich auf dem Belastungs-EKG, auf nuklearmedizinischer Bildgebung und der Koronarangiographie. Alle diese Verfahren besitzen bedeutende klinische, technische oder wirtschaftliche Limitationen.

Obwohl gut etabliert, weitverbreitet und in großem Umfang eingesetzt, muß eingeräumt werden, daß 15–30 % aller schließlich invasiv diagnostizierten Patienten in Europa weitgehend normale koronararterielle Befunde aufweisen und folglich überhaupt nicht oder lediglich medikamentös behandelt werden. Die Gremien der Europäischen Union sehen daher kardiovaskuläre Ultraschall-Diagnostik ganz allgemein und insbesondere die Streßechokardiographie als eine Methode an, die, konsequent in ein stufenweises diagnostisches Konzept einbezogen, auf rationaler Grundlage enorme gesundheitsökonomische Resourcen freisetzen könnte. Verständlich wird dies vor dem Hintergrund von etwa 800.000 jährlichen Koronarangiographien in Europa, davon 120.000 bis 240.000 ohne signifikanten pathologischen Befund und der dadurch verursachten Kosten.

Das Projekt Biomed I hatte Ende 1996 sein Ziel erreicht, Empfehlungen zu Minimalanforderungen an die Durchführung der Streßechokardiographie zu formulieren, die weitgehend deckungsgleich zu den hier vorgestellten nationalen Empfehlungen sind. Das Projekt findet derzeit seine Fortsetzung im Projekt Biomed II, das zum Ziel hat, unter dem Titel „Kosteneffektivität der Streßechokardiographie bei der Diagnostik der KHK: Konkretisierung von Faktoren, die die Verbreitung nichtinvasiver Techniken in der klinischen Routine einschränken" den möglichen Beitrag der Streßechokardiographie zur Wirtschaftlichkeit kardiologischer Diagnostik der KHK zu untersuchen.

Die Evaluation der Wirtschaftlichkeit einer diagnostischen Maßnahme ist äußerst komplex. Sie kann im Rahmen dieses Kapitels für die Methode Streßechokardiographie nur in Grundzügen angesprochen werden.

Eines der akzeptierten Modelle, die Wirtschaftlichkeit einer medizinischen Methode zu beschreiben, hat drei Dimensionen: die Kosten, die Kostenanalyse und den Standpunkt, von dem aus diese wirtschaftlich betrachtet wird (3, 4, 11): der Standpunkt, von dem aus die Wirtschaftlichkeit betrachtet wird, kann z.B. die Gesellschaft als Ganzes sein, der Kostenträger, der Leistungserbringer oder auch der Patient.

Die Beteiligung ausgewählter Zentren am longitudinalen, multivariaten und randomisierenden Projekt Biomed II bietet die einmalige Chance, verläßliche Aussagen zur Wirtschaftlichkeit unterschiedlicher Verfahren einer funktionellen Ischämie-Diagnostik einschließlich der Streßechokardiographie und damit auch zur Wirtschaftlichkeitsdimension von Ergebnisqualität zu erhalten.

In einer Schweizer Kosten-Identifikations-Studie an ambulanten Patienten war eine Dobutamin-Streßechokardiographie etwa dreimal teurer als eine Ergometrie, im Vergleich zur MiBi-Szintigraphie aber um 60 % billiger (9). In den Niederlanden kostet eine Dipyridamol-Thallium-SPECT-Untersuchung über 500 $, eine Dobutamin-Streßechokardiographie dagegen mit deutlich unter 200 $ weniger als die Hälfte (10). In unserer eigenen Institution verursacht eine externe ergometrische Thallium-SPECT-Untersuchung betriebswirtschaftliche Kosten von ca. 850 DM, für eine ergometrische Streßechokardiographie-Untersuchung im eigenen Hause dagegen sind betriebswirtschaftlich kostendeckend lediglich ca. 100–150 DM anzusetzen.

Die einzige wissenschaftlich fundierte Wirtschaftlichkeitsstudie nennenswerten Umfangs wurde am nationalen Forschungsinstitut in Pisa durchgeführt. Es handelt sich um eine retrospektive Kosten-Effektivitätsstudie an nahezu 3.000 zur Koronarangiographie stationär eingewiesenen Patienten, betrachtet aus der Sicht des Kostenträgers unter ausschließlicher Berücksichtigung direkter Kosten. Analysiert und verglichen wurden also die Kosten verschiedener diagnostischer Strategien: Belastungs-EKG oder Streßechokardiographie oder SPECT vor der Koronarangiographie oder sofortige Koronarangiographie. Nahezu 30 % der Koronarangiographien erbrachten normale oder nichtsignifikante Befunde, deren Kosten, zumindest in starker Vereinfachung klinischer Entscheidungszwänge und prognostischer Indikationen, zum größten Teil hätten eingespart werden können. Es zeigte sich, daß die Kosten in erster Linie von der KHK-Prävalenz abhingen. Bei geringer KHK-Prävalenz waren die Kosten, retrospektiv betrachtet, für alle Vorgehensweisen hoch, bei hoher KHK-Prävalenz entstanden die geringsten Kosten, wenn sofort koronararangiographiert worden wäre. Bei einer im klinischen Alltag überwiegenden mittleren KHK-Prävalenz ließen sich deutliche Kosteneinsparungen durch Vorschalten entweder der (in diesem Falle Dipyridamol-) Streßechokardiographie oder einer Thallium-SPECT-Untersuchung erzielen (3). Welchem dieser beiden nichtinvasiven Verfahren der Vorzug unter Wirtschaftlichkeitsaspekten gebührt, soll nun durch eine große europäische Studie untersucht werden.

Die konzertierte Aktion der Europäischen Union sieht daher vor, in die Evaluation der Wirtschaftlichkeit von Maßnahmen zur Diagnostik der KHK alle gängigen nichtinvasiven Tests einschließlich der Streßechokardiographie bis hin zur Koronarangiographie mit einzubeziehen.

Literatur

1. Akinboboye O, Sumner J, Gopal A, King D, Shen Z, Bardfeld P, Blanz L, Brown EJ (1995) Visual Estimation of Ejection Fraction by Two-Dimensional Echocardiography: The Learning Curve. Clin Cardiol 18: 726–729
2. Beckmann S, Bocksch W, Schartl M (1996) Praktische Durchführung der Streßechokardiographie – Worauf ist zu achten? Herz 21: 65–70
3. Distante A (1996) Cost effectiviness aspects of stress echo. In: Final report of the concerted action on stress echocardiographic activities in Europe (Biomed 1318)
4. Leung DY, Dawson IG, Haluska BA, Marwick TH (1996) Exercise Echocardiography as the Primary Test for Coronary Disease in Patients With Mitral Valve Prolapse: Accuracy and Cost Implications of a Probabilistic Strategy. Circulation 94: I-448
5. Marwick TH, Rimmerman C, Stewart WJ, on behalf of Cardiovascular Imaging Section (1995) Experience vs Accuracy of Stress Echocardiography Reading: Importance of High Clinical Volume. Circulation 92: Suppl I-90 (Abstract)
6. Orlandini A, Picano E, Lattanzi F, Marini C, Distante A (1990) Stress echocardiography and the human factor: the importance of being expert. J Am Coll Cardiol 15: 52A
7. Picano E, Lattanzi F, Orlandini A, Marini C, L'Abbate A (1991) Stress Echocardiography and the Human Factor: The Importance of Being Expert. J Am Coll Cardiol 17: 666–669
8. Picano E (1992) Stress Echocardiography. Springer Berlin, Heidelberg, New York, London, Paris, Tokyo, Hong Kong, Barcelona, Budapest, pp 70–72
9. Schüpfer C, Chatterjee T, Aeschbacher B, Fluri M, Kaufmann U, Meier B (1996) Dobutamin-Stressechokardiographie: Diagnostische Wertigkeit und Kostenvergleich zur Ergometrie und MIBI-Szintigraphie. Z Kardiol 85, Suppl 2: 127 (Abstract)
10. Poldermans D, Fioretti PM, Forster T et al (1993) Dobutamine stress echocardiography for assessment of perioperative cardiac risk in patients undergoing major vascular surgery. Circulation 87: 1506–1512
11. Trippi J, Morrison H Chrapla M, Nelson D (1995) Follow-up and Cost Data on Emergency Department Dobutamine Stress Echo. Circulation 92: Suppl I-412 (Abstract)
12. Ultraschallvereinbarung: Qualifikationsvoraussetzungen zur Durchführung von Untersuchungen in der Ultraschalldiagnostk vom 10. 2. 93 ff

Anschrift des Verfassers:
Dr. med. G. Haug
Reha-Klinik Hochstaufen der BfA
AHB-Klinik
Herkommerstr. 2
83457 Bayerisch Gmain

Das digitale Echokardiographielabor

W. Fehske, H.-J. Goldschmidt, R. Rabahieh, K. Velling, F. Jordan

Innere Abteilung des St. Vinzenz-Hospitals, Köln

Hintergrund

Die Echokardiographie stellt im klinischen Alltag eine Routineuntersuchung dar. Indikationsstellung, Untersuchungsabläufe, Registrierung, Befundung und Interpretation von Untersuchungsergebnissen erfolgen in der Regel nach Richtlinien, die von nationalen und internationalen Fachgesellschaften festgelegt wurden (1, 2). Die Nachprüfbarkeit der Befunde, eine nachträgliche quantitative Auswertung, das Auffinden der originalen Aufzeichnungen und der Vergleich von früheren und aktuellen Registrierungen ist jedoch meistens sehr zeitaufwendig bzw. häufig überhaupt nicht möglich, da die entsprechenden Unterlagen nicht zur Verfügung stehen. Der Grund für diese unbefriedigende Situation liegt überwiegend in einer konventionellen Organisation der Echokardiographielabore, in denen trotz der Verwendung hochwertiger rechnergestützter Untersuchungsgeräte allenfalls in Teilbereichen Computer eingesetzt werden.

Die Sprache der Computer ist digital, sämtliche auf ihnen zu speichernden Informationen sind kodiert in Zahlenwerten von null und eins (binäre Kodierung). Das funktionelle Gegenteil zu „digital" ist „analog". Es ist ebenfalls möglich, Daten analog – überwiegend auf Magnetbändern – zu speichern. Dieses geschieht in Form von Kurven und stufenlos variablen elektrischen Signalen. Auf konventionellen Videobändern werden beispielsweise Bild- und Toninformationen analog gespeichert. Obwohl es im Videobereich weit verbreitete Standardformate (z.B. VHS und S-VHS) gibt, und die Informationen praktisch an allen Stellen registriert und gelesen werden können, hat diese Technik bedeutende Nachteile: Analoge Informationen können jeweils nur mit einem bedeutenden Qualitätsverlust kopiert werden. Es besteht eine relativ niedrige Bildrate von 25 (europäische Norm, z.B. PAL) bzw. 30 (amerikanische Norm: NTSC) Bildern/Sekunde. Filmsequenzen bzw. Einzelbilder müssen durch zeitraubendes Spulen gesucht werden. Eine Archivierung ist nur über eine mehr oder weniger aufwendige zusätzliche konventionelle Katalogisierung möglich. Grundsätzlich entfallen alle diese Nachteile bei der digitalen Übertragung von Informationen auf einen Computer: Die gespeicherten Daten sind beliebig oft verlustfrei und in der originalen Bildrate zu kopieren, bei entsprechender Organisation können sie unmittelbar aufgefunden werden, und es bestehen alle Möglichkeiten einer komplexen Archivierung, einer Integration in Datenbanksysteme sowie prinzipiell auch der Übertragung über elektronische Netzwerke.

Da unabhängig von der medizinischen Qualifikation ein konventionelles Echokardiographielabor mit analoger Datenspeicherung durch die erwähnten Nachteile gekennzeichnet ist, erscheint es notwendig, im Sinne der medizinischen Qualitätssicherung die Organisation grundsätzlich umzustellen auf ein digitales Echokardiographielabor.

Arbeitsabläufe im konventionellen und im digitalen Echolabor

Bevor ein digitales Echolabor eingerichtet wird, sollten die Arbeitsabläufe in einem konventionellen Labor analysiert werden.

Konventionelles Labor

In den meisten deutschen Echolabors werden die Patienten nach erfolgter Anmeldung entsprechend einer Anforderungsliste untersucht. Zweidimensionale Schwarz-Weiß- und farbkodierte Bilder werden in der Bewegung angesehen. In besonderen Fällen erfolgen zwar Videoaufzeichnungen, grundsätzlich geschieht die Dokumentation aber in Form von Videoprints, d.h. über Folienbilder, die ein spezieller Drucker über den analogen Videoausgang des Gerätes erstellt. Neben den zweidimensionalen Registrierungen erfolgen M-Mode-Ableitungen als Schwarz-Weiß-, farbkodierte Doppler- oder als konventionelle Doppler-Registrierungen. Auch die M-Modes werden hauptsächlich im preiswerten Schwarz/Weiß-Videoprint-Format dokumentiert, gelegentlich werden auch wesentlich teurere Farbbilder erstellt.

Quantitative Auswertungen können sinnvoll nur während der Untersuchung durchgeführt werden, da Ausmessungen auf den Ausdrucken bzw. vom Videoband geeicht werden müssen und grundsätzlich ungenauer sind, als wenn sie direkt am Bildschirm erfolgen würden. Die Befundung geschieht in der Regel unmittelbar im Anschluß an die Untersuchung. Die Meßwerte liegen dazu meistens als Summationsausdruck im Videoprint-Format vor. Die zusammenfassenden Berichte werden handschriftlich oder über ein Schreibsystem abgefaßt. Die Bilddokumentation verbleibt in der Patientenakte oder ggf. in einem separaten, nach einem einheitlichen Schlüssel sortierten Bildarchiv, das zusätzlich die Durchschläge der Befunde enthält. Falls mehrere Untersuchungsgeräte und Untersucher einem Echolabor zugeordnet sind, kann an allen Geräten gleichermaßen verfahren werden, die zusammenhängende Archivierung erfolgt durch einfaches Einsortieren der Befunde und Videoprints.

Digitales Labor

Ein digitales Labor muß mit Hilfe von Computern mindestens die genannten Arbeitsabläufe eines konventionellen Labor ermöglichen. Eine Grundforderung sollte außerdem sein, daß keine zusätzliche zeitliche Belastung entsteht, und daß das medizinische Qualitätsniveau erhalten bleibt bzw. im günstigen Fall sogar verbessert wird. Folglich müssen sich die Arbeitsabläufe in einem digitalen Echolabor äquivalent denen in einem konventionellen Labor auflisten lassen. Eine systematische Strukturierung in Teilbereiche erscheint dabei für die Differenzierung der einzelnen Computer- bzw. Netzwerkleistungen sinnvoll:

- *Terminkalender:* Planbare, notfallmäßige und zufällig stattfindende Untersuchungen sollten in einem Kalender erfaßt und Patienten und Untersuchern zugeordnet werden.
- *Digitale Aufzeichnung der Ultraschalluntersuchungen:* Hierin liegt sicher die wesentliche Herausforderung für ein digitales Echokardiographielabor. Es müssen sehr große Datenmengen bewältigt werden, und einheitliche Industriestandards sind obligat anzuwenden, um eine Austauschbarkeit von Registrierungen zu ermöglichen.

- *Quantitative Auswertung von Aufzeichnungen:* In einem digitalen Labor sollte ein manuelles Ausmessen der Echokardiographie-Registrierungen sowohl während der Untersuchung als auch im nachhinein von den abgespeicherten Bildern möglich sein.
- *Erstellung des Untersuchungsberichts:* Die Auflistung der Meßergebnisse, die Befundung, eine zusammenfassende Beurteilung und ggf. eine Therapieempfehlung sollten über einen Computer erstellt werden.
- *Archivierung:* Die elektronische Archivierung der Berichte und der aufgezeichneten Untersuchungsbefunde stellen Grundbestandteile eines digitalen Labors dar.

Durch die Umstellung auf eine computerunterstützte Organisation ergeben sich für ein Echolabor weitere Möglichkeiten:

- *Vernetzung:* Eine Vernetzung kann entweder innerhalb eines lokalen Funktionsbereiches (z.B. mehrere Echokardiographiegeräte miteinander, mehrere Untersuchungsverfahren wie Herzkatheter, EKG, Nuklearmedizin innerhalb einer kardiologischen Abteilung) oder zwischen verschiedenen Abteilungen eines Krankenhauses oder u.U. auch zwischen räumlich weit voneinander getrennten Partnern erfolgen.
- *Integration in Datenbanken:* Berichte und aufgezeichnete Untersuchungsbefunde können nach verschiedenen Kategorien sortiert und abgefragt werden, Statistiken können erstellt und Daten miteinander innerhalb und außerhalb der Echokardiographie verknüpft werden.
- *Integration in Krankenhaus-Informationssysteme:* Im Krankenhausbereich stellt die Anpassung bzw. die Eingliederung des Echokardiographielabors in ein übergeordnetes, meistens vorbestehendes Datenerfassungssystem (HIS = *H*ospital *I*nformation *S*ystem) eine grundsätzlich attraktive Möglichkeit zur Leistungserfassung dar.

Alle genannten Funktionen haben in einem Echokardiographielabor eine eigenständige Bedeutung und sollten systematisch als Module integriert bzw. bei der Planung einer Einrichtung oder der Umstellung von einem konventionellen Labor berücksichtigt werden. Da die Echokardiographie aber ein bildgebendes Verfahren ist und die Qualität der Untersuchung im wesentlichen auf der Ableitung und Dokumentation geeigneter Bilder und Doppler-Spektren beruht, haben sich wissenschaftliche und industrielle Aktivitäten zur Definition von einheitlichen Standards bislang hauptsächlich auf die digitale Registrierung von Ultraschalldaten konzentriert. Deswegen wird dieser Bereich im folgenden auch zuerst erörtert.

Digitale Aufzeichnung von echokardiographischen Untersuchungen

Alle echokardiographischen Registrierungen werden auf dem Bildschirm des Untersuchungsgerätes dargestellt. Hier ist in der Regel der differenzierteste Befund einer bestimmten Einstellung zu erkennen, und prinzipiell erscheint es sinnvoll, den Bildschirminhalt verlustfrei zu speichern. Im günstigsten Fall kann man also das Originalbild deckungsgleich digital kopieren. Der Bildschirminhalt stellt jedoch nur ein augenblickliches Endprodukt der internen Signalverarbeitung des Untersuchungsgerätes dar. Deswegen sollte man prinzipiell auch einen zweiten Weg der digitalen Informationsspeicherung

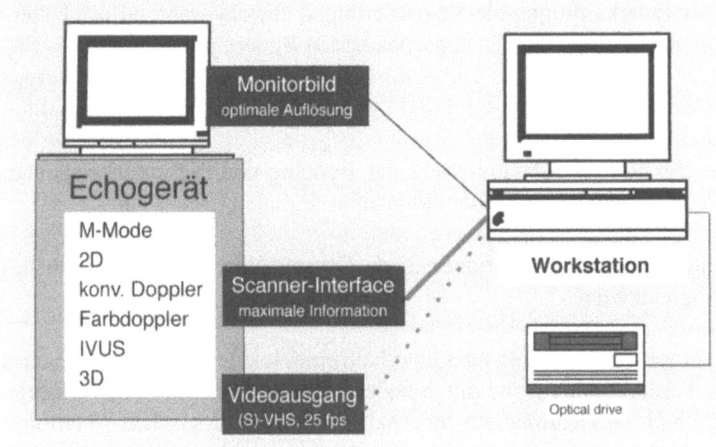

Abb. 1. Grundformen der Übertragung von Bildinformationen von einem Echogerät auf einen Computer. fps: frames per second bzw. Bilder/s. Für die unmittelbare Übertragung von internen Geräteinformationen ist eine spezielle Ausrüstung des Echogerätes und des empfangenden Computers (Interface) nötig. Die Digitalisierung von über den Videoausgang abzugreifenden Bildern geschieht über sog. Framegrabber, die in dem Artikel nicht gesondert besprochen werden.

von Echokardiographiebildern diskutieren: Statt fertiger Bilder können auch interne Geräteinformationen digital archiviert werden, die ähnlich wie bei der originalen Untersuchung erst bei Bedarf unter Zuhilfenahme entsprechender Programme zu fertigen Bildschirmbildern konvertiert werden (Abb. 1).

Im allgemeinen konzentrieren sich internationale Aktivitäten heute aber hauptsächlich auf die digitalen Bildschirminformationen, und in gemeinsamen amerikanischen und europäischen Vereinbarungen wurden bereits weitgehende Standardformate definiert (5, 7, 8).

Digitale Aufzeichnung von Bildschirminformationen

Die digitale Bildinformation beinhaltet die Kodierung der Grau- bzw. Farbwerte eines Monitorbildes.

Speicherbedarf

Ein Bild besteht aus Bildpunkten und hat auf dem Bildschirm in der Regel eine Auflösung von 256 x 256 bis 1024 x 1024 Bildpunkte (Pixel). Im Grauwertbereich wird ein Pixel typischerweise mit 8 Bit (ein Bit entspricht der digitalen Informationseinheit, die Bitanzahl definiert damit den Speicherbedarf) vollständig mit 256 Graustufen registriert, ein Farbpunkt wird in drei Komponenten mit jeweils 8 Bit (16,7 Millionen Farben) festgelegt. Ein Farbbild hat also bereits bei einer mittleren Bildschirmauflösung von 512 x 512 Punkten einen Speicherbedarf von 512 x 512 x 24 Bit = 6.291.456 Bit. Die Speicherkapazität von Computern wird in Byte (1 Byte = 8 Bit) angegeben. Wenn Farbbilder als Filmsequenzen mit z.B. 30 Bildern / s gespeichert werden sollen, so entsteht ein Bedarf von 6.291.456 Bit x

30 / s = 188.743.680 Bit / s = 188.743.680 / 8 Byte / s = 24 MegaByte / s (1 MegaByte = 1 MB = 1.000.000 Byte). Obwohl die Computerindustrie ständig größere Speicherkapazitäten und höhere Verarbeitungsgeschwindigkeiten zur Verfügung stellt, sind diese Datenströme z.Zt. (Mitte 1998) noch nicht in Echtzeit (Real-time) auf einen Computer einzulesen oder von ihm abzugreifen. Allerdings können Datenmengen, die einige Sekunden repräsentieren, bereits heute bei entsprechend ausgestatteten Computern in große Zwischenspeicher gelesen werden, und es ist möglich, kurze bewegte Sequenzen (Loops) aus dem Digitalspeicher auf dem Monitor darzustellen. Damit ein ausreichend großes Archiv angelegt werden kann, in dem von jedem untersuchten Patienten wenigstens die Bilder von vier bis fünf Herzzyklen gespeichert werden, muß ein entsprechend dimensioniertes Speichermedium vorhanden sein.

Speichermedien

Eine normale 3,5-Zoll-Computerdiskette bietet 1,4 – 2,0 MB Speicherkapazität. Sie reicht also nicht einmal für das Speichern einzelner Farb-Vollbilder. Die nächstgrößere Kategorie stellen heute *M*agneto-*O*ptical-*D*isks (MOD) dar, die über spezielle, an den Computer anzuschließende Laufwerke mit einer Kapazität von derzeit maximal 4,6 GigaByte (1 GigaByte = 1 GB = 1.000 MB) beschrieben werden können. Während der Inhalt von MODs wieder gelöscht bzw. überschrieben werden kann, können CD-Rs (*C*ompact *D*isk-*R*ecordable) bzw. CD-ROMs (*C*ompact *D*isk-*R*ead *O*nly *M*emory) mit entsprechenden Schreibgeräten nur einmalig beschrieben werden. Der Inhalt kann danach nicht mehr verändert werden. CD-Rs bzw. CD-ROMs haben üblicherweise eine Speicherkapazität von 650 MB. Die CD-ROM wird im Bereich der Unterhaltungselektronik derzeit bereits unter Verwendung spezieller Kompressionsalgorithmen (s.u.) zum Speichern von Kinofilmen eingesetzt. Gleichzeitig wird hier aber auch schon eine Nachfolgetechnologie in Form von DVD (*D*igital *V*ideo *D*isk bzw. *D*igital *V*ersatile *D*isk)-Platten eingesetzt. Diese Platten haben bei gleicher physikalischer Größe wie eine CD-ROM eine bis zu 20fach höhere Speicherkapazität, und die entsprechenden Abspielgeräte bieten eine Geschwindigkeit von immerhin ca. 10 MB/s. Wenn man echokardiographische Vollbilder speichert, wären aber auch diese Medien allenfalls geeignet, die Aufnahmen einzelner weniger Patienten zu speichern.

Für ein ganzes Echolabor müssen deshalb Lösungen mit Massenspeichermedien (Mass Storage Devices) eingesetzt werden. Derzeit sind sogenannte Jukeboxes in der Erprobung. Die Zugriffszeiten auf die Daten werden zwar durch das jeweilige „Auflegen" einer Disk geringfügig verzögert, der Speicherplatz kann durch Verknüpfungen mehrerer Jukeboxes theoretisch jedoch beliebig erweitert werden.

Selbst unter der Annahme, daß zukünftig ausreichend Speicherplatz zur Verfügung steht, erscheint es sinnvoll, die Datenmengen durch Kompression zu reduzieren, um erstens den Speicherbedarf zu verringern und um zweitens das Auffinden und Abspielen der Filmsequenzen zu beschleunigen.

Datenkompression

Es ist zwischen einer verlustfreien (lossless) und einer mit Qualitätsverlust verbundenen (lossy) Kompression zu unterscheiden. Der Inhalt von Monitorbildern kann beispielsweise verlustfrei über Masken „komprimiert" bzw. richtigerweise reduziert werden, die jeweils nur den Ausschnitt des Bildschirms speichern, der den echokardiographischen Sektor und damit die eigentliche Information des Bildes zeigt. Außerdem kann man die Datenmenge dadurch reduzieren, daß man statt einer kontinuierlichen Filmsequenz nur einzelne charakteristische Cineloops speichert. Neben dieser Kompression durch Selektion stehen auch standardisierte Computerprogramme zur Verfügung, die allein durch die Form des Einlesens Speicherplatz einsparen. Solche Komprimierungs- bzw. Dekomprimierungsvorgänge benötigen zusätzliche Zeit. Eine verlustfreie Datenkompression läßt sich mit den heute zur Verfügung stehenden Methoden elektronisch bis zu einem Faktor 3:1 bzw. maximal 7:1 erreichen (6). Dagegen können Verfahren mit Datenverlust, d.h. Verfahren, bei denen die Qualität der ursprünglichen Bilder beim Abspeichern reduziert wird und nicht mehr wiederhergestellt werden kann, eine sehr viel höhere Datenkompression erreichen. Für die Anwender muß dann allerdings festgelegt werden, wie hoch der Qualitätsverlust durch Datenkompression sein darf, um keine diagnostische Information zu verlieren. Es ist in diesem Zusammenhang wichtig zu wissen, daß bereits das Überspielen von Originalbildschirmbildern auf ein S-VHS-Band mit einem Qualitätsverlust verbunden ist, der einer einfachen elektronischen „lossy"-Kompression von 26:1 entspricht (4).

Standardisierung

Um einheitliche Formate für digitale Arbeitsplätze zu definieren, haben sich internationale Gremien aus Industrie, Ärzteschaft, und Biomedizintechnikern zusammengesetzt, die zunächst solche Standards festlegen und später an die jeweils aktuelle technische Entwicklung anpassen wollen.

Im Bereich der Echokardiographie ist eine internationale Standardplattform durch die Version DICOM 3.0 entstanden (DICOM = Digital Imaging and Communication in Medicine). Die Ursprünge dieser Norm gehen auf amerikanische zunächst ausschließlich auf Röntgenbilder bezogene Vereinheitlichungen durch die NEMA (National Electrical Manufacturers Association) und das ACR (American College of Radiology) zurück. Die dritte Auflage des ACR/NEMA-Standards wurde 1993 als DICOM 3.0 verabschiedet und bezieht nun die gesamte medizinische Bildgebung wie Magnetresonanzbilder, Computertomographie-Aufzeichnungen, nuklearmedizinische Registrierungen, digitalisierte Videos, digitale Kameraformate und schwarz/weiße sowie farbige Ultraschallbilder mit ein. Diesem Standard haben sich das American College of Cardiology (ACC), und die Europäische Gesellschaft für Kardiologie (European Society of Cardiology) angeschlossen. Die ESC ist gleichzeitig Mitglied des CEN (CEN = Committée Européenne de Normalisation), und in Kooperation mit den amerikanischen Partnern besteht das Ziel, die unterschiedlichen Ansätze zur Bildbearbeitung in einem gemeinsamen Projekt zu koordinieren. Eine kontinuierliche Weiterentwicklung ist ausdrücklich vorgesehen. DICOM 3.0 ist keine fixierte Vorschrift, sondern er besteht aus insgesamt 12 z.Zt. noch nicht vollständig veröffentlichten Protokollen (7, 8), die einzeln ständig überarbeitet und den Erfordernissen der jeweiligen medizinischen Teilbereiche angepaßt werden können. Internationale DICOM-Aktivitäten schließen neben den überwiegend technischen Arbeiten in den Gremien bei der Definition von Formaten und Kommunikationsleistungen zusätzlich die Öffentlichkeitsarbeit mit ein, wobei Ärzte und andere potentielle Anwender hauptsächlich in Sonderausstellungen während der großen Fachkonferenzen (Europäische Gesellschaft für Kardiologie, American College of Cardiology) durch Referate, Informationsmaterial und praktische Demonstrationen über den aktuellen Entwicklungsstand informiert werden. Über die Aktivitäten der Standardisierungskommissionen wird im Internet berichtet (8, 9), und eine Zusammenstellung relevanter Zeitschriftenartikel wurde 1997 über „The Cardiac and Vascular Information Working Group of DICOM" in einem Sonderband herausgegeben (5).

In den DICOM-Gremien werden prinzipiell alle mit der digitalen Aufzeichnung von medizinischen Bilddokumenten zusammenhängenden Fragen bearbeitet. Nachdem für den Anwender zunächst als wesentliche Aufgabe das Abspeichern und Abrufen von medizinischen Bildern in einem standardisierten Format imponierte, hat sich das Spektrum der Bereiche, die über einen DICOM-Standard definiert werden, ausgedehnt auf praktisch die gesamte medizinische Dokumentation (9). Zu Beginn des Jahres 1998 besteht damit der Eindruck, daß DICOM 3.0 tatsächlich die prozedurale Basis für alle Medizinbereiche bis hin zu Qualitätssicherungsprojekten wird und sich zunehmend zu einem umfassenden Katalog allgemein verbindlicher Referenzformate entwickelt.

DICOM regelt nur die Formate, fertige Produkte mit vollständiger bzw. wenigstens teilweiser DICOM-Kompatibilität stehen derzeit nur begrenzt zur Verfügung. In Zukunft wird es vermutlich möglich sein, zu jedem medizinischen Gerät oder Untersuchungsprotokoll eine DICOM-Zertifizierung zu erhalten, die eine problemlose Einbindung in medizinische Funktionsabläufe ermöglicht. Heute muß der Anwender jedoch hauptsächlich noch selbst die einzelnen Komponenten seines Arbeitsumfeldes analysieren und entsprechend seiner eigenen Sachkenntnis über ihre Eignung befinden. Im folgenden werden deswegen hauptsächlich die für den Anwender in der Echokardiographie praktisch bedeutsamen Aspekte der einheitlichen Bildformate und der Archivierung von Befundaufzeichnungen sowie der aktuelle Stand einer Konformität mit DICOM-Normen besprochen.

DICOM-kompatible Speichermedien und Bildformate

Die Speichermedien werden im Abschnitt 12 von DICOM 3.0 erfaßt. Offiziell zugelassen sind fünf Formate: CD-R 650 MByte, 5,25" MOD 650 MByte, 5,25" MOD 1,3 GByte, 3,25"MOD 128 MByte und die 3,5" Floppy Disk. In Zukunft ist mit der Einbeziehung größerer Speichermedien zu rechnen.

In Teil 3 und Teil 4 der DICOM-Spezifikationen (7, 8) werden die Bildobjekte und die Strukturen einer Archivierung definiert. Ohne auf Einzelheiten einzugehen, sollen hier nur Grundzüge der Systematik von DICOM 3.0 herausgestellt werden: Jedes Bildobjekt einer Untersuchung muß zunächst einem Patienten, einem Untersuchungsort und einer Zeit zuzuordnen sein. Grundsätzlich besteht eine echokardiographische Untersuchung aus einer Serie von Einzeldarstellungen, die von unterschiedlichen Fenstern in unterschiedlichen Techniken registriert werden. Dabei sollten alle Einzeldarstellungen spezifisch und eindeutig kodiert werden. Das Ablegen und Kodieren der Bildobjekte soll in einer hierarchischen Struktur erfolgen, indem jeweils von einer übergeordneten Ebene aus auf mehrere Möglichkeiten einer tieferen Ebene übergegangen werden kann. Für ein in der langen Achse von präkordial aufgezeichnetes Bild würde beispielsweise eine hierarchische Kodierung folgende zuvor für das System zu definierenden Ebenen markieren: Patient → Untersuchungstag → Untersuchungszeit → Untersuchungsort → Echokardiographie → transthorakale Untersuchung → präkordiale Darstellung (2D-Darstellung → lange Achse.

In jedem Einzelbild muß eine Eichung abzugreifen sein, die sich auf Längen, Flächen, Zeitabstände und bei Doppler-Registrierungen auf Doppler-Shifts bzw. Geschwindigkeiten bezieht. Wenn gleichzeitig EKG, Phonokardiogramm oder Druckkurven registriert werden, so muß auch hier eine Eichung bzw. das Abgreifen von Meßwerten möglich sein. Erweiterungen sind in vielfältiger Form etwa bei Kontrastechokardiographie und Belastungsuntersuchungen vorgesehen. Die Bildregionen, in denen die Maßstäbe für die Eichung lokalisiert sind, müssen definiert sein.

Als einziges Verfahren zur verlustbehafteten (lossy) Datenkompression bei Echokardiographiebildern ist in DICOM 3.0 derzeit das JPEG-(*Joint Photographic Expert Group*)-Verfahren zugelassen. Hierdurch wird jedes Bild mit einem Raster überzogen und in jedem der resultierenden Rasterflächen werden mehr oder weniger grobe Bildfilter eingesetzt, um Speicherplatz einzusparen. Beim Wiederaufrufen erscheinen die Bilder entsprechend dem Grad der Filterung weniger differenziert. Durch das JPEG-Verfahren kann eine Datenkompression von bis zu 100:1 erreicht werden. Für die Echokardiographie liegen Studien vor, die zeigen, daß eine 20:1 Kompression subjektiv keinen signifikanten Verlust für den diagnostischen Inhalt echokardiographischer Bilder gegenüber dem Original hat (4), und bei Farbbildern führe sogar eine 30:1 Kompression in 99 % aller Bilder zu gleichen Interpretationen wie die unkomprimierten Versionen (6). In Zukunft ist davon auszugehen, daß noch effektivere Kompressionsverfahren wie der auf Veränderungen in bewegten Bildern basierende MPEG-(*Motion Pictures Expert Group*)-Algorithmus mit Kompressionsmöglichkeiten von >100:1 zugelassen werden.

Teil 10 von DICOM 3.0 beinhaltet u. a. die Vorschriften für die Gestaltung der Inhaltsverzeichnisse von Datenträgern, auf denen DICOM-Informationen gespeichert sind, diese Hinweise sind als gesonderte Regelung (DICOMDIR) zusammengestellt.

Weitere DICOM-Applikationen

DICOM 3.0 bietet in seinen verschiedenen Kapiteln weitere Anwendungsmöglichkeiten:

- Vernetzung
Formatierung und Ordnung innerhalb der DICOM-Dokumente ermöglichen einen unmittelbaren Austausch von Daten zwischen Computern. Der einfachste Austausch besteht darin, daß ein mobiler Datenträger auf einem Rechner beschrieben und auf einem anderen gelesen wird. So werden heute bereits Cineangiographie-Filme von individuellen Patienten auf CD-R geschrieben und postalisch versandt, damit sie beim Adressaten wie früher Zelluloid-Filme als „Original"-Dokumente zur Verfügung stehen. Bei ausreichend dimensionierten Vernetzungen ist grundsätzlich der Versand von digitalen Filmen auch auf elektronischen Wegen über ein hausinternes Netz oder sogar über Telefonleitungen bzw. zukünftig erweiterte Transferwege wie beispielsweise Satelliten denkbar. Die Bandbreite bzw. die Übertragungskapazität der zur Verfügung stehenden Leitungen ist heute jedoch in der Regel noch nicht groß genug, um Filme mit ausreichender Qualität in Echtzeit zu übertragen. Auch der Off-line-Versand von digitalen Bildern zum späteren Laden in einen Computer ist zeitaufwendig und in jedem Fall abhängig von der Datenmenge, d.h. vom Grad der Datenkompression und der Menge der ausgewählten Zyklen.

- Integration in Datenbanken
DICOM 3.0 beinhaltet Basiselemente einer relationalen Datenbank, d.h. alle Daten sind hierarchisch strukturiert und können an allgemeine Datenbanken wie etwa krankenhausinterne Patientenverwaltungssysteme (HIS = *Hospital Information Systems*) oder auch übergeordnete nationale und internationale Datenbanken angeschlossen werden. Um eine einheitliche Integration zu ermöglichen, bestehen in den USA und Europa bereits gemeinsame Komitees, die DICOM 3.0 unmittelbar mit HL7 (*Health Level 7*), dem derzeit im Anglo-Amerikanischen Sprachraum am weitesten verbreiteten Standard-Protokoll für Datenbanken im Gesundheitssystem, abstimmen (9).

- Übertragung physiologischer Kurven und Spektren

In den letzten Monaten sind DICOM-Ergänzungen und bereits vorläufige Programme vorgestellt worden, die erstmals die physiologischen Kurven, die als zeitliche Referenz-informationen oder in eigenständiger Meßfunktion auf den Bildschirmen dargestellt werden, entsprechend ihrer ursprünglichen Datenkonfiguration entweder als eindimensionale Signale (z.B. EKG) oder als Spektren (z.B. konventionelle Doppler-Ableitungen) separat neben der reinen Bildinformation registrieren (DICOM Waveform Viewer). Dadurch, daß die Kurven nicht mehr als Bilder gespeichert werden, ist u.a. für die Anwendungen in der Echokardiographie eine weitere Datenkompression zu erwarten. Außerdem besteht hierdurch die Möglichkeit, medizinische Untersuchungsgeräte, die als einzige Bildinformation Kurven darstellen, sinnvoll in den DICOM 3.0-Bereich zu integrieren.

Konformität mit dem DICOM 3.0-Standard

DICOM 3.0 beinhaltet eine große Anzahl von Einzelvorschriften, die heute von keinem Gerätehersteller gemeinsam berücksichtigt werden. Für den Anwender ergibt sich aus dieser Situation hauptsächlich die Frage, welche Eigenschaften des DICOM 3.0-Protokolls ein Produkt erfüllt. Es ist deswegen vom DICOM-Komitee vorgeschlagen worden, daß jeder Hersteller für jedes Produkt ein exaktes DICOM-Kompatibilitäts-Zertifikat erstellt, aus dem ersichtlich wird, welche Eigenschaften auf den Standard abgestimmt wurden. Auch dieses wird in der Praxis nicht ausreichen, um herauszufinden, ob die eigenen Ansprüche und Erwartungen erfüllt werden können. Neben der praktischen Erprobung bleibt dem Anwender bei noch nicht realisierter Kompatibilität nur die Möglichkeit, sich vom Hersteller die Garantie einzuholen, daß das Produkt auf den DICOM-Standard angeglichen werden kann, und daß der Hersteller dieses auch in absehbarer Zukunft plant.

Geräteinformation

Als Alternative zur digitalen Übertragung der reinen Bildschirminformation ist bei Echo-kardiographieaufzeichnungen auch die Übertragung von internen Geräteinformationen denkbar. Ähnlich wie bei den physiologischen Kurven (s.o.) entsteht auch bei komplexen echokardiographischen Bildern die Bildschirmdarstellung hauptsächlich durch die Nach-verarbeitung (Postprocessing) der Ursprungssignale im Gerät selbst bzw. durch die zusätz-lich vom Untersucher vorgenommenen Einstellungen. So sind z.B. der Grauwertabgleich und auch die Ablenkgeschwindigkeiten bei M-Modes unmittelbar als Postprocessing vom Untersucher zu gestalten, und bei Doppler-Spektren kann die Lage der Nullinie variiert werden.

Das auf dem Monitor dargestellte Echobild repräsentiert stets nur eine Modifikation der Ursprungsdaten und läßt sich prinzipiell ohne Verlust durch seine Grundkomponenten erfassen. So entsteht ein zweidimensionales Echobild bekanntlich aus einer Serie sektor-förmig ausgesandter und empfangener Ultraschallstrahlen, die nach gerätespezifischen Algorithmen nachverarbeitet werden und erst als Endprodukt das Monitorbild ergeben. Die Ursprungsdaten sind durch die Strahlinformationen (beam information) gegeben, d.h. durch das Amplituden/Tiefen-Diagramm oder den A-Mode. Diese werden in Kombination mit Angaben über z.B. den Abtastwinkel, die Pulsrepetitionsrate, den Fokusbereich, die aus-gesandte Sendeleistung und über die gerätespezifische Nachverarbeitung zu einem Sektor-bild zusammengesetzt. Ähnlich ist es beim M-Mode und bei den konventionellen und farbkodierten Doppler-Spektren. Die Basisinformation besteht grundsätzlich aus den

Reflexionen des Ultraschallstrahls entlang seiner Ausbreitungsrichtung, die im Gerät empfangen werden. In der Aufarbeitung der Signale liegt ein Teil der Qualität eines Untersuchungsgerätes, und Details über das interne Postprocessing der unterschiedlichen Hersteller sind in der Regel nicht bekannt. Für die digitale Übertragung von echokardiographischen Informationen hätte es aber wesentliche Vorteile, wenn direkt die internen Strahlinformationen zur Verfügung stünden. Man könnte aus der Strahlinformation jederzeit ein neues, vollständiges und optimiertes Echobild erstellen. Auch wären keine Sekundäreichungen über das Monitorbild notwendig, da die physikalischen Informationen direkt vorhanden sind, und die verlustfrei zu übermittelnde digitale Datenmenge wäre wesentlich geringer als bei der Übertragung von Monitorbildern. Die durch die direkte Strahlinformation ermöglichte Datenkompression liegt je nach Eindringtiefe und Echomodus bei einem Faktor zwischen 50:1 und > 100:1. Technisch könnte die direkte digitale Übertragung von internen Gerätedaten sicher ohne Schwierigkeiten realisiert werden. In der Nachverarbeitung der Strahlinformation liegt jedoch ein großer Teil der Produkt-"Geheimnisse" der Echokardiographie-Geräte, und es ist derzeit wenig wahrscheinlich, daß die Hersteller diese nur für den Zweck einer standardisierten Bildübertragung preisgeben. Überträgt man jedoch die Strahlinformation auf einen baugleichen Gerätetyp desselben Herstellers, so sollte es jederzeit möglich sein, eine optimale Bildqualität auf dem Monitor wiederherzustellen.

Das digitale Speichern von Ultraschallbasisinformationen hat bedeutsame weitere Vorteile, wenn man wegen einer möglicherweise höheren diagnostischen Ausbeute das Ultraschall-Rohsignal analysieren will. Diese wegen seines Frequenzbereiches auch als RF-(Radiofrequenz-)-signal bezeichnete Basisinformation entspricht dem eigentlichen Reflexsignal der ausgesandten Ultraschallimpulse. Gegenüber dem üblicherweise nach der ersten Filterung nur noch zur Verfügung stehenden integrierten einfachen Amplituden-Signal enthält die RF-Information noch das vollständige Spektrum mit spezifischen Amplituden-, Frequenz- und Phasenanteilen. So nutzen neuere Echokardiographie-Verfahren das RF-Signal zur objektiven Quantifizierung unterschiedlicher Reflexintensitäten, und u.U. kann man zukünftig von der Ultraschallspektroskopie sogar einen spezifischen Nachweis von Kontrastmittel im Myokard erwarten.

Die differenzierte Analyse echokardiographischer Registrierungen führt je nach Fragestellung bei gleichem Ausgangssignal auch zu unterschiedlichen Bilddarstellungen. Beispielsweise können Gewebedoppler- und Blutflußdoppler-Kodierungen aus einem einzigen Datensatz erstellt werden. Demnach hat die digitale Übertragung von echokardiographischen Basisdaten in Form der Strahlinformation bis hin zur RF-Rohdatenspeicherung gegenüber der reinen Übertragung von Monitorbildern einige prinzipielle Vorteile.

Im nächsten Abschnitt berichten wir über unsere eigenen Erfahrungen mit einem digitalen Echokardiographielabor, das auf der Archivierung der Strahlinformation basiert.

Derzeitiger Entwicklungsstand der digitalen Echokardiographie und Bedeutung für die Praxis

Der Begriff der digitalen Echokardiographie wurde ursprünglich in der Belastungsechokardiographie eingeführt (3). Es wurde ein sog. Framegrabber an den Videoausgang eines Echogerätes angeschlossen, über den bei hochgradiger Datenkompression (Masken, Grauwertreduktion) und einer Begrenzung auf acht Bilder pro Herzzyklus auf jeder Belastungsstufe ein Set von vier Loops digitalisiert und simultan als schwarz/weißes Monitorbild zum Vergleich von linksventrikulären Wandbewegungen dargestellt wurde. Obwohl derartige Systeme in der Streßechokardiographie auch heute noch weit verbreitet sind, stellen sie nur eine einfache Form einer elektronischen Datenspeicherung mit sehr begrenzten Einsatzmöglichkeiten dar und entsprechen nicht mehr der eigentlichen Definition der digitalen Echokardiographie.

Allerdings sind die oben beschriebenen Konzepte digitaler Systeme mit vollständiger Datenspeicherung, obligater Option einer nachträglichen quantitativen Auswertung, Möglichkeiten des Versandes von Aufzeichnungen auf Speichermedien, digitaler Austauschbarkeit von Bildern zwischen unterschiedlichen Geräteherstellern, standardisierter Netzwerkanbindung und Integration in medizinische Datenbanken derzeit auch nur in Teilbereichen bei käuflichen Geräten realisiert. Es werden laufend neue Produkte mit DICOM-kompatiblen Eigenschaften vorgestellt. Ein wesentlicher Schritt in Richtung auf ein einheitliches digitales Echolabor wird erreicht sein, wenn marktfähige Zentralrechner als DICOM-Server zur Verfügung stehen, über die Daten aus unterschiedlichen Geräten eingelesen und verwaltet werden können. Erste Prototypen werden bereits auf Ausstellungen gezeigt.

Ein Haupthindernis bei der Realisierung eines allgemeinen digitalen Echokardiographielabors liegt heute noch in der begrenzten Geschwindigkeit der einzusetzenden Rechner, die die erforderlichen Datenmengen nicht ausreichend schnell verarbeiten können, bzw. es stehen noch keine Algorithmen zur Verfügung, die ein entsprechend effektives Ein- und Auslesen ermöglichen.

An einzelnen Kliniken existieren jedoch bereits „Insel"-Lösungen, die zwar nicht vollständig DICOM-kompatibel funktionieren, an denen man aber die durch ein digitales Echolabor bedingten Änderung der Arbeitsabläufe und die möglichen Vorteile eines solchen Systems demonstrieren kann.

So haben wir 1996 in Schmannewitz (Sachsen) eine kardiologische Rehabilitationsklinik aufgebaut. Dort wurde ein digitales Echokardiographielabor mit drei Untersuchungsgeräten installiert. Das System soll im folgenden erläutert werden.

Realisierung eines digitalen Echolabors

Grundstruktur der Gerätekonfiguration

Alle Echokardiographiegeräte wurden von einem Hersteller bezogen, der für das Abspeichern der Untersuchungsbefunde die geräteinternen Daten (Strahlinformation, s.o.) benutzt (Vingmed Sound, Horten, N). Jedes Echogerät ist mit einer Computer-Workstation und einem MOD-Laufwerk verbunden.

Alle Workstations sind an ein Netzwerk mit einem zentralen Server (Windows NT®) angeschlossen. Die schematische Übersicht in Abbildung 2 zeigt den Aufbau des Diagnostik-Netzwerkes der Klinik.

Es wird ein firmeneigenes Datenspeichersystem (EchoPAC) benutzt. Hierin erhält jeder Patient anläßlich der ersten Untersuchung eine „Karteikarte". Auf diese elektronische Karteikarte werden die Patientendaten eingetragen. Untersuchungsdatum, Untersucher und der Platz, an dem die Bilddaten aus der jeweiligen Untersuchung gespeichert sind, werden tabellarisch aufgelistet. Die jeweilige Sitzung kann zusätzlich mit bis zu vier spezifischen Kürzeln (z.B. MS für Mitralstenose) charakterisiert werden. Die Bildschirm-„Karteikarte" (Abb. 3) stellt die Basisseite oder Homepage des Patienten dar. Hiermit kann man sich

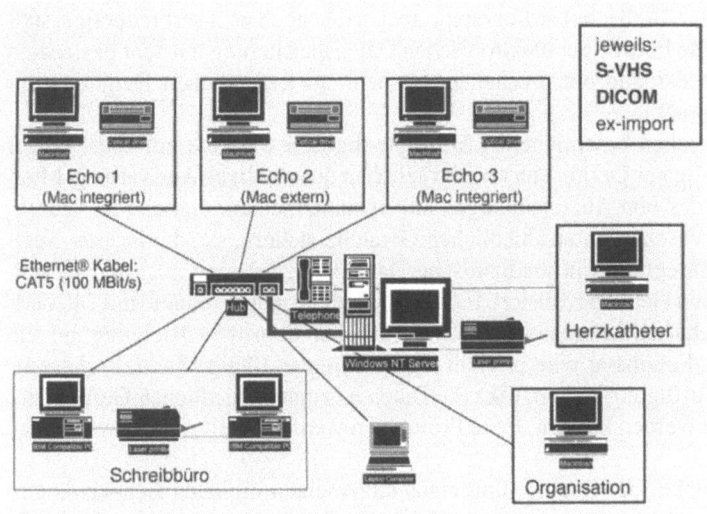

Abb. 2. Diagnostik-Netzwerk in einer kardiologischen Rehabilitationsklinik (Christiaan-Barnard-Klinik Schmannewitz)

gleichzeitig einen Überblick über alle bei dem Patienten durchgeführten Untersuchungen verschaffen und sehen, ob ein Bericht auf die Karte geschrieben wurde. Weitere Basisinformationen (z.B. Haus- oder überweisende Ärzte) können abgerufen werden, und es ist vermerkt, ob bei einer Untersuchung Messungen durchgeführt wurden. Will man detaillierte Informationen abrufen, so kann die entsprechende Referenzseite aufgerufen werden. In der Kopfleiste der Homepage erscheinen jeweils verkleinerte Abbildungen der bereits

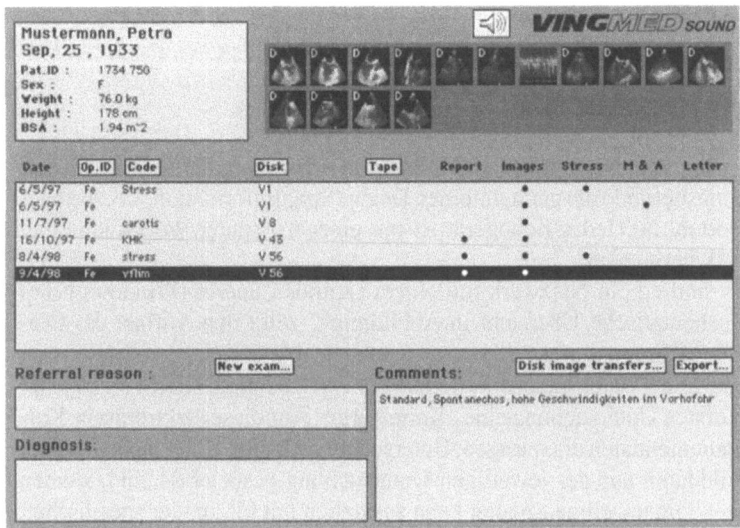

Abb. 3. „Karteikarte" – Basisseite mit Patienten- und Untersuchungsinformationen

gespeicherten Bilder, wobei Loops und Einzelbilder unmittelbar differenziert werden können. Auf einer von der Homepage aus anzuwählenden Überblickseite können alle von dem Patienten während unterschiedlicher Sitzungen aufgenommenen Bilder dargestellt werden. Während einer Untersuchung werden Einzelbilder, Loops und M-Modes direkt vom Echogerät übertragen. Die Dauer der Übertragung hängt hauptsächlich von der Anzahl der zu speichernden Bilder ab, sie liegt aber auch bei hohen Bildraten von bis zu 200 Bildern/s und RR-Abständen von ca. einer Sekunde immer unter zehn Sekunden pro Cineloop. Die digital gespeicherten Loops und M-Modes werden einheitlich in einem viergeteilten Bildschirmformat in synchronisierter Bewegung dargestellt und können jeweils auf das vollständige Monitorformat vergrößert werden.

Standardisierte Untersuchungsabläufe

Die Untersuchungen erfolgen nach einem standardisierten Programm. Die Echofenster werden systematisch durchgegangen. Von jeder Ableitposition aus erfolgen zunächst die zweidimensionalen Basisdarstellungen, anschließend das konventionelle M-Mode, schließlich die farbkodierten Doppler-Registrierungen und die gezielten konventionellen Spektralableitungen bzw. Farb-M-Modes. Es erfolgen keine Videoaufzeichnungen. Statt dessen werden repräsentative Loops über jeweils einen Herzzyklus und M-Modes gespeichert. In Ausnahmefällen werden bei Patienten mit Herzrhythmusstörungen mehrere zusammenhängende Herzzyklen registriert. Um Arrhythmien zu dokumentieren, werden sonst aber hauptsächlich M-Mode-Registrierungen eingesetzt.

Für die Streßechokardiographie sind unterschiedliche Protokolle definierbar, die von der Homepage aus angewählt und bei Bedarf editiert werden können. In Ruhe und auf verschiedenen Belastungsstufen werden alle Bilder der ausgewählten Herzzyklen vollständig gespeichert und wie bei den allgemeinen Untersuchungen im Vierer-Format synchronisiert dargestellt. Während und nach der Untersuchung können Gruppen beliebig für den Seit-zu-Seit-Vergleich zusammengestellt und bei Bedarf unter Zuhilfenahme eines semiautomatischen Beurteilungsschemas ausgewertet werden.

Bei über 6.000 Untersuchungen wurden pro Einzeluntersuchung durchschnittlich neun Loops bzw. M-Modes und Doppler-Spektren mit einem mittleren Speicherbedarf von 18 MB aufgezeichnet. In der Streßechokardiographie wurden durchschnittlich 31 MB bei 19 Loops benötigt.

Ausmessungen erfolgen überwiegend nach der Untersuchung an einer Workstation. Aufgrund des Speicherprinzips (Strahlinformation, s.o.) können die Bilder individuell nachverarbeitet werden, und die M-Mode- bzw. Dopplerregistrierungen können beliebig gespreizt oder gestaucht werden. Mehrfachmessungen werden gemittelt, außerdem stehen die Einzelwerte zur Verfügung. Da die Untersuchungsgeräte miteinander vernetzt sind, wird ein gemeinsames, zentrales Patientenarchiv auf der Festplatte des Zentralrechners geführt. Auch die Bilder werden zunächst auf dem Zentralrechner gespeichert und später, nach Entlassung des Patienten, auf eine MOD übertragen. Gleichzeitiges Arbeiten am Archiv von mehreren Stellen aus führt zu keiner spürbaren Verlangsamung der Arbeitsabläufe. Gleichzeitiger Zugriff auf einen Patienten von unterschiedlichen Stationen aus ist nicht möglich.

Integration in eine Datenbank

In der Basiskonfiguration wird das digitale Untersuchungs- und Archivierungssystem selbst noch nicht als Datenbank genutzt. Statt dessen wird nach jeder vollständigen Untersuchung,

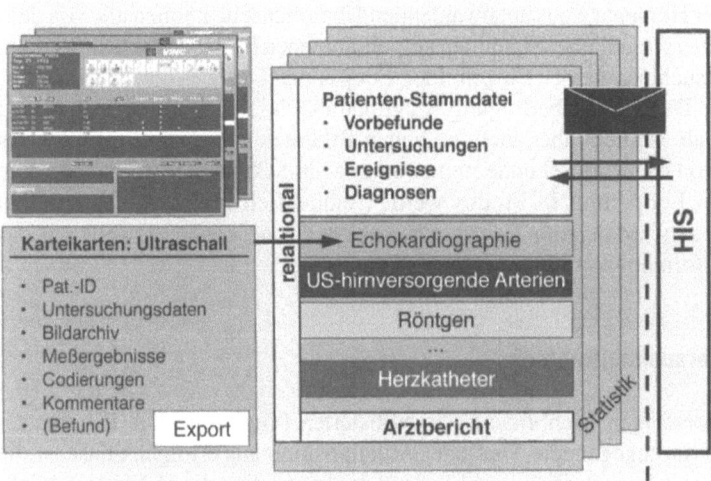

Abb. 4. Verwaltung der Diagnostik in einer (relationalen) Datenbank

d.h. nach Kodierung und Ausmessen der Aufzeichnungen der Inhalt der „Karteikarte" – mit Ausnahme der Bilder – in eine separate Datenbank exportiert. Diese individuell programmierte relationale Datenbank (Claris FilemakerPro) besteht aus einer Vielzahl von Elementen. Der Echokardiographie-Teil ist parallel zu den anderen Untersuchungen wie Sonographie, Röntgen, Herzkatheter, EKG, Ergometrie etc. in die übergeordnete Datenbank-Struktur der gesamten medizinischen Diagnostik integriert (Abb. 4). Die importierte Information aus einer aktuellen echokardiographischen Untersuchung wird einem Patienten zugeordnet, auf dessen Stammseite alle übrigen Untersuchungen ebenfalls vermerkt sind. Im Echokardiographie-Teil werden die Meßwerte noch einmal im Überblick dargestellt, und es wird vom Untersucher eine Befundung und eine zusammenfassende Beurteilung hinzugefügt. Der Ausdruck des Echoberichtes erfolgt von einer beliebigen Workstation im Netzwerk aus.

Der Text der zusammenfassenden Beurteilung der Echokardiographie wird wie der der anderen bei einem Patienten durchgeführten Untersuchungen in den Entlassungsbrief übernommen, der aus den von der Patientenstammseite und den Untersuchungsergebnissen her bekannten Teilen automatisch zusammengestellt wird. Das skizzierte Datenbanksystem erlaubt differenzierte Abfragen und Zusammenstellungen und liefert die Basis für umfassende Statistiken und Leistungserfassungen.

Eine zunächst geplante Terminvergabe über die Datenbank hat sich als nicht ausreichend flexibel erwiesen und wird deswegen z.Zt. nicht mehr genutzt. Statt dessen wird ein einfacher Terminkalender eingesetzt, der in einer tabellarischen Form separat erstellt wird. Er ist auch über das Netzwerk abzurufen, berücksichtigt schriftliche und telefonische Anmeldungen und wird für jeden Arbeitstag durch die leitende technische Angestellte der Diagnostik aktualisiert.

Anschluß an das HIS

Die Diagnostik-Datenbank ist über ein „Mailbox"-System mit dem im Krankenhaus vorinstallierten Netzwerk der Verwaltung verbunden. Da es sich um eine Rehabilitationsklinik mit einer im Vergleich zu einer Akutklinik relativ stabilen Belegung handelt, reicht pro Tag ein zweimaliger Abgleich der Patientenstammdateien aus beiden Datenbanken. Hierdurch wird eine unnötige Doppeleingabe von Patientendaten vermieden, und in beiden Systemen bestehen eine einheitliche aktuelle Krankenhausbelegung und identische Informationen über die für beide Seiten relevanten Daten (z.B. Hausärzte und verlegende Kliniken, ICD-Codierungen, Einzelleistungen etc.).

Auswertung der bisherigen Erfahrungen

Abgesehen von dem unmittelbar mit der Installation und der Einarbeitung verbundenen zusätzlichen Zeitaufwand hat sich das beschriebene System über inzwischen mehr als zwei Jahre bewährt. Zunächst ist im Vergleich zu einem konventionellen System allerdings ein personeller Mehraufwand festzustellen. Er entsteht hauptsächlich durch die mit der Datenpflege verbundenen Aufgaben. Eine Person muß (neben ihren anderen Arbeitsaufgaben) ständig für die konsequente Ordnung in den MOD-Speicherplatten sorgen, die Workstations sollten möglichst wenig für andere Programme genutzt werden, und alle Untersuchungen müssen im Zentralarchiv geführt werden. So sollten Untersuchungen, die z.B. auf der Intensivstation durchgeführt werden und ohne Netzwerkanbindung erfolgen, später vom Gerätespeicher in das Zentralarchiv übertragen werden. Sehr zeitraubend waren bislang immer wieder unerwartet eingetretene Ausfallzeiten des Zentralrechners, die z.T. durch die regional bedingten Spannungsschwankungen im öffentlichen Stromnetz entstanden und auch durch eine unterbrechungsfreie Stromversorgung nur teilweise vermieden werden konnten. Ein intermittierendes konventionelles Arbeiten war dann zwar prinzipiell möglich, die Bilddaten und die Befunde mußten jedoch konsequent übertragen werden, um das gesamte Diagnostiksystem nicht zu gefährden.

Die Versendung von Bildmaterial nach außen mußte fast ausschließlich über ein Videointerface in Form von vom Computermonitor gefertigten Videobändern mit entsprechend reduzierter Bildqualität erfolgen, weil bei den Adressaten kein gleiches digitales Bildsystem zur Verfügung stand.

Diese Nachteile werden nach unserer Meinung jedoch durch die Vorteile des digitalen Systems bei weitem ausgeglichen. Die Befundung der echokardiographischen Untersuchungen kann jederzeit und an jeder Workstation auf einer breiten Front erfolgen, indem gemeinsam mit mehreren Ärzten die Bilddokumentationen betrachtet werden. Verglichen mit einer Videodokumentation ist das Aufsuchen der Bilder schneller möglich, und die Bildqualität ist deutlich besser. Die Einbindung in das Datenbanksystem ermöglicht wesentliche zeitliche Einsparungen und vermeidet Übertragungsfehler zunächst im Echokardiographiebereich, weil die Meßwerte direkt übernommen werden; aber auch das übergeordnete System mit der Integration des Entlassungsbriefes, in den die Befunde nicht noch einmal eingegeben werden müssen, stellt eine Arbeitsentlastung dar. Außerdem wird durch das Diagnostiksystem eine statistische Leistungserfassung in sehr schneller und einfach anzuwendender Form ermöglicht.

Konzeption der Einrichtung eines digitalen Echolabors

Mittelfristig besteht für alle Echokardiographielabore die Notwendigkeit der Umstellung auf eine digitale Arbeitsweise. Das bedeutet, daß bei Neuanschaffungen in einem vielleicht jetzt noch konventionell geführten Labor auf jeden Fall Apparate bevorzugt werden sollten, die sich in eine digitale Umgebung integrieren lassen. In den Bereichen, die unmittelbar die Bildverarbeitung betreffen, sollte man auch eine DICOM-Zertifizierung bzw. den Nachweis einer Kompatibilität mit dem DICOM-Standard fordern (s.o.). Theoretisch ist es denkbar, vorhandene Geräte über eine zusätzliche Workstation nachträglich auf die DICOM-Konditionen „umzurüsten". Derzeit sind uns jedoch noch keine solchen Lösungen bekannt. Es müßte hierfür zunächst ein sehr leistungsfähiger Frame-Grabber an den Videoausgang des Gerätes angeschlossen werden. Gleichzeitg müßte über die externe Workstation auch noch ein Erkennungsprogramm des Untersuchungsmodus der jeweils digitalisierten Sequenz und eine automatische Eingabe der entsprechenden Eichparameter erfolgen. Eine solche Lösung wird, falls sie überhaupt durch die Industrie angeboten wird, sicher teurer sein als einfache Workstations ohne einen solchen Frame-Grabber, und man wird sich jeweils fragen, ob nicht gleich ein neues digitales Untersuchungsgerät angeschafft werden sollte.

Falls über eine Einzelplatzlösung hinausgehende Planungen bestehen, so sollte zunächst eine detaillierte Analyse der vorhandenen Strukturen, der internen und externen Anbindungspunkte und vor allem der eigenen Vorstellungen bezüglich des Gewinns aus der Umstellung erfolgen. Nach unserer Erfahrung ist es z.B. nicht sinnvoll, ein Netzwerk zu installieren, das an allen peripheren Computer-Arbeitsplätzen den Zugriff auf die Bilddokumente erlaubt, denn die Netzwerkübertragungsgeschwindigkeiten fallen exponentiell mit der Zahl der Benutzer ab. Deswegen sollten Bildverarbeitungsplätze, die für den gesamten Arbeitsablauf nicht erforderlich sind, möglichst vermieden werden, um eine möglichst hohe Arbeitsgeschwindigkeit an den Zentralstellen zu erhalten. Eine interne Unterteilung in möglichst kleine Netzwerke mit Bildübertragung und größere Netzwerke, die ausschließlich den Transport von Schrift- und Zahlendokumenten erlauben, erscheint sinnvoll.

Perspektiven für das digitale Echolabor

- Obwohl anzunehmen ist, daß das digitale Echolabor sich auf einer breiten Basis etablieren wird, sollte man derzeit mit der bloßen Tatsache, daß ein Labor digital oder konventionell arbeitet, sicher noch kein Urteil über die Qualität der erbrachten Leistungen verbinden. Ebenso sollte mit der Beurteilung von Untersuchungsgeräten verfahren werden, die mehr oder weniger DICOM-Eigenschaften aufweisen. Die Bildqualität selbst bildet hier weiterhin das beste Qualitätskriterium.
- Wir halten es für wahrscheinlich, daß trotz einer allgemein zunehmenden Verbreitung von digitalen Echolabors und der offensichtlichen Nachteile einer analogen Speicherung an einigen Stellen solange nicht auf Videobänder verzichtet wird, bis es möglich ist, längere Untersuchungssequenzen kontinuierlich digital zu speichern. Man geht dort davon aus, daß die räumliche Ausdehnung kardialer Strukturen in zusammenhängenden Schwenk-, Kipp- oder Drehbewegungen besser als in einzelnen Loops dargestellt werden kann.
- Der DICOM-Standard wird weiterentwickelt werden müssen. So erscheint es notwendig, neben der Übertragung von Bildschirminformationen auch die von geräteinternen Ultraschalldaten zu ermöglichen. Außerdem wird es notwendig sein, Standardempfehlungen zur digitalen Speicherung von echokardiographischen Volumendatensätzen (3D-Echokardiographie) zu erstellen.

- Die Einbindung echokardiographischer Bilder in große Medizinnetze bzw. die Nutzung zukünftiger flächendeckender Netzwerkstrukturen zur gezielten schnellen Bildübertragung lassen sich in ihrem klinischen Stellenwert derzeit noch nicht abschätzen. Es ist vorstellbar, daß von entlegenen Orten aus telemedizinische Anwendungen Bedeutung erlangen.
- Die vereinfachte Verfügbarkeit bewegter Echofilme über Netzwerke stellt außerdem die eigentliche technische Voraussetzung für breite Qualitätssicherungs-Maßnahmen dar. Ringversuche könnten ähnlich wie bei Qualitätskontrollen von klinisch-chemischen Labors durchgeführt und ohne bedeutende Zeitverzögerungen einem unabhängigen Core Center zur Begutachtung vorgelegt werden.
- Im Zusammenhang mit anderen Bild- und Schriftdokumenten wird immer wieder das Projekt einer digitalen Patientenakte diskutiert. Technisch erscheint es möglich, Echokardiographie-Daten einschließlich bewegter Bilder hierein zu integrieren.

Literatur

1. Cheitlin MD, Alpert JS, Armstrong WF, Aurigemma GP, Beller GA, Bierman FZ, Davidson TW, Davis JL, Douglas PS, Gillam LD, Lewis RP, Pearlman AS, Philbrick JT, Shah PM, Williams RG (1997) ACC/AHA guidelines for the clinical application of echocardiography: a report of the American College of Cardiology/American Heart Association Task Force on Practice Guidelines (Committee on Clinical Application of Echocardiography). Circulation 95: 1686–1744
2. Erbel R, Kneissl GD, Schweizer P, Lambertz HJ, Engberding R (1997) Qualitätsleitlinien in der Echokardiographie. Z Kardiol 86: 387–403
3. Feigenbaum H (1997) History of Digital Echocardiography. Digital Cardiac Imaging in the 21st Century: A Primer. American College of Cardiology, Bethesda, Maryland. S 124–127
4. Karson TH, Chandra S, Morehaed AJ, Stewart WJ, Nissen SE, Thomas JD (1995) JPEG Compression of Digital Echocardiographic Images: Impact on Image Quality. J Am Soc Echocardiogr 3: 306–318
5. Kennedy TE, Nissen SE, Simon R, Thomas JD, Tilkemeier PL (1997) Digital Cardiac Imaging in the 21st Century: A Primer. American College of Cardiology, Bethesda, Maryland
6. Thomas JD (1996) Digital Compression of Echocardiograms: Impact on Quantitative Interpetation of Color Doppler Velocity. J Am Soc Echocardiogr 5: 606–615
7. Thomas James D (1995) The DICOM Image Formatting Standard: What It Means for Echocardiographers. J Am Soc Echocardiogr 3: 319–327
8. Internet DICOM Tutorial: http://www.uni mainz.de/Cardio/dicom/welcome.htm
9. Internet HL7 Image Management SIG Home Page: http://dumccss.mc.duke.edu/standards/HL7/sigs/image-management/im-home.html

Für die Verfasser:
Priv.-Doz. Dr. med. W. Fehske
Innere Abteilung des St. Vinzenz-Hospitals
Merheimer Straße 221–223
50733 Köln

Belastungs schutz auf höchstem Niveau

POWER

Nitrosorbon® retard 120

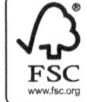

MIX
Papier aus verantwortungsvollen Quellen
Paper from responsible sources
FSC® C105338

If you have any concerns about our products,
you can contact us on
ProductSafety@springernature.com

In case Publisher is established outside the EU,
the EU authorized representative is:
Springer Nature Customer Service Center GmbH
Europaplatz 3, 69115 Heidelberg, Germany

Printed by Libri Plureos GmbH
in Hamburg, Germany